Margot Schmitz, Michael Schmitz
Seelenfraß

SERIE PIPER

Zu diesem Buch

Jeder vierte Mensch leidet im Lauf seines Lebens unter Angst-Störungen. Viele merken es nicht einmal, sondern nehmen lediglich körperliche Symptome wahr wie Herz-Kreislauf-Beschwerden, Rücken- oder Kopfschmerzen, Einschlaf- oder Durchschlafschwierigkeiten und innere Anspannung. Selten stellen Ärzte die richtige Diagnose, und nur in vier von hundert Fällen verschreiben sie ein geeignetes Medikament. Dieses Buch zeigt, wie Sie die eigenen Ängste einschätzen und besser bewältigen können. Margot und Michael Schmitz erklären, wie unser »Angst-Hirn« und unser »Denk-Hirn« funktionieren, welche Therapien helfen, welche Medikamente nutzen und welche schaden. Mit Hilfe von Checklisten können Sie herausfinden, wer ein guter Therapeut, Psychologe und Psychiater ist. Noch besser als eine Therapie ist allerdings die Prävention: Angst-Coaching und Coolness-Training, die helfen, sich gegen Ängste zu wappnen. Häufig beginnt Seelenfraß kaum spürbar – lernen Sie deshalb rechtzeitig, Ihre Ängste zu besiegen.

Dr. Margot Schmitz, Fachärztin für Psychiatrie und Neurologie, leitet das Psychosomatische Institut in Wien und ist im Psychosozialen Dienst der Stadt Wien zuständig für die Qualitätssicherung. Sie veröffentlichte das Buch »1x1 der Psychopharmaka«.
Dr. Michael Schmitz, Psychologe, Angst-Coach, Mitarbeiter des Psychosomatischen Instituts in Wien und Journalist, ist Autor des Buches »Wendestress – die psychosozialen Kosten der deutschen Einheit«.

Margot Schmitz, Michael Schmitz

Seelenfraß

Wie Sie den inneren Terror der Angst besiegen

Piper München Zürich

Für Markus, Lisa, Julchen, Fritz und Rose

FSC

Dieses Taschenbuch wurde auf FSC-zertifiziertem Papier gedruckt. FSC (Forest Stewardship Council) ist eine nichtstaatliche, gemeinnützige Organisation, die sich für eine ökologische und sozialverantwortliche Nutzung der Wälder unserer Erde einsetzt (vgl. Logo auf der Umschlagrückseite).

Ungekürzte Taschenbuchausgabe
Piper Verlag GmbH, München
Oktober 2006

Umschlag/Bildredaktion: Büro Hamburg
Heike Dehning, Charlotte Wippermann,
Alke Bücking, Daniel Barthmann
Foto Umschlagvorderseite: Richard Morrell/Corbis
Fotos Umschlagrückseite: Thomas M. Laimgruber (Margot Schmitz)
und privat (Michael Schmitz)
Papier: Munken Print von Arctic Paper Munkedals AB, Schweden
Druck und Bindung: Clausen & Bosse, Leck
Printed in Germany
ISBN-13: 978-3-492-24761-0
ISBN-10: 3-492-24761-X

www.piper.de

Inhalt

Warum noch ein Buch über Angst?

Über Angst sind schon viele Bücher geschrieben worden: populäre Ratgeber, wissenschaftliche Wälzer, philosophische Betrachtungen. Was allerdings fehlt, ist ein Buch, das Ihnen hilft, sich selbst einzuordnen. Etwa jeder vierte Mensch hat im Laufe seines Lebens mit einer gröberen Angst-Störung zu tun. Das heißt: Er hat zu viel Angst vor dem Leben. Viele sind sich dessen nicht bewusst. Sie halten ihre innere Unruhe, ihre Sorgen, ihre Katastrophen-Fantasie für völlig normal. Oder sie nehmen nur körperliche Symptome wahr, für die sie alle mögliche Gründe ausmachen, nur nicht Angst. Solche Symptome können sein: Herz-Kreislaufbeschwerden, Rücken- oder Kopfschmerzen, Einschlaf- oder Durchschlafschwierigkeiten, Verdauungsprobleme. Nur jeder Zehnte trifft auf jemanden, der die wahre Ursache erkennt. Nur vier von hundert Bedürftigen bekommen ein geeignetes Medikament.

In diesem Buch beschreiben wir, mit welchen Fragen sich jeder selbst auf die Schliche kommen kann, ob er oder sie, sich etwas vormacht. Wir sagen, wie es möglich ist, die persönlichen Koordinaten der Angst zu bestimmen. Damit können Sie besser erkennen, ob Sie etwas übersehen, verdrängen oder verharmlosen. Dann nämlich wäre es an der Zeit, damit aufzuhören. Denn Angst, die wir nicht wahrhaben wollen, nimmt uns Energie und Lebensfreude. Sie frisst unsere Seele.

Für die Beurteilung, wann Angst ein Ausmaß erreicht, dass Hilfe durch einen Arzt oder Psychologen zu empfehlen ist, gibt es Kriterien. Wir geben eine detaillierte Übersicht, welches diese Kriterien sind. Wir tun das in einer Sprache, die auch Laien verstehen. So erhalten Laien, aber auch Ärzte und Leute aus Psychoberufen einen Überblick, wie Experten international Angst-Störungen einordnen.

Angst brennt. Wir führen Sie zu den Brandherden der Angst, zeigen, wo die Feuer lodern, wie sie um sich greifen können und wie sie zu löschen sind.

Wir zeigen Ihnen an Beispielen aus unserer Arbeit als Psychiaterin und als Psychologe, wie Angst sich in Menschen entwickelt und wie leicht sie sich damit in Verhältnissen verstricken, die sie gefangen nehmen können. Wie erzählen auch von Menschen, die mit ihrer Angst produktiv umgehen, die aus ihr verblüffende Kreativität und Leistungsfähigkeit gewinnen – als Manager, Künstler oder Spitzensportler. Wir erklären, bei wem Sie Hilfe finden können, wenn Sie meinen, Hilfe zu brauchen, um mit Ängsten besser fertig zu werden. Wir geben Ihnen eine Checkliste. Die können Sie benutzen, um selbst herauszufinden: Wer ist ein guter Psychiater, Psychologe oder Psychotherapeut. Wir sagen Ihnen, welche Therapiemethoden am besten helfen können und welche Konzepte weniger halten als sie versprechen.

In der medizinischen Forschung findet eine Revolution statt. Von den meisten unbemerkt. Wir lernen immer mehr über Prozesse in unserem Gehirn. Wir können sie mit neuen Methoden beobachten und messen. So verstehen wir besser, was in uns abläuft, wenn wir Angst haben, was Angst in uns anstellt. Wir begreifen, dass es ein »Angst-Hirn« und ein »Denk-Hirn« gibt, wie beides funktioniert und wie es zu Funktionsstörungen kommt. Wir lernen, wie wir uns besser davor schützen können, dass das Angst-Hirn die Herrschaft gewinnt. Angst macht blind. Angst macht blöd. Neuste Forschung beweist es. Sie liefert uns Hinweise, wie mit intelligenter Medikation ein überdrehtes Angst-Hirn so zu beruhigen ist, dass es wieder störungsfrei funktioniert und nicht durch Hyperaktivität das Denk-Hirn lahm legt. Und wir verstehen, wie wir lernen können, Angst tatsächlich weg-zudenken!

Für Angstempfindlichkeit gibt es genetische Komponenten. Doch Angst entsteht und entwickelt sich in sozialen Beziehungen. In Familien, Freundschaften, Schulklassen, Arbeitsverhältnissen. Nur aus diesen Beziehungen ist sie richtig zu verstehen. Koordinaten der Angst sind deshalb in eine soziale Matrix einzutragen. Wir erklären, wie. So wird auch verständlich, was wir tun können, um einer Verbreitung von Angst vorzubeugen. Wir können viel dazu beitragen. Mit Angst-Coaching und Coolness-Training. Damit sollten wir bei Kindern anfangen, am besten schon in der Schule. Helfen kann es jedoch jedem, zu jeder Zeit! Überängstlichkeit ist kein Fluch, dem nicht zu entkommen wäre. Sie ist zu besiegen. Jeder kann dagegen Abwehrkräfte mobilisieren.

Wichtig ist, dass wir uns nicht verrückt machen lassen. Medien, Politiker, Wissenschaftler entwerfen für uns andauernd neue Horrorszenarien: Terrorismus, Epidemien, Klimakatastrophen, Globalisierung und neue Welt-Unordnung. Deshalb fragen wir: Sehen wir die Gefahren realistisch? Sehen wir sie dort, wo sie wirklich sind? Erkennen wir ihr wahres Ausmaß? Denn wir sind arm dran, wenn wir nicht mehr unterscheiden können, was uns wirklich bedroht.

Mit Angst haben wir, die Autoren, uns schon sehr lange beschäftigt. Beruflich als Psychiaterin und Psychologe. Wir erklären Ihnen, leicht verständlich, die neusten wissenschaftlichen Erkenntnisse. Und wir dienen Ihnen mit unserer Erfahrung. Natürlich auch mit der aus unserem Leben. Angst und Überängstlichkeit kennen wir selbst aus unserem Alltag. Wir wissen, wie sie uns lähmen und belasten kann. Als Ehepartner. Eltern. In der Familie. Wie wir damit unsere Kinder anstecken können. Denn es stimmt: Angst ist ansteckend. Doch sie ist nichts Unanständiges. Niemand muss sich dafür schämen, Angst zu haben. Wer genauer wissen will, wie sehr Angst ihn bestimmt, sollte sich einordnen können. Wer meint, Angst treibe ihn zu sehr um, muss wissen, wo er Hilfe suchen und wo er sie finden kann.

Dazu dient dieses Buch. Wir sind davon überzeugt, dass es ein gutes und nützliches Buch geworden ist. Deshalb widmen wir es allen interessierten Lesern. Vor allem aber: unseren Kindern.

Koordinaten der Angst: Wie ordnen Sie sich ein?

Ausgerechnet am ersten Tag des Urlaubs! Dabei hatte es für Manfred M. so nett angefangen. Er war um sieben Uhr aufgestanden, hatte sich geduscht, Kaffee gekocht und seiner Frau Frühstück ans Bett serviert. Die Kinder schliefen noch und ließen die Eltern in Ruhe ... Doch als Manfred M. eine Stunde später aus der obersten Ablage des Kleiderschrankes den Koffer holen wollte, um die Sachen für die Reise zu packen, knackte es plötzlich im Kreuz, links unten, eine Handbreit über dem Gesäß. Er versuchte, sich vorsichtig zu dehnen, den Oberkörper zu stretchen. Der Rücken schmerzte höllisch. »Erst mal hinsetzen«, dachte er, »tief durchatmen, ein paar Minuten abwarten.« Doch M. kennt das Gefühl nur allzu gut. Er hat das öfter. »Aber ausgerechnet am ersten Urlaubstag, ein paar Stunden nur, bevor der Flieger auf die Malediven gehen soll.«

Also zum Arzt. Der Chiropraktiker machte sofort einen Termin für ihn frei. Doch mit einrenken war es diesmal nicht getan. Überweisung ins Krankenhaus. Seine Frau an seiner Seite. Zur Infusion. Manfred M. hing am Tropf, unfähig, sich zu bewegen. Auch nach der Infusion ging es ihm nicht wesentlich besser. Er stöhnte: »Ich kann nicht fliegen. Auf keinen Fall. Nach dem Flug ginge es mir bestimmt nur noch schlimmer.« Seine Frau sah ihn entsetzt an. Dann setzte er nach: »Ob die mich da unten richtig versorgen, da bin ich mir nicht so sicher.« Seine Frau war den Tränen nahe. Was nun? Den ganzen Urlaub sausen lassen? Alleine mit den Kindern fliegen? Ihren kranken Mann zurücklassen? Sie wusste nicht, wie sie sich entscheiden sollte. Nicht so schnell. »Also, für mich macht das keinen Sinn«, sagte ihr Mann. Seine Frau sagte nichts. »Wir kriegen von der Reiseversicherung bestimmt etwas wieder. Bei Krankheit. Das sollte kein Problem sein«, meinte er. Damit hatte er nicht ausdrücklich gesagt, was er von ihr erwartet. Aber indirekt schon. Seine Frau sollte bleiben, mit den Kindern. Sie musste nur noch sagen: »Also gut, Malediven, ade!«

Nach zwei Tagen ging es Manfred M. besser. Seine Frau und seine Kinder, 12 und 14 Jahre alte Söhne, waren sauer, dass sie zu Hause hockten. Aber seine Frau konnte sich nicht beschweren. Sie hatte es ja selbst so entschieden. Sie, sagte ihr Gatte ihr immer wieder, hätte ja mit den Kindern fliegen können. Er hatte inzwischen ganz gute Laune. Die Malediven, das passte ihm eigentlich von vorneherein nicht so richtig. Die Familie kannte sein Lamento: Der lange Flug, wo er doch sowieso nicht gerne fliegt. Außerdem: Hochsaison. Er konnte sich vorstellen, wie heiß es dort sein würde. Zum mitgebuchten Halbpensions-Menü wahrscheinlich meistens Fisch. Den mag er ohnehin nicht. »Und mit dem Schlafen, in irgendeinem Hotel, das ist auch immer so eine Sache. Bis ich mich daran gewöhnt habe, ist der Urlaub um.« Besonders seine Frau ärgerte sich. Über sich und ihren Mann. Sie hatte ihn überredet. Weil sie nicht schon wieder nach Mallorca wollte. Wieder in dieselbe Pension. Wie in den letzten zehn Jahren. Es langweilte sie. Ihr Mann legt auf Veränderung keinen Wert. Fremde Menschen, neue Situationen, die sind ihm eher unangenehm. Sie wusste es und sagte sich nun, sie hätte ihn nicht drängen sollen. Ihr dämmerte, dass »die Geschichte mit dem Rücken« ihrem Mann zumindest einen willkommenen Anlass lieferte, eine Reise zu stornieren, auf die er von Anfang an nicht wirklich wollte. Absicht freilich mochte sie ihm nicht unterstellen. »Man tut sich so etwas ja nicht freiwillig an. Und Kreuzschmerzen können schon verdammt wehtun.«

Sylvia D. fährt auf die Seite. Ihr Herz rast. Sie schwitzt. Ihr ist schwindelig. Sie hat das Gefühl, ohnmächtig zu werden. Mit dem Auto weiter? Das kann sie nicht. Dabei müsste sie dringend nach B., um dort mit einem angesehenen Galleristen über eine Ausstellung zu verhandeln. Sylvia D. ist Malerin und das Angebot aus B. wäre für sie eine einmalige Gelegenheit.

Sie hatte schlecht geschlafen, war mehrmals in der Nacht aufgewacht, dachte immer wieder darüber nach, was sie in B. unbedingt besprechen, auf keinen Fall vergessen sollte, damit es mit der Ausstellung auch wirklich klappt. Morgens trank sie Kaffee. Extra stark. Drei, vier Tassen. »Um nach dieser verkorksten Nacht in die Gänge zu kommen.« Sie rauchte eine halbe Schachtel Zigaretten. Mehr als sonst. »Um ruhiger zu werden.« Auf Frühstück verzichtete sie. Der

Gedanke mit dem Auto fahren zu müssen, weil sie ein paar größere Bilder mitnehmen wollte, bereitete ihr Unbehagen. Sie fährt nicht gern mit dem Wagen. Besonders während Fahrten auf der Autobahn hat sie plötzlich oft Schreckensbilder vor sich, die sie aus ihrem Kopf nur schlecht wieder vertreiben kann: Ein Auto von der Gegenfahrbahn schießt über die Leitplanke – genau in ihren Wagen. Ein LKW wechselt plötzlich die Spur, während sie überholt, und zerquetscht ihr Auto. Ein Reifen platzt und sie überschlägt sich. Wenn Sylvia D. am Lenkrad sitzt, denkt sie oft an katastrophale Unfälle. Angespannt ist sie immer.

In Hektik geriet sie schon, noch bevor sie im Auto saß. Sie konnte ihre Schlüssel nicht finden. Sie suchte in der ganzen Wohnung, bis ihr einfiel, dass sie die Schlüssel bereits am Vorabend in die Jacke gesteckt hatte, die sie tragen wollte. Sicherheitshalber, um die Autoschlüssel, was ihr sonst immer wieder passierte, morgens nicht suchen zu müssen. Eine halbe Stunde hatte sie verloren mit sinnloser Sucherei und war nun doch in Eile. Zuvor schien ihr die Zeit nicht zu vergehen. Sie hetzte aus dem Haus. Der Verkehr in der Stadt war stärker, als sie gedacht hatte. Es regnete. »Da«, findet sie, »fahren die Leute alle etwas merkwürdig.« Als sie auf die Autobahn auffuhr, war es später, als sie kalkuliert hatte, und sie glaubte, kaum noch pünktlich in B. ankommen zu können.

Ihre Augen begannen zu flimmern. Ihr wurde heiß. Die Hände wurden klamm. Sie sah den Schweiß auf dem Lenkrad. Ihr Herz schlug heftiger und immer lauter. So laut schließlich, als würden die Herzschläge durch einen akustischen Verstärker gejagt, um sie auf der ganzen Autobahn zu übertragen. Als sie merkte, dass sich ihr rechtes Auge immer wieder von selbst zusammenkniff, ohne dass sie dagegen etwas tun konnte, der Mund trocken und ihr übel wurde, die Knie zu zittern anfingen, stieg Panik in ihr auf. Immer heftiger. Es dröhnte in ihrem Kopf. Schweiß rann ihr den Nacken runter. Sie fuhr auf den Randstreifen. Hastig und schlingernd. Sie fürchtete, das Bewusstsein zu verlieren. Das Herz raste. Sie glaubte: eine Ewigkeit. Nachdem sie sich irgendwann doch wieder beruhigte und auf die Uhr schaute, merkte sie, dass der ganze Anfall gar nicht lange gedauert haben konnte. Wenige Minuten nur. Sie stieg aus dem Auto, ging etwas auf und ab. Die frische Luft tat ihr gut. Nach einer halben Stunde setzte sie sich wieder ins Auto. Noch immer etwas aufgewühlt fuhr sie bis zur nächsten Ausfahrt, dort runter von der Autobahn, über die Landstraße zurück in die Stadt, in ihre Wohnung. Sie legte sich ins Bett, blieb dort bis zum Abend liegen, aß ein wenig, sah fern und verließ das Haus nicht mehr. Sie wollte nirgendwo hin und sie wollte niemanden sehen. Erst am nächsten Tag rief sie bei dem Galleristen in B. an und erklärte ihm, wegen einer plötzlichen Erkrankung ihrer Mutter habe sie leider nicht kommen können. Sobald sie absehen könne, wann ihre Mutter sich erholt haben werde, würde sie sich wieder melden und einen neuen Termin vereinbaren.

Was denken Sie? Ein klarer Fall? Welcher Fall? Sylvia D. glaubte zu kollabieren. Sie konnte nicht mehr weiterfahren. Packte sie die Panik, weil ihr plötzlich schlecht wurde? Oder wurde ihr nur so schlecht, weil in ihr eine irrationale Angst aufstieg, die sie nicht richtig verstehen und nicht wirksam kontrollieren konnte? Mehr spricht für diese Vermutung. Wir erfahren von ihr, dass Angst sie beim Autofahren öfter umtreibt. Bislang nicht so vehement wie dieses Mal. Diese Grundstimmung ist jedoch latent da. Sylvia D. hatte schlecht geschlafen, in der Nacht immer wieder darüber nachgedacht, was sie tun müsste, damit ihre Reise beruflich ein Erfolg würde. Offenbar machte sie sich Sorgen, dass die Verhandlungen schief gehen könnten. Sie ist unsicher, ob ihre Arbeiten gut genug sind. Ihr Selbstbewusstsein scheint etwas angeschlagen. Die Reise verbindet sie in ihren Gedanken mit einer Art Bewährungsprobe, welche sie bei dem Galleristen in B. bestehen muss. Die Vorstellung setzt sie unter Druck. Ihre Suche nach den Autoschlüsseln, ihre Vergesslichkeit, das ist womöglich schon ein Hinweis, dass sie sich vor der Fahrt scheut. Weil sie das Autofahren nicht mag? Oder um die Reise nach B. zu vermeiden, weil sie fürchtet, die Hoffnungen, die sie in die Gespräche mit dem Galleristen setzt, würden letztlich doch enttäuscht? Will sie eine befürchtete Niederlage vermeiden? Entstand die Panikattacke nur durch die aus dieser Befürchtung herbeieilende Angst? Aber warum hat sie überhaupt die Furcht, der Gallerist könnte sie zurückweisen? Schließlich hat er sie doch extra nach B. eingeladen, weil er mit ihr ernsthaft über eine Ausstellung ihrer Bilder sprechen wollte. Ist das Selbstbewusstsein von Sylvia D. doch stärker angeschlagen? Sitzt in ihr eine tiefere Angst, die nur plötzlich mit einer Panikattacke nach ihr gegriffen hat?

Und was ist mit Manfred M.? Hat seine Geschichte überhaupt mit Angst zu tun. Spontan würde M. das jedenfalls vehement zurückweisen. »Ich bin doch nicht verrückt, weil mir mein Kreuz wehtut!« Das klingt doch plausibel. Für seinen Schmerz weist er eine überzeugende Erklärung vor. Wer hat sich nicht schon einmal bei einer unglücklichen Bewegung verrenkt. »Hexenschuss«. Kennt jeder. Gemein. Kommt aus dem Hinterhalt. Unvermutet. Sehr schmerzhaft. Geht aber wieder weg. Na und?

Uns fällt auf, dass Herr M. öfter Probleme mit seinem Kreuz hat. Auch das ist nicht selten. Deswegen ist er noch lange kein Angst-Hase. Aber warum trifft es ihn »ausgerechnet am ersten Urlaubstag«? Im Urlaub muss er sich doch nichts beweisen. Oder? Wir erfahren immerhin, dass er nicht unglücklich ist über sein Geschick. Schon vorher lamentierte er über Unbehagen, das er mit der Reise haben würde. Er fliegt nicht gern, schläft nicht gern in fremden Betten, trifft nicht gern fremde Menschen, isst nicht gern Speisen, die er nicht kennt. Auf etwas Neues scheint er sich nicht so leicht einlassen zu wollen. Oder zu können. Veränderungen in seiner Umgebung sind ihm unangenehm. Sie irritieren ihn offenbar und stören seine seelische Balance. Fühlt er sich unsicher? Warum? Was soll auf den Malediven bedrohlich sein? Sonne, Strand und gute Laune. Was sonst würde dort auf ihn warten?

Beide Personen, Sylvia D. und Manfred M., sind im Psychosomatischen Institut aufgetaucht. Sylvia D., weil sie ahnte, dass ihr Anfall keine körperlichen Ursachen hatte. Manfred. M., nachdem sich bei ihm zu den Kreuzschmerzen, Schlafstörungen, Kopfschmerzen und Verdauungsprobleme eingestellt hatten, für die der Hausarzt und diverse Fachärzte keine körperliche Erklärung finden konnten. Bei beiden lautet die Diagnose nach sorgfältiger Aufnahme der Krankengeschichte: Angst-Störung.

Fast jeder vierte Mensch laboriert im Laufe seines Lebens an einer Angst-Störung. Angst-Störungen zählen zu den häufigsten psychischen Problemen. Viele leiden über Jahre und Jahrzehnte an körperlicher Pein, an psychischer Qual. Oft an beidem. Ohne dass sie angemessene Hilfe finden. Oft kommen sie erst gar nicht auf die Idee, Hilfe zu suchen. Sie denken, die seelische Belastung, die sie empfinden, sei normal. Sie glauben, ihr Leiden aushalten zu müssen.

Oder sie nehmen ausschließlich körperliche Symptome wahr: Kopf- und Rückenschmerzen, Einschlaf- oder Durchschlafschwierigkeiten, Herz-Kreislaufprobleme, Verdauungsschwierigkeiten. Aber sie sehen nicht die psychischen Ursachen.

Praktische Ärzte richten sich in der meist kurzen Zeit, die sie zur Verfügung haben, auf die Ziel-Symptome, die Patienten ihnen nennen. Zuerst auf das erstgenannte Merkmal, zum Beispiel Kopf- oder Kreuzschmerzen. Bei der nächsten Konsultation, wenn sich keine grundlegende Besserung eingestellt hat, wenden sie sich dem zweit genannten Symptom zu, zum Beispiel Verdauungsschwierigkeiten. Erlebt der Patient auch dann noch keinen bedeutenden Fortschritt, was sehr wahrscheinlich ist, geht er nicht mehr zum Arzt. Oder er beginnt den mühsamen und letztlich doch erfolglosen Kreislauf von Facharzt zu Facharzt, womöglich über Heilpraktiker, Homöopathen, unterfüttert mit desorientierenden Ratschlägen aus Illustrierten. Praktische Ärzte schicken ihre Patienten zur Kur. Oder weiter an Internisten, Röntgenologen, Orthopäden, Urologen – nur nicht zu einem Psychiater.

Die Patienten, die fixiert bleiben auf ihre körperlichen Leiden, wollen nicht zu einem »Irrenarzt«. Die praktischen Ärzte möchten sie nicht dort hinschicken, weil sie ihre Patienten nicht durch solche Überweisung verschrecken wollen und auch weil sie öfter schlechte Erfahrungen machen. Patienten erhalten von Psychiatern, wenn die unter Zeitdruck stehen oder sich nicht (oh ja, auch das kommt vor) richtig auskennen, ohne ausreichende Erklärung jede Menge Medikamente. Patienten wissen nicht um die Wirkung und eventuelle Nebenwirkungen, fühlen sich nicht ernst genommen, nehmen die Medikamente schließlich nicht mehr wie empfohlen und landen mit den bekannten Symptomen wieder bei ihrem Hausarzt, dem sie nur neues Leid klagen.

Studien stellten fest, dass nur 11 Prozent der Menschen, denen Angst zu schaffen macht, eine für dieses Leiden wirksame Behandlung finden. Nur vier von hundert erhalten eine angemessene Medikation.

Was, mögen Sie sich fragen, sind eindeutige Anzeichen für übertriebene Ängste, die gar nicht deutlich erscheinen und gerade deshalb das persönliche Empfinden und Verhalten sehr nachhaltig negativ beeinflussen? Eindeutig sind einzelne Symptome keineswegs. Wenn sie aber öfter zum Beispiel Ohrensausen, Blähungen, Sodbrennen,

Muskelsteifheit verspüren, auch ohne sonderliche Anstrengung leicht schwitzen oder immer wieder schlecht schlafen, ihr praktischer Arzt und hinzugezogene Fachärzte keine wirkliche organische Ursache dafür finden, sollten sie einmal darüber nachdenken, einen Psychiater oder eine Psychiaterin aufzusuchen. Die können dann durchaus feststellen, das Angst der Auslöser für die körperlichen Leiden ist. Erst nach gründlicher Untersuchung und Aufnahme der Krankengeschichte erstellen Ärzte eine Diagnose. Sie können einzelne Tests heranziehen, um den Schweregrad der Angst zu beurteilen, etwa die in Fachkreisen anerkannte Hamilton-Anxiety-Scale. Solche Skalen sind nicht als Selbsttest angelegt. Test und Auswertung müssen Fachfrauen oder -männer ausführen.
Hamilton unterscheidet somatische Angst und psychische Angst. Das ist sinnvoll, da die körperlichen Anzeichen von den Betroffenen selbst oft zuerst oder sogar ausschließlich wahrgenommen werden. Hamilton führt verschiedene Kategorien auf. Sie zeigen, in welch unterschiedlichen Arten körperliche Beschwerden auftreten, die tatsächlich psychische Ursachen haben können. Die Liste gibt Ihnen eine Orientierung, wo Koordinaten der Angst verlaufen und wo sie sich eventuell selbst einordnen könnten:

- Allgemeine muskuläre körperliche Symptome: Muskelschmerzen, Muskelzuckungen, Muskelsteifheit, myklonische Zuckungen (das unkoordinierte Zucken einzelner Muskelteile), Zähneknirschen, unsichere Stimme, erhöhte Muskelspannung
- Allgemeine Sinnesorgane: Tinnitus (Ohrensausen, Ohrenklingeln), verschwommenes Sehen, Hitzewallungen und Kälteschauer, Schwächegefühl, Kribbeln
- Herz-Kreislauf-Symptome: Herzrasen, Herzklopfen, Brustschmerzen, Pochen in den Gefäßen, Ohnmachtsgefühle, Aussetzen des Herzschlages
- Atmung-Lungen-Symptome: Druck oder Engegefühl in der Brust, Erstickungsgefühl, Seufzer, Atemnot
- Magen-Darm-Symptome: Schluckbeschwerden, Blähungen, Bauchschmerzen, Schmerzen vor oder nach dem Essen, Sodbrennen, Magenbrennen, Völlegefühl, saures Aufstoßen, Übelkeit, Erbrechen, Darmkollern, Durchfall, Gewichtsverlust, Verstopfung
- Urogenitale Symptome: häufiges Wasserlassen, Harndrang,

Menstruation bleibt aus, vermehrte Menstruationsblutung, Entwicklung einer Frigidität, vorzeitiger Samenerguss, Libidoverlust, Impotenz
- Neurovegetative Symptome: Mundtrockenheit, Erröten, Blässe, Neigung zum Schwitzen, Schwindel, Spannungskopfschmerz, Gänsehaut

Zuerst, wir betonen es noch einmal, muss ein Arzt feststellen, ob es für ein Leiden organische Ursachen gibt. Sofern sie bestehen, sind sie als solche zu behandeln. Lassen Sie sich nichts einreden! Treten Symptome in einer gewissen Häufung auf, weisen solche Gruppen stärker darauf hin, dass psychische Beschwerden, die eigentliche Ursache dafür sind. Angst kann im Körper auf verschiedene Organe »springen« und in wechselnder Reihenfolge unterschiedliche somatische Symptome hervorrufen. Auch wechselnde körperliche Symptome sind als ernster Hinweis auf tiefer liegende seelische Probleme zu betrachten. Es gibt eine Reihe von Fragebögen, die vorgeben, mit ihnen könnte sich jeder ganz einfach selbst diagnostizieren. Wenn es um körperliche Symptome geht, brauchen sie immer einen Arzt! Kommt Ihnen der Verdacht, Sorgen, Furcht oder Angst könnten Antreiber verschiedener körperlicher Erscheinungen sein, können sie sich mühevolle Umwege sparen und gleich zu einem Psychiater oder einer Psychiaterin gehen. Die helfen Ihnen auch, psychischen Symptomen auf die Spur zu kommen. Dazu tragen auch Psychologen und Psychotherapeuten bei. Sie können sich auch selbst eine Reihe von Fragen stellen, durch deren Beantwortung Sie Hinweise auf Ängste größeren Ausmaßes bekommen. Selbstdiagnose durch Angst-Test, bei denen sie je nach Antwort eine bestimmte Anzahl von Punkten erhalten und am Ende auszählen können sollen, wie ängstlich sie sind, halten wir für zweifelhaft. Illustrierte kündigen gerne an, Ihnen mit solchen Tests adäquate Mittel zur Analyse eigener Ängste an die Hand zu geben. Wir raten zu Skepsis. Manche dieser »Tests« fragen direkt: Fühlen Sie sich oft unangemessen ängstlich? Das führt Sie nicht weiter. Solche Fragen verlangen nach einer Antwort, die nur gegeben werden kann, wenn die Diagnose bereits gestellt ist. Um diese Diagnose soll es aber erst gehen. Andere Fragebögen geben Ihnen bereits den ersten »Angst-Punkt«, wenn Sie zum Beispiel angeben, sich gelegentlich Sorgen zu machen. Das allerdings tut jeder Mensch.

Es sagt gar nichts. Wenn sie auf derart unbestimmte Fragen weiter mit selbstverständlichen Antworten »Angst-Punkte« sammeln, gelten sie am Ende des »Tests« auf jeden Fall als Angst-gestört. Frei nach dem Motto: Jeder Teilnehmer ein Patient. Wieder andere Tests unterscheiden nicht zwischen Fragen, die auf Angst, und Fragen, die auf affektive Störungen wie Depression zielen. Ängstliche Menschen werden zwar oft auch depressiv, als Folge schwerwiegenderer Angst-Störung. Doch das kann nur ärztliche Diagnose auseinander halten. Kein hausgemachter Rätselkasten. Orientierung finden Sie so nicht. Nur Desorientierung.

Aus langjähriger psychiatrischer und psychologischer Erfahrung und aus der Kenntnis diverser wissenschaftlich-geprüfter Erhebungsskalen können wir Ihnen allerdings die folgende Liste von Fragen nennen, die Ihnen helfen kann, Koordinaten zu finden, um psychische Phänomene persönlicher Angst zu orten.

Persönliche Angst-Matrix

Erläuterung: Wir verzichten auf eine Punktevergabe für einzelne Antworten, weil sie unserer Meinung nach von zu viel Willkür geprägt wäre. Zulässig ist eine Gewichtung in der Weise »trifft nur in geringem Maße zu«, »trifft häufiger zu« oder »trifft oft zu«. So führen Sie eine zusätzliche Reflexion ein, die Sie davor schützt, Lappalien zu viel Gewicht zu verleihen. »Dann und wann« kommt eben dann und wann vor. Das ist noch kein Grund zur Beunruhigung. Je öfter Sie eine Frage mit der Bemerkung beantworten »trifft häufiger zu«, desto ernst zu nehmender die Hinweise auf tiefer liegende Ängste, die mehr Unwesen treiben, als Sie vermuten. Wenn Sie öfter meinen »trifft oft zu«, verleihen Sie Ihren Antworten deutlich zusätzliches Gewicht. Wenn auch nur einige Sorgen und Probleme Sie »oft« beschäftigen, nimmt das mehr psychische Energie in Beschlag, als wenn Ihnen gelegentlich mehrere kleinere zu schaffen machen. Der Anstieg von Sorgen im Psycho-Haushalt erfolgt nicht linear. Hier nun die Fragen, mit denen Sie Koordinaten Ihrer Angst identifizieren und eine persönliche Angst-Matrix anlegen können.

		geringes Maß	häufiger	oft
1.	Ungewohnte Situationen bereiten mir Schwierigkeiten	❑	❑	❑
2.	Ich habe das Gefühl, etwas falsch zu machen	❑	❑	❑
3.	Ich kann mich schlecht entscheiden	❑	❑	❑
4.	Ich fühle mich angespannt	❑	❑	❑
5.	Ich bin eher pessimistisch	❑	❑	❑
6.	Ich habe Konzentrations-Schwächen	❑	❑	❑
7.	Ich gerate leicht in Hektik	❑	❑	❑
8.	Ich fühle mich rasch unsicher	❑	❑	❑
9.	Wird mein Tagesablauf gestört, werde ich nervös	❑	❑	❑
10.	Ich glaube, andere sind mir überlegen	❑	❑	❑
11.	Ich lasse Ärger an anderen aus	❑	❑	❑
12.	Ich rege mich leicht auf	❑	❑	❑
13.	Ich stelle hohe Ansprüche	❑	❑	❑
14.	Ich rechne damit, dass etwas Schlimmes passieren könnte	❑	❑	❑
15.	Ich neige dazu, vergangene Situationen in Gedanken immer wieder durchzugehen	❑	❑	❑
16.	Fremde Menschen bereiten mir Unbehagen	❑	❑	❑
17.	Mich überkommen panikartige Zustände	❑	❑	❑
18.	Es kostet mich Kraft, vor mehreren Leuten zu sprechen	❑	❑	❑
19.	Ich kann schlecht alleine etwas unternehmen	❑	❑	❑
20.	Ich komme mir lächerlich vor	❑	❑	❑

Wer lebt schon ohne Angst und nimmt das Leben einfach, so wie es kommt? Mit all seinen Aufs und Abs. Wer lebt schon sorglos im – viel gepriesenen – »Hier und Jetzt«? Das Leben lässt uns dazu kaum Anlass. Es ist unberechenbar. Es konfrontiert uns ständig mit Überraschungen, mit Wandel, mit Gefahr. Der Alltag ist nicht geruhsam. Und das Leben ist nicht fair. Wir wappnen uns dagegen. Zunächst mit Vorsicht. Vorsicht ist geboten, um Situationen zu vermeiden, die uns gefährlich werden könnten. Vorsicht freilich ist etwas anderes als Angst.

Kindern schärfen wir ein, genau zu schauen, bevor sie die Straße überqueren. Wir geben unsere Ersparnisse nicht irgendeinem Investmentberater, der gerade an unsere Türe klopft und uns enorme Renditen verspricht. Gebrauchtwagenhändler wecken unser Misstrauen. Wir öffnen keinen Koffer, der unbeaufsichtigt irgendwo auf einem Flughafen stehen gelassen wurde. Wir riechen nicht an weißem Pulver, das in einer Plastiktüte auf den Sitzen eines Zugabteils liegen gelassen wurde. Wir glauben nicht einfach der Behauptung, dass Hunde, die bellen, nicht beißen.

Vorsicht schützt. Sie folgt der Vernunft. Sie nimmt uns nicht in Beschlag. Sie bestimmt nicht unser Fühlen und Denken. Was aber, wenn sich einer nicht traut, nachts durch einen Park zu gehen, mit einer Billig-Charter-Gesellschaft in den Urlaub zu fliegen oder ungeprüftes Rindfleisch aus, sagen wir Großbritannien, zu essen? Es kommt darauf an. Der Central Park in New York ist um Mitternacht kein gastlicher Ort. Als Flash Airlines kurz nach dem Start über dem Roten Meer abstürzte, starben 148 Touristen, die sich ganz günstig etwas Besonderes gönnen wollten. Und wer möchte schon an BSE erkranken? Wann sind Bedenken angemessen? Wo beginnt die übertriebene Vorsicht, wo die Ängstlichkeit? Wo die Angst-Erkrankung?

Bei ängstlichen Menschen reagiert das innere Alarmsystem sensibler. Sie fürchten schneller Widrigkeiten, Niederlagen, Gefahren auf sich zukommen. Darauf richten sie ihr Augenmerk. Sie glauben, mehr Vorkehrungen treffen zu müssen. Wie, darüber denken sie oft und wiederholt nach.

Wenn Ängstliche aufwachen, oft bevor der Wecker geklingelt hat, geht ihnen sofort durch den Kopf, welche Schwierigkeiten ihnen der neue Tag bescheren könnte. Ob sie nichts Wichtiges vergessen, Anrufe, E-Mails, Verabredungen. Was sie in welcher Reihenfolge zu erledigen haben. Ob sie in ihrem Job zurechtkommen, etwa mit einem schwierigen Kunden, ob sie eine Reklamation durchsetzen oder abwehren können, Ärger mit dem Chef aushalten, ob sie eine Prüfung bestehen, für die sie viel gelernt haben, ob sie sich in einem Workshop vor Kollegen blamieren. Ängstliche packen ihren Koffer am Vorabend einer Reise, auch wenn sie am nächsten Vormittag noch ausreichend Zeit dafür hätten. Sie fahren so rechtzeitig los, dass sie am Bahnhof oder Flughafen überpünktlich ankommen. Sie gehen, nachdem sie die Wohnung bereits verlassen und die Haustür abgeschlossen haben, zurück, um zu checken, ob die Lichter und der Herd tatsächlich abgedreht sind. Sie vergessen nie den Regenschirm, wenn sich am Himmel Wölkchen zeigen. Sie reservieren im Restaurant auf jeden Fall einen Tisch. Dort sitzen sie immer mit dem Rücken zur Wand. Wenn sie zu Hause Gäste haben, fragen sie sich unaufhörlich, ob die Eingeladenen zusammenpassen. Schon bei der Zusammenstellung des Menüs plagt sie die Pein, ob es allen schmecken wird. Über ihre Garderobe denken sie bis zu letzten Minute nach und sind sich dann – frisch ins Gewand geschlüpft – unsicher, ob sie das für den Anlass passende gewählt haben.

Ängstliche sind von innerer Unruhe erfasst. Ihre Fantasie schreibt ihrer Gedankenwelt Drehbücher voller Unannehmlichkeiten. In ihrem Kopf laufen ungeheure Filme ab! Die Bilder beschäftigen sie bei Tag und bei Nacht. Sie schlafen schlecht, wachen häufiger auf, wälzen sich im Bett, schwitzen, fühlen sich in der Nacht gedrängt, auf die Toilette zu gehen. Selbst wenn sie dort nicht viel abzuliefern haben. Oder sie müssen Wasser trinken. Druck auf der Blase oder Durst erleben sie in der Regel als »objektiven« körperlichen Drang, nicht als Hypersensibilität, die aus innerer Aufregung entsteht.

Angst kann außerordentliche Kräfte verleihen. Sie kann ungeahnte Kreativität fördern. Sie kann helfen, ein Aufgabe klarer ins Visier zu nehmen und besser zu bewältigen, als wir es uns zutrauen. Angst kann uns Flügel verleihen, mit denen wir uns aufschwingen zu sensationellen Erfolgen. Aber sie kann uns auch lähmen, zu Entscheidungsunfähigkeit verdammen, unseren Körper auszehren, unsere geistige Leistung verringern, uns den Spaß am Leben nehmen.

Ängstliche leisten oft weniger. Ihnen geht mehr daneben. Das erhöht ihre Ängstlichkeit, steigert ihre innere Unruhe. Damit machen sie es sich noch schwerer. Sie setzen eine Überlastungsspirale in Betrieb.

Konzentrationsschwierigkeiten, bei Kindern wie bei Erwachsenen, Aufmerksamkeitsdefizite rühren oft aus Ängstlichkeit. Angst macht vergesslich! Horrorszenarien, die im Kopf aufziehen, fordern Beachtung. Fantasierte Gefahren fordern Konzentration. Sie ist auf Abwehr geschaltet. Für das, was sonst geschieht, fehlt psychische Energie. Wer Angst vor einer Prüfung hat, kann sich beim Lernen so verrückt machen, dass er nicht versteht, was er liest. Wer fürchtet, dem verspäteten Mann, der überfälligen Frau, dem ausbleibenden Kind sei etwas passiert, mag schon Schwierigkeiten haben, einen Zeitungsartikel beim ersten Lesen zu kapieren. Wer kennt das nicht? Dreimal anzufangen, zu lesen und am Ende nicht mehr zu wissen, wie der Artikel begonnen hat? Wer Angst hat, beim Einkaufen die Hälfte zu vergessen oder fällige Rückrufe zu verschlampen, trägt viel dazu bei, dass er tatsächlich ein Gutteil vergisst. Fehlleistungen resultieren oft nicht aus einem Mangel an Intelligenz. Dahinter steckt Angst. Das so genannte Aufmerksamkeitsdefizit ist dann nur ein Symptom. Fahrigkeit macht es schwer, zwischen Wichtigem und Unwichtigem zu unterscheiden und klare Prioritäten zu setzen. Dadurch gerät leicht einiges durcheinander. Wer es merkt, setzt sich zusätzlich unter Druck. Ängstliche fangen vieles an, führen es aber nicht zu Ende, weil sie fürchten, den Erwartungen anderer oder den eigenen Ansprüchen nicht zu genügen. Sie schreiben keine Bewerbung um eine neue Stelle. Sie kleben die Urlaubsfotos nicht in ein Album. Sie brechen den Tanzunterricht ab. Das vorgenommene Buchprojekt bleibt in Gedanken hängen, ohne eine Seite zu schreiben.

Ängstliche nehmen Ereignisse besonders wahr, die ihrer Ängstlichkeit neue Nahrung geben und sie bestätigen. Nachrichten über Verkehrs-, Haus- oder Arbeitsunfälle, Feuersbrünste, Gewaltverbrechen, Naturkatastrophen fangen ihre Aufmerksamkeit, rücken ihnen selbst bedrohlich nahe und bestätigen ihr Grundgefühl: Die Welt ist bedrohlich. Ihre Schlagzeile im Kopf lautet: Wie leicht könnte so etwas mir selbst, meinem Mann, meiner Frau, meinem Kind passieren? Die Medien scheinen diesen Mechanismus gut zu kennen und gezielt auszulösen. Boulevard-Presse und Fernsehsendungen sind voll mit Meldungen, die auf »Betroffenheit« setzen. Je näher der Unglücksort dem ins Visier genommenen Publikum, umso wirkungsvoller. Mit solchen Meldungen pflegen Zeitungen ihre Auflage, Fernsehsender ihre Einschaltquote und Ängstliche ihre Ängste.

Ängstliche sind Pessimisten. Weil sie immer mit etwas für sie Unangenehmen rechnen. Die Erwartung blockiert sie. Sie trauen sich weniger zu, eine weite Reise zu machen, jemanden kennen zu lernen, etwas Neues zu lernen. Deswegen geht ihnen mehr daneben. Ihr Mantra: Das lern ich nie! Egal, was es ist. Skifahren, eine Fremdsprache, Klavierspielen, ein Menü kochen. Die Prüfung kann ich gar nicht bestehen! Der coole Typ beachtet mich eh nicht! Aktien kaufen, das muss schief gehen! Im Urlaub wird es bestimmt regnen! Entsetzlich ist die Vorstellung, sich in einem neuen Job zurechtfinden zu müssen. Solche Haltung soll vor Enttäuschung schützen. Zuallererst verhindert sie freilich, dass Ängstliche sich ausprobieren, Kraft und Talent testen, weitertreiben, Grenzen überwinden, für sich neue Möglichkeiten entdecken. Ängstliche hemmen sich selbst und bestätigen sich so, dass sie gar nicht anders können.

Das befreit sie freilich nicht von ihrer Neigung zum ständigen Grübeln. Was mach ich falsch? Was hätte ich besser machen können? War meine Bemerkung unpassend? Bin ich zu zurückhaltend? Hält mein Mann, meine Frau wirklich zu mir? Ist sie, ist er wirklich treu? Komm ich mit dem Geld aus? Wenn ich nur vorher daran gedacht hätte! Hätte, hätte, hätte! Als wären so Antworten zu finden, die in vergleichbaren Situationen einen unangenehmen Ausgang verhindern könnten. Ängstliche halten sich mit solchem Nachdenken auf Trab, wie in einem Laufrad. Und sie gehen anderen auf die Nerven, weil auch die nichts ändern können an dem, was längst geschehen ist. Wiederkäuer killen Mitgefühl.

Ängstliche entwickeln viel Geschick, ihre Ängstlichkeit zu verbergen. Sie gilt schließlich nicht als schick. Allenthalben wird von uns Stärke verlangt. Ängstliche weisen endloses Grübeln als Nachdenklichkeit aus. So meiden sie – mit mehr oder weniger guten Begründungen – alle Risiken. Oder sie erklären sich schlicht für ein bisschen schüchtern. Oder sie kaschieren ihren furchtsamen Charakter durch ständige Betriebsamkeit. Ihre Hyperaktivität soll ihnen helfen, Sorgen nicht aufkommen zu lassen oder zu verdrängen. Sie treten auf als »Gschaftlhuber«, denen kein Leerkilometer zu viel ist, oder als durchaus erfolgreiche Manager, als knallharte Chefs – stets umtriebig auf der Ausschau nach neuen Aktivitäten. Kämpfertypen versuchen Angst durch ständig neue Herausforderungen, durch Rivalität und ständige Bestätigung zu unterdrücken. Siege lassen sie ihre Angst beschwichtigen. Es gibt sie, die ängstlichen Helden. Manche tun alles, um ihre Angst zu kaschieren. Manche können zugeben, dass auch Helden Angst haben. Zu ihnen blicken wir umso lieber empor, weil wir sehen, wie sie Angst aushalten, sie Angst als Antrieb nutzen, mit ihr zu immer neuen Erfolgen eilen, sich selbst und anderen nichts vormachen und mit ihren Schwächen menschlich bleiben. Beiden Sorten von Helden begegnen wir. Hier schon im nächsten Kapitel.

Die Furcht der Helden und ganz normale Angst

Manager – mit hartem Panzer und schlotterndem Herzen

Gerade große Macher können auch große Hasenfüße sein. Beides zugleich. Oft siegt ihre Stärke über ihre Angst. Oft genug aber gewinnt in ihrem inneren Zweikampf die Angst. Angst kann sie antreiben zu Erfolg. Angst kann sie jedoch auch so runterziehen, dass sie gegenüber ihrem Heldenbild erscheinen wie ein Häufchen Elend. Das zuzugeben, passt nicht zu dem Eindruck, den sie von sich machen möchten. Sie wollen sich keine Blöße geben. Sie verstecken sich hinter ihrem Image. Mitunter ist das ganz schön anstrengend für sie. Mit hartem Panzer schützen sie ihre schlotternden Herzen. Niemand soll sie durchschauen. Einer lässt uns in sein Inneres blicken. Dieter C., Vorstand in einem großen Unternehmen. Er bewegt Milliarden. Ohne mit der Wimper zu zucken. Nicht in der Öffentlichkeit. Dabei leidet er an einer schweren Angst-Störung. Ein Mann, der seine besten Jahre noch nicht einmal erreicht hat. Wie ihn der Betrachter von außen sieht: vom Erfolg verwöhnt. Dank seines umsichtigen, strategisch denkenden und kaltschnäuzig entscheidenden Chefs segelt das Unternehmen seit Jahren auf Erfolg. Zuwachs scheint garantiert. Von C.s Firma könnten wir mit großer Zuversicht Aktien kaufen. Leider dürfen wir Ihnen keinen Investmenttipp geben. Den Namen des Unternehmens dürfen wir nicht nennen. Auch nicht den richtigen Namen von C. Das brächte ihn in erhebliche Schwierigkeiten. Kollegen würden ihn nicht mehr richtig ernst nehmen. Geschäftspartner würden ihm ihr Vertrauen entziehen. Dabei hat C. seine Angst-Störung ganz gut im Griff. Freilich nur mit tatkräftiger Unterstützung einer Psychiaterin. Aber auch das will gelernt sein.

Typisch, wie er in die Ordination kommt. Mit einem Redeschwall, der nicht zu bremsen ist. Kaum ist die Tür zum Arztzimmer geschlossen, blickt ihm die nackte Angst unverhohlen aus den Augen. »Sie müssen mir versichern, dass ich keinen Darmkrebs habe. Sie müssen

mir sagen, dass ich ganz bestimmt nicht im Spital verrückt werde, wenn die mich in so ein kleines Zimmer geben und mich operieren. Sie wissen doch, ich halte diese kleinen Zimmer nicht aus. Ich brauche unbedingt ihre Handy-Nummer, damit ich Sie in der Nacht anrufen kann, wenn mir die Nachtschwester wieder die Tür zumacht und mich keiner hört im Zimmer.« C. redet ohne Strich und Komma. Mühsam hält er sich in seinem Sessel. Flatterig der Bursche. Sorgen überfluten Herz und Verstand. Dabei ist er sonst so ein harter Kerl. Gleichzeitig umgänglich, kollegial, beliebter Chef von einigen tausend Angestellten. Keiner, der beruflich mit ihm zu tun hat, käme je auf die Idee, ihn als Angst-Hasen zu bezeichnen. Warum er sich diesmal so Sorgen macht? Weil seine Frau in der Vorwoche operiert werden musste, für ihn ganz unvermutet. Ein Schock. Jetzt packt ihn die Angst, auch krank zu werden. Der Husten, der ihn schon seit Jahren plagt, das scheint ihm nun gewiss, »das ist Lungenkrebs«. Er raucht wie ein Schlot. Wie er sagt, nur zur Beruhigung. Es hilft ihm tatsächlich. Tabak kann diese Wirkung haben. »Aufhören? Nein, bestimmt nicht.« Nicht die Angst vor dem Lungenkrebs beunruhige ihn, erklärt er. Nein, Rauchen, beharrt er, tue ihm gut. Angst habe er vor Knochenkrebs. Das ist eine sehr seltene Form des Krebses. Die Idee, die sich augenblicklich zu einer neuen Gewissheit verfestigt hat, kam ihm, als er sich an der Küchentür gestoßen hatte, während er allein zu Hause war und seine Frau im Spital.
Die Bewegungsabläufe in der Küche sind dem Topmanager nicht so vertraut. Da geht ihm manches daneben. Und er haut sich schon mal an. Der Hausarzt, zu dem er in erster Aufregung gelaufen ist, hat es schlicht abgelehnt, ein Röntgen zu machen. »Wahrscheinlich«, so mutmaßt C., »weil er weiß, dass ich sowieso nicht mehr lange zu leben habe. Die Diagnose hat der doch längst gestellt, spätestens bei meinem letzten Besuch.« Die Bemerkung, der Hausarzt kenne ihn doch gut und seine wiederholte Hypochondrie sei ihm schließlich bekannt, lässt ihn kurz aufhorchen, um im gleichen Lamento fortzufahren. Nachts könne er nicht schlafen, schweißgebadet wache er auf. Jetzt leide er auch noch unter der Entfernung der Nasenpolypen. Das alles reiße völlig an seinen überlasteten Nerven. Nachts, erklärt er, könne er aber keinesfalls ein Beruhigungsmittel nehmen, weil er dann ja nicht merken würde, wenn das Herz stolpere. Sein Herz spiele nämlich in der letzten Zeit wieder völlig verrückt. Er beschwert

sich über seinen Internisten, der ihm nicht glaubt, dass dies lebensbedrohlich sei.
Mit einer Panikattacke hatte er sich ins Krankenhaus fahren und (zum wiederholten Male) ein EKG machen lassen. Sein Internist, einmal aufgeweckt, behielt ihn gleich da. Nicht wegen des Herzens, sondern – weil er schon im Spital war – um am nächsten Tag sogleich die bereits lang geplante Polypenoperation vorzunehmen. C. war da schon alles egal. »Sollen die doch den Knochenkrebs diagnostizieren«, denkt er. Der Gedanke schien ihm in diesem Moment auch nicht schlimmer als die nächtliche Panikattacke.
Drei Wochen später fürchtete C. sich massiv vor Aids. Dann vor seinem anstehenden Auftritt im Fernsehen. Den sagte er im letzten Moment ab. Er hatte panische Angst, sich zu blamieren, obwohl er nur als Gast einer Wohltätigkeitsaktion erscheinen sollte und niemand von ihm geistreiche Bemerkungen oder gar einen Vortrag verlangte. Einen Monat später ging er nur mehr mit bestimmten Krawatten aus dem Haus, weil diese ihm garantierten, dass er keinen Schwindelanfall bekomme. Er war fest davon überzeugt, diese Kausalität durch eigene Erfahrung erkannt zu haben. Dann geht es ihm plötzlich besser, gerade als ein großes Geschäft so richtig in Schwung kommt und der Erfolg sich abzuzeichnen beginnt. C. bündelt all seine Energie. Plötzlich scheint es, als nehme er wie mit einem Autofokus nur die wesentlichen Probleme scharf wahr. Seine Nerven richten sich angespannt auf den größten Managementerfolg in seiner bisherigen Karriere. Alle Angst legt er ab. Er schaltet auf Zuversicht. Bald, schwärmt er, werde es in allen Zeitungen stehen. Ein neuer Triumph. Ein paar Wochen danach, weiß er, werden seine Ängste wieder emporsteigen, zunächst wieder in allen Varianten seiner Hypochondrie. Dann wird er wieder öfter zu seiner Ärztin kommen. So lange, bis er den nächsten großen Coup in Visier nimmt.
C.s Biografie verpasste ihm schon einige schwierige Erlebnisse. Natürlich war die Mutter dominant, herrschsüchtig, gefühlskalt. Sie glaubte nicht an ihn, hielt nichts von ihm, hinderte ihn, sich so zu entwickeln, wie er wollte. Damals fiel ihm das nicht auf. Als Kind hatte er keinen Sinn dafür. Außerdem musste er sich damit abfinden. Welche Alternative hätte er gehabt? Gar keine. Er spielte stundenlang Klavier, klickte sich aus, nahm die Welt nicht wirklich wahr. Die Mutter schüttelte er in den Jahren des Erwachsenwerdens ab, nahm

ihr den Schlüssel zu seiner Wohnung, den sie lange beanspruchte. Er sagte ihr die Meinung, wenn ihm danach war, und er erlaubte sich, die sexuellen Erlebnisse, die er sich zuvor verboten hatte. Er wagte sich ins Ausland. Er studierte. Er schloss ab mit glänzendem Examen. Mit dem ersten Job bestieg er die Karriereleiter. Seither geht es dort für ihn unaufhaltsam aufwärts. Er häuft Erfolg auf Erfolg. Ein Manager für Titelgeschichten von Manager-Magazinen. Die Erfolgsstory in jedem Wirtschaftsteil großer Zeitungen. Aber wenn die eigene Familie bedroht ist, durch Krankheit, die er selbst nicht managen kann, wenn er die eigene Gesundheit gefährdet sieht, rutscht er wieder in die Angst-Spirale. Alles geht wieder von vorne los. Hypnose und Rückversicherung bei seiner Psychiaterin helfen ihm. Wenn er sich wieder völlig am Boden wähnt »und schon alles egal ist«, helfen auch Medikamente. Auf feine Dosierung kommt es an.
In Arbeit stürzt sich so mancher, weil sie die beruhigende Anerkennung für eine ängstliche Seele spenden soll. Erfolg betört. Angst, diesen Erfolg wieder zu verlieren, erhöht den Druck.

Jonathan G. kann ein Lied davon singen. Die Organisation, in der er arbeitet, trägt eine große Verantwortung. Sie muss sich kümmern um internationale Sicherheit. Die Verantwortung lastet auch auf Jonathan G. Die Politik vertraut auf die führenden Vertreter der Organisation. Sie reisen rund um die Welt. In heikler Mission. Sicherheitsinspektoren. Für jeden Einzelnen von ihnen ist die Verantwortung groß. Jeder Einzelne muss bestätigen, mit seinem Report, mit seiner Unterschrift, dass die inspizierten Betriebe streng nach den internationalen Vereinbarungen arbeiten. Dass von ihnen keine Gefahr ausgeht. Der Arbeitsdruck hat in den letzten Jahren stetig zugenommen. Die gleiche Anzahl von Inspektoren macht 250 Prozent mehr Arbeit als vor fünf Jahren. Immer entlegenere Gebiete, immer längere Anreisen, immer längere Arbeitszeiten. Keine Pause, keine Urlaube, keine regulären Arbeitstage, keine Sonn- und Feiertage.
Irgendwann gibt es bei den G.s Krach zu Hause. Die Kinder beschweren sich, weil sie den Vater nicht mehr sehen, nicht einmal, wie früher üblich, zum Bowling am Sonntag. Die Frau sieht ihre Verwandten nicht, weil die Heimat weit weg ist, 16 Flugstunden. Sie fühlt sich oft verlassen, überfordert, allein mit allem fertig zu werden. Nie kann sich die Familie bei Jonathan verlassen, dass er wirklich einmal Frei-

zeit hat. Der Mann arbeitet auf eine Beförderung hin. Nach 19 Jahren, kalkuliert er, müsste sich die oft ausgesprochene Anerkennung doch in einen besseren Posten und in mehr Geld ummünzen lassen. Das will er noch schaffen, bloß so lange noch so weitermachen wie bisher, bis das erreicht ist.

Aber es gelingt Jonathan nicht mehr wie früher. Er kann keine Reserven mehr mobilisieren. Stattdessen nimmt die Erschöpfung zu. Schlaflosigkeit quält ihn und immer wieder die Angst, etwas Wesentliches übersehen zu haben, vielleicht nicht genau genug kontrolliert zu haben, sich zu leichtfertig auf die Arbeit anderer verlassen zu haben, wo er sich nicht verlassen dürfte.

Den Vorschlag seiner Frau, endlich mal Urlaub zu machen, »weil doch jedem Blinden klar sein muss, dass die aufsteigende Angst durch die Dauerbelastung entsteht«, kann er nicht annehmen. Er fürchtet, die Kollegen würden daraus schließen, er sei für seinen Job nicht mehr geeignet. Wenn er sich eine Schwäche gibt, meint er, könne er die erhoffte Beförderung »vergessen«.

Eine Woche später bricht er mit einem Kreislaufkollaps zusammen. Der Betriebsarzt bittet um sofortige Hilfe. Den verordneten Krankenstand erlebt der Kollabierte als größte Strafe, als Niederlage, als Blamage. Er ist überzeugt, der Zwangsurlaub bedrohe seine Karriere. Sechs Wochen dauert der Kampf, bis er akzeptiert, dass er sich erholen muss. Danach geht es ihm viel besser. Als er wieder in die Arbeit geht, wundert er sich, dass die Kollegen sagen: »Du hast es richtig gemacht. Deine Frau wird glücklich sein. Wir sollten auch mal so etwas tun, einfach eine Pause machen. Übrigens, der Boss will dich sprechen, morgen beginnt eine besonders verantwortungsvolle Mission, das kann nur jemand, der ausgeruht ist und den Kopf frei hat.«

Für Jonathan eine verblüffende Wendung. Er zieht Bilanz: »Ich muss nicht meinen, immer nur funktionieren zu müssen. Ich kann mir eine Auszeit gönnen. Ich muss mich von meiner Angst nicht hertreiben lassen. Bis ins Aus. Meine Kollegen, von denen ich dachte, sie würden bei der erstbesten Gelegenheit über mich herfallen, haben sogar Respekt vor mir. Vielleicht habe ich ihnen gezeigt, wie auch sie mehr auf sich achten könnten.«

Distanz, Offenheit, Reflexion helfen, die Maßstäbe zu überprüfen, die man an sich anlegt. Unsere Empfehlung: Ängsten offen begegnen.

Sie nicht leugnen. Abstand nehmen. Vermutete Gefahren neu beurteilen. Sie als Fantasie erkennen. Vielen Menschen, auch in führenden Positionen, fehlen diese Fähigkeiten. Entweder waren sie von Anfang an nicht großzügig damit ausgestattet oder sie haben diese Fähigkeit verloren. Wer etwas unbedingt will, muss sich auf sein Ziel konzentrieren. Er neigt dazu, das aus dem Blickfeld zu schieben, was ihm als nebensächlich erscheint. Das hilft ihm, sich nicht zu verzetteln. Aber bei der Beurteilung, was wichtig und was unwichtig ist, können sich Fehler einschleichen. Oder die schlechte Gewohnheit, das, was einmal erfolgreich war, automatisch für die immer passende Strategie zu halten. Firmenchefs, die stur an einem einmal eingeschlagenen Erfolgskurs festhalten, sehen schlechter, wie sich Erfolgsbedingungen ändern – Marktchancen, die Konkurrenz. Sie verschließen die Augen, wenn ihnen aus ihren Auftragsbüchern schon die Warnungen entgegenschlagen. Sie haben Angst, neue Trends und Entwicklungen nicht zu begreifen, und vor allem – ihnen nicht gewachsen zu sein. Ihr Motto: Augen zu und durch! Sie tun abgebrüht, geben sich konsequent. Tatsächlich dokumentiert solches Verhalten eine tief sitzende Schwäche. Wer die Augen schließt, will die Wirklichkeit nicht mehr wahrnehmen. Sie ist ihm ungeheuer. Dann ist sie erst recht nicht mehr zu verstehen. Und nicht mehr zu bestehen. Warnungen von anderen, Vorstandskollegen, Mitarbeitern, Unternehmensberatern, werden ignoriert, weil sie die Konfrontation mit der Realität einfordern. Das aber stellt die Schutzstrategie infrage. Dagegen wird psychische Abwehr mobilisiert. Schotten dicht, heißt die Parole. Das Motto der Unbelehrbaren. Wer so versucht, sich durchzuwursteln, muss scheitern. Wenn einem Vorstandschef das Geld, das er mit beharrlichen Fehlentscheidungen in den Sand setzt, nicht selbst gehört, mag er sich noch wegen der enormen Höhe des Verlustes feiern. Unverschämtheit und Arroganz, laut heraus gebellt, soll Kritiker einschüchtern und ihn selbst schützen. Autoritärer Führungsstil, wissen gewiefte Unternehmens-Berater, ist vor allem etwas für Chefs mit wenig Selbstbewusstsein. Sie versuchen damit ihre Unsicherheit zu kaschieren. Großmäulige Angst-Hasen und hasenfüßige Großmäuler enttarnen sich allerdings durch latente Ungeduld, Gereiztheit und plötzlich ausbrechende Wut. Auch die schreckt ab. Hierarchien, die um sich beißen, verteidigen ihre Position. Für sie geht es immer auch um Machtverlust, um die Angst, in die Bedeutungslosigkeit zu fallen.

Umso schlimmer ist es für sie, wenn sie sich aus kleinen Verhältnissen mühsam hochgearbeitet haben. Sie wollten immer etwas Besonderes sein. Und sie wollen es bleiben.

Politiker – in Angst vor dem Verlust von Posten und Positionen

Sie haben Angst, Posten und Positionen zu verlieren. Deshalb kleben so viele Politiker fest an ihrem Sessel. Kippen sie trotzdem raus, geht es ihnen oft wie Alkoholikern auf Entziehungskur. Sie leiden höllische Qualen. Von der Droge Politik kommen sie nicht los. Ihre öffentliche Rolle zu verlieren, das ist für viele ihr privater Super-GAU. Ihre persönliche Kernschmelze. Sie geraten in schwere Sinnkrisen.
Es gibt viele, schrieb der Journalist Rolf Zundel, der Politik über Jahrzehnte aus nächster Nähe beobachtet hat, die »die Leere« nicht aushalten, die sie empfinden, wenn sie Abschied von der Macht nehmen müssen. Plötzlich stürzen sie sich auf Menschen, die sie zuvor nie wahrgenommen haben und gehen ihnen mit ausschweifigen Beschreibungen längst verblichener Erfolge auf die Nerven. Bei Figuren der Öffentlichkeit ist ihr Selbstwertgefühl an öffentliche Beachtung gebunden. Schwindet die, ist ihr Selbstbewusstsein schnell hin. Es lebt von der Aura der Macht, in die sie sich nur hüllen können dank ihrer Funktion. Die eigene Persönlichkeit gerät dabei schnell in Vergessenheit. Dafür wächst in den Enklaven der Politik bei ihren langjährigen Bewohnern die Unfähigkeit, sich im wirklichen Leben zurechtzufinden. Wer von Assistenten, Referenten, Büroleitern und Sekretären umgeben ist, wer seinen Tag nicht mehr selbst planen, nicht mehr selbst Auto fahren oder einkaufen muss, ist von vieler Mühsal des Alltags befreit. Und er verlernt, wie der Alltag zu bewältigen ist. Das muss ihm Angst machen. Verbürgt ist die Geschichte von einem ehemaligen Kanzler, der in eine Glastür stolperte, weil er nicht mehr gewöhnt war, dass sich die Türen für ihn öffneten. Wahr ist auch die Erzählung über einen Ex-Minister, der nicht mehr seinen Koffer packen konnte. Und wir erinnern uns an einen Präsidentschaftskandidaten, der nicht mehr wusste, wie er einen Fahrschein für die Straßenbahn kaufen sollte. Kanzler, Minister, Staatssekretäre,

Ministerpräsidenten, Landeshauptmänner, Bürgermeister, Fraktions- und Parteichefs, ihre Stellvertreter ebenso wie die Stellvertreter der Stellvertreter, sie alle gehen nur selten freiwillig. »Da Macht sich aber«, wie Rolf Zundel notierte, »auf die Dauer nicht festhalten lässt, scheitern sie alle, und die Erfolgreichsten meist am deutlichsten.« Abschied von der Macht, für sie ist das wie Sterben.
Doch auch der Kampf, die Macht zu erhalten, das Image des Machers zu verteidigen, kann Politiker ausbrennen. Sie können nicht so viel bewegen, wie sie vorgeben, in die Gesellschaft, die Wirtschaft, die Kultur nicht so hineinregieren, wie sie gerne wollten. Sie verstricken sich in Apparaten, Cliquen und Interessengegensätzen, oft schon in ihrer eigenen Partei. Manche lieben energische Gesten, erklären Probleme zur »Chefsache« oder versprechen eine »Politik der ruhigen Hand«. Doch Politikern sind die Hände oft gebunden. Außerdem stehen sie unter dauerndem Zeitdruck. Von außen ist das nicht zu sehen. Tatsächlich ist der Druck im politischen Geschäft über die Jahre immer stärker geworden. Weil die Welt immer vernetzter ist, selbst auf lokaler Ebene fühlen sich Politiker für immer mehr zuständig. Stress bestimmt ihren Tag. Dazu kommt: Umfang und Tempo journalistischer Berichterstattung haben enorm zugenommen. Dadurch wird Politik transparenter. Einerseits. Andererseits: Die Medien, vor allem das Fernsehen, live-fähig zu jeder Zeit und an jedem Ort, hetzen Politiker zu immer kurzatmigeren Statements. Eine Unmenge von Reportern wirft sich ihnen entgegen. Sie verlangen nach Ergebnissen, bevor Beratungen überhaupt begonnen haben. Sie schrauben die Erwartungen hoch: Politiker sollen sofort einfache Antworten auf die komplexesten Probleme geben, noch bevor sie richtig analysiert sind. Zur Erklärung erhalten sie kaum mehr als 20 Sekunden Zeit. In diesem Rhythmus schneiden Fernsehjournalisten »O-Töne«. Durch Medien-Geilheit setzen Politiker sich selbst zusätzlich unter Druck. Mancher, bemerkt der scharfsinnige Beobachter Jürgen Leinemann, erwachen erst richtig zum Leben, wenn sie öffentlicher Aufmerksamkeit sicher sind. »Der Bildschirmauftritt ist die Politdroge Nummer eins.« Politiker wollen den schnellen Erfolg präsentieren. Dabei wäre Innehalten das Gebot. Stattdessen verlieren sie die Zeit, nachzudenken und Probleme diskursiv zu lösen. Deshalb kommt bei ihren Politikentwürfen oft nichts Gescheites raus. Deshalb verwirren uns ihre Konzepte. Deswegen werden sie dauernd über den Haufen gewor-

fen. Darum schwindet die Glaubwürdigkeit der Politiker. Sie haben Angst, als Zauderer dazustehen. Und sie haben Angst, im Kampf um die Aufmerksamkeit der Medien und der Zuschauer davon nicht genug für sich ergattern zu können. Viele finden aus dem selbstkonstruierten Dilemma keinen Ausweg. Sie reiben sich auf. Gehetzt von der Angst, so oder so, zu versagen. Einige reüssieren als zynische Talkshow-Kasper. Viel mehr brennen aus.

Alfons B. ist so einer. Auch seinen Namen haben wir geändert. So wie es die ärztliche Schweigepflicht vorschreibt. Er hat ein Recht darauf, anonym zu bleiben. Sie alle kennen den Mann, den wir als Alfons B. auftreten lassen. Er ist ein leutseliger Politiker. Keiner mit Charisma, aber einer, der ankommt. Er tritt öfter im Fernsehen auf. Vielleicht haben auch Sie ihn gewählt.

In die Ordination poltert der inzwischen sehr beleibte Mann zur Türe herein. Heute sehr ungern, weil er eigentlich gar nicht zur Therapie kommen wollte. Seine Frau hatte sich an die Ordination gewandt. Sie will endlich wissen, woran sie mit ihrem Mann ist. Sie will die Ehe retten. Seit Jahren hält sie die Eskapaden des Ehemannes aus: Affären, Beschimpfungen, Trink-Exzesse. Politischer Erfolg reicht ihm nicht. Frauen sollen ihm Anerkennung verschaffen. Er will sich unwiderstehlich fühlen und sucht dafür ständig nach Beweisen. Die meint er zu finden, wenn er wieder eine Neue ins Bett kriegt. Doch dann nagen wieder Zweifel in ihm, ob sie ihn wirklich mag oder sich nur an ihn ranschmeißt, um an seiner Seite ein bisschen von dem Ruhm abzustauben, der auf Alfons B. fällt. Oder um sich Vorteile zu verschaffen, und sei es über seine Beziehungen. Eine hat sich bei einem Bewerbungsgespräch tatsächlich einmal damit gebrüstet, dass sie seine Geliebte war. Sie glaubte, das Bekenntnis würde ihr den begehrten Job sichern. Sie geriet aber an den Falschen und B. hatte einige Mühe, »Gerüchte« zu zerstreuen.

Das erste Mal war er in die Ordination gekommen, weil er unter plötzlichen Panikattacken litt. Latent ist seine Angst, nicht mehr erfolgreich zu sein. Lange schon versucht er, diese Angst mit Alkohol zu dämpfen. Mittlerweile ist er zu einem schweren Trinker geworden. Abendliche Gelage gelten in seinem Kollegenkreis als normal. Da wird viel beredet, verhandelt. Der Alkohol nimmt ihm die Angst allerdings nicht. Er schläft oft schlecht, meist zu wenig. Wenn er

meint, sich nicht kontrollieren zu müssen, ist er gereizt und neigt zu Wutausbrüchen. Von seiner Frau verlangt er, sie solle das aushalten. »Mich nehmen, wie ich bin.« Sie soll freundlich sein und auf ihr Aussehen achten, fesch und attraktiv bleiben. Sie aber hält ihn nicht mehr gut aus. Ihre Ansprüche sind eigentlich bescheiden. Sie will einfach mit ihrem Mann eine schöne Zeit verbringen und die Kinder in Ruhe großziehen. Die Kinder in Ruhe großzuziehen, das ist ihr schon fast gelungen. Freunde, Nachbarn, Bekannte wissen nichts von ihren Nöten. Nach außen spielt sie die anstrengende Rolle der glücklichen Ehefrau und stolzen Mutter. Er ist ein in der Öffentlichkeit bewunderter Mann, gilt als umgänglich, freundlich und liebevoll.
B. stammt aus kleinen Verhältnissen. Geboren und aufgewachsen ist er in einem Dorf. Übersichtlich, beschaulich war dort das Leben. Er war ein schmächtiger Junge, ein bisschen schwächlich. Bei Gleichaltrigen geriet er leicht unter die Räder. Sie hänselten den Hänfling. Die Großmutter verhätschelte ihn und mühte sich, ihn hochzupäppeln. Alle in der Familie haben sich immer gefreut, wenn er eine Extraportion aß. Als er in die Volksschule gehen sollte, ins erste Schuljahr, traute er sich nicht. Er ging einfach nicht hin. Die Eltern duldeten das achselzuckend. Sie waren ratlos. Es dauerte ein Jahr, bis der Schuldirektor, der immer wieder in der 500-Seelen-Gemeinde nachschauen kam, ihn an die Hand nehmen und ihn schließlich doch zur Schule führen durfte. Später zog er in eine Großstadt. Zum Studieren. Die Uni tat ihm gut. Die intellektuellen Anreize und das lockere Leben. Er begann, sich in die Hochschulpolitik einzumischen. Er lernte, auf Leute zuzugehen, ihre Emotionen aufzunehmen. Nach dem Studium bot die Partei ihm einen Einstieg als Referent eines bekannten Abgeordneten. Von dessen Büro aus plante er auch seine Karriere. Zunächst als Kofferträger. Bis er dabei genug gelernt hatte und Werbung auch für sich machen konnte. So gelang ihm stetig der Aufstieg. Er konnte sich selbst versichern, dass er sich dabei um die Belange anderer kümmerte. Er fühlte sich wichtig. Er avancierte zur Figur in der Hauptstadt-Politik. Nebenbei probierte er alles aus, was verboten ist. Die freundliche Frau daheim und die netten Kindern gaben dem sonst Rastlosen Sicherheit.
Es wird nicht leicht werden mit ihm. Er war schon mal zur Behandlung da gewesen, eine Zeit lang mit einer Freundin, in die er sich verliebt hatte und die von ihm die Scheidung verlangte. Damals kam er regelmäßig. Jetzt regt er sich auf, weil in der Praxis alles so

vornehm geworden sei. Er beschwert sich, er könne schwarze Ledersessel nicht ausstehen. Er sitze in solchen Sessel genauso wie seine untergebenen Mitarbeiter. Panikattacken hatte er immer wieder, aber darüber will er nun sicher nicht reden. Seine Frau solle hier nicht ihre Zeit verschwenden und ihn anschwärzen. Nach dem vorwurfsvollen Monolog verließ er die Ordination. Die Frau hinterher. Sie hat sich später entschuldigt.

Erfolg wirkt als Containment für angegriffene Seelen. Bleibt der Erfolg aus, bekommt das Containment Risse. Meist ist das irgendwann nicht mehr zu verhindern. Zu oft geht im Leben etwas daneben, bringen unvorhergesehene Ereignisse einmal entworfene Erfolgsstrategien durcheinander. Erfolg ohne Ende – das ist ein Traum. Eine Illusion. Die Wirklichkeit konfrontiert uns mit ungeahnten Risiken, verunsichert, hebelt die innere Balance immer wieder aus. Das muss man aushalten können. Viele jedoch schaffen das nicht. Auch wenn sie irgendwo ganz oben stehen – in der Politik oder in einem Unternehmen. Ihre Souveränität schwindet in Misserfolgen. Ihnen geht es nur darum, den Schein zu wahren. Risse im Containment zu kitten, kostet sie Kraft. Zweifel und Angst fressen die Seele. Da sind Sündenböcke immer gefragt. Um Verantwortung auf sie abzuschieben, um auf ihnen eigene Zweifel und Verunsicherung abzuladen. Oft trifft es zuerst die besonders Loyalen. Sie halten ihren Vorbildern die Treue und lassen sich alles gefallen, weil sie ihre Helden nicht aufgeben wollen und deshalb nicht durchschauen können. Oft sind sie doch Bedürftige, die einem Vorbild folgen wollen, einen suchen als ihren Wegbereiter, weil sie sich nicht selbst zutrauen, ihren Weg zu finden. Sie sehnen sich nach einem starken Menschen, an dem sie Halt finden, weil sie oft denken, dass, wenn sie allein unterwegs sind, unter ihnen der Boden schwankt. Sie hoffen auf einen Führer, der ihnen ihre Ängste abnimmt. Wenn sie meinen, den gefunden zu haben, danken sie mit absoluter Treue. Bis sie oft genug enttäuscht worden sind. Dann merken auch die loyalsten Parteigänger, dass es in der Politik keine Freundschaft gibt, sondern nur Interessengemeinschaften auf Zeit. Im Top-Management ist das nicht anders.
Opfer von Helden, die mit ihren Ängsten nicht fertig werden, sind oft ihre Ehefrauen. Sie wissen zu viel, von Zweifeln und Erschütterungen. Sie erleben die Tour der Leiden mit. Sie kennen die geheimen

Ängste ihrer Männer, den Horror ihrer Gatten vor dem Abstieg. Der kann die Helden packen, wenn sie noch ganz oben stehen. Sie kämpfen gegen die Angst vor Karriereknick und gegen die Angst vor dem Altern. Dann lechzen sie nach frischer Bestätigung. Sie würden sich als Helden am liebsten neu erfinden. Weil das nicht geht, versuchen sie es mit einer Image-Politur. Sie glauben, in sich den Don Juan zu entdecken. Es ist kein unbändiger Sexualtrieb, der sie anstachelt, sondern die Angst, nicht mehr heldenhaft genug zu sein. Sie sind süchtig nach Bewunderung. Davon lebt ihr Image. Und sie machen sich vor, die erfundene Darstellung ihrer Person sei ihre wirkliche Persönlichkeit. In Affären suchen sie nach Bestätigung. Gern mit jungen Assistentinnen, Sekretärinnen oder Hospitantinnen. Manche dieser Schauspiele finden auf offener Weltbühne statt. In Hauptstädten genauso wie überall in der Provinz. Sehen Sie sich um, und Sie stellen fest, wie wenig originell solche Fluchtaktionen sind. Solche Helden sind nicht tragisch. Sie sind lächerlich.

Die Angst der Helden auf der Bühne

Perfektionisten sind oft große Könner und ängstliche Charaktere. Sie streben nach großer Leistung. Sie wollen ihr Bestes geben und immer besser werden. Ein hohes Ideal. Doch wenn sie es auf die Spitze treiben, stellen sie sich selbst eine Falle. Dann nämlich versuchen sie das Unmenschliche zu schaffen: keine Fehler zu machen. Es reicht ihnen nicht, gut zu sein. Sie streben nach Vollkommenheit. Den Göttern gleich. Ein Anspruch, den niemand einlösen kann. So hoch schwingt sich niemand empor. Die Geschichte von Daedalus und Ikarus ist als Warnung zu verstehen. Den Traum, sich Flügel zu verleihen, wollen viele dennoch nicht aufgeben. Entgegen aller Gefahr, versuchen sie in unbegrenzte Höhen aufzusteigen. Sie gehen an ihre äußersten Grenzen. Wenn sie Künstler sind, faszinieren sie uns. Musiker, Sänger können uns berauschen. Vielleicht erkennen wir in ihnen eine Sehnsucht, die irgendwo auch in uns steckt, die wir aber nicht zu wecken wagen. Diese Sehnsucht bringen sie in uns zum Klingen. Für uns nehmen sie das Leiden auf sich, dem keiner entgeht, der den Göttern gleich sein will. Die Angst vor einem brutalen Absturz ist immer da. Schauspieler, Sänger und Musiker nennen sie verharmlosend »Lampenfieber«.

Die Großen leiden oft am meisten. Als Zuschauer machen wir uns keine Vorstellung, wie sehr. Virtuosen weltberühmter Orchester, der *Wiener*, der *Berliner Philharmoniker* machen sich verrückt, wenn sie auf die Bühne müssen, gepackt von der Angst, zu versagen. Viele durchleiden Torturen. Wir übertreiben nicht. Frack an Frack ein Nervenwrack. Drei Viertel aller Spitzenmusiker, wissen wir von Orchester-Mitgliedern, nehmen vor Auftritten Beta-Blocker, Herz-Beruhigungsmittel, trinken Alkohol. Manche versuchen sich mit abergläubischen Ritualen zu beruhigen, schleppen – in Instrumentenkästen verborgen – die merkwürdigsten Gegenstände an. Ihnen schreiben sie magische Kräfte zu, die böse Geister vertreiben sollen. Mit diversen Mitteln wollen Geiger Bogenzittern, Bläser Lippenlähmung, Solisten zitternden Knien beikommen, peinlichen Aussetzern, die ihnen jedes Spiel vermasseln.

Opernstars scheinen noch sensibler. Wenn Luciano Pavarotti auftritt, hat er ein großes weißes Seidentuch dabei. Oft hält er es in der Hand, wenn er mit ausgebreiteten Armen und strahlendem Lächeln vor sein Publikum tritt. Das Tuch benutzt er, um sich nach jeder Arie den Schweiß von der Stirn zu wischen. Das ist praktisch. Pavarotti schwitzt immer entsetzlich. Doch nicht allein wegen der Anstrengung. Auch weil er Angst hat, falsch zu singen. Das Tuch soll nicht nur die Transpiration wegwischen. Es dient Pavarotti als Glücksfetisch. Als magischer Wedel, der Dämonen verjagt. Er ist, das gibt er selbst zu, sehr abergläubisch. Kreuzt eine schwarze Katze seinen Weg, wähnt er Unglück auf sich zukommen. Die Farbe Violett kann er nicht ausstehen. Gewisse Namen von Opern, rät er, solle man ihm gegenüber nicht erwähnen.

Franco Corelli, einer der größten Tenöre der Operngeschichte, ein Mann mit einer Jahrhundertstimme, gefeierter Opernstar und Frauenschwarm, war vor Auftritten oft völlig fertig. Er galt unter Kollegen als wahres Nervenbündel. Er bekam Schüttelfrost, schmatzte und zuzelte vor sich hin. »Ein wenig Speichel am falschen Platz«, so seine panische Vorstellung, »kann eine Karriere beenden.« Unheilvoll wähnte er, »das Theater kennt kein Mitleid, keinen Respekt«. Ständig fürchtete er den Absturz, die Katastrophe. Wenn Corelli an »Lampenfieber« litt, wollte er meist allein sein. Seine Frau musste ihm Tee bringen, ihm in den Hals schauen und sagen, ob seine Stimmbänder gerade oder schief waren. Später schaffte er es selbst, sich den Hals zu spiegeln. Aber er konnte nicht richtig deuten, was er sah. Ein bisschen Spucke konnte ihm als sicheres Indiz erscheinen, dass er nun an Krebs litt. Ständig sagte Corelli Vorstellungen ab, oft erst in letzter Minuten. Er gab zu: »Ich bestehe zu 99 Prozent aus Nervosität.« Leute, die es wissen müssen, verrieten uns, oft habe seine Frau ihn zur Vorstellung prügeln müssen, ihm tatsächlich in seiner Garderobe kräftige Backpfeifen verpasst, wenn er sich weigerte, auf die Bühne zu gehen. Selbst wenn er es bis dort geschafft hatte, legte sich der innere Terror nicht. Er brach Vorstellungen ab. Anna Moffo zum Beispiel ließ er allein auf der Bühne stehen. Er hatte panische Angst, das hohe C nicht halten zu können, obwohl er dafür berühmt war. Gelegentlich schnürte ihm die Angst tatsächlich die Kehle so zu, dass – wie er selbst sagte – »nur ein Kinderton hervorkam«.

Neil Shicoff, einer der besten Tenöre der Welt, wollte die Nerven wegschmeißen. Nur noch vier Stunden bis zu seinem großen Solokonzert und der Star war fest entschlossen, alles abzusagen. Der Skandal lag in der Luft. Seine Frau, Freunde, Manager, Veranstalter, sein Hals-Nasen-Ohren-Arzt, ein enger Vertrauter, sie alle redeten auf ihn ein – behutsam wie auf einen Kranken. Schließlich machte Shicoff sich doch auf den Weg zum Konzerthaus. Er zog sich zurück in seine Garderobe. Sonst immer aufgelegt zu witzigen und selbstironischen Bemerkungen, wollte er am liebsten nichts mehr reden. Jedes überflüssige Wort, fürchtete er, greife seine Stimme an und mache es ihm erst recht unmöglich, perfekt zu singen. Und perfekt musste es für ihn sein.
Shicoff ist ein hochsensibler und ein äußerst intelligenter Mensch. Einer, der genau registriert, welche Gefühle in ihm ablaufen und auch das seelische Chaos reflektiert, das sich vor großen Auftritten in ihm aufbaut. »Die Mauer der Angst ist extrem hoch«, sagt er vor diesem Konzert. Er steht als einziger Sänger auf der Bühne. Alles kommt auf ihn an. Er kann nicht, wie bei einer Opernaufführung, die ihm Szenerie gibt und bei der er immer auch Schauspieler ist, »in eine Rolle schlüpfen«. Er kommt im Smoking auf die Bühne und fühlt sich »nackt«. Der Gedanke erschreckt ihn. Die »Mauer« seiner Angst stellt er sich bildlich vor, in ihrer ganzen Wucht. Einreißen kann er sie nicht. Aber überspringen. Dazu muss er alle Kräfte mobilisieren. Seine Angst kann ihm dabei helfen. Mit äußerster Konzentration. Als erste Arie singt er »La fleur que tu m´avais jetée …« aus der Oper

»Carmen«. Vom ersten Ton an wunderschön. Shicoff fühlt, wie er aufsteigt. Er spürt die Begeisterung im Publikum. Wie die Zuschauer den Atem anhalten. Wie sich ihre emotionale Spannung, in die er sie versetzt hat, entlädt in frenetischem Beifall. Der donnernde Applaus treibt ihn weiter in die Höhe. Er merkt, er kann es, die Angst überwinden. Es gelingt. Sein Konzert wird für alle ein grandioses Erlebnis, zu einem Abend großer Gefühle.

Früher war auch Neil Shicoff berüchtigt dafür, Auftritte kurzfristig abzusagen. Wie er heute einräumt, aus der panischen Angst heraus, nicht perfekt singen zu können. Als er seinen ersten Auftritt an der New Yorker Met absolvierte, er sang den *Rinuccio* in Puccinis *Gianni Schicci*, setzte irgendwann das Bewusstsein aus. Verwirrt saß er in seiner Garderobe, glaubte sich am falschen Ort und bemerkte schließlich, dass er schon von der Bühne zurückgekehrt war. Er hatte die Arie bereits gesungen, konnte sich aber nicht daran erinnern. »Es war wie bei einem Autounfall«, beschreibt er die Situation. »Du hast einen Autounfall und einer fragt dich, wie war das, als du gegen die Windschutzscheibe geknallt bist, und du sagst: ›Ich weiß es nicht.‹ Ich fühlte mich bodenlos. Ich wusste nicht mehr, wer ich war.«

Shicoff hat mittlerweile gelernt, besser mit seiner Angst umzugehen. Er kann zugeben, dass sie da ist. Er kann sie reflektieren, als einer der wenigen darüber reden, sich darüber lustig machen, einen Teil der Angst weglachen. Nicht immer gleich gut, aber irgendwie doch immer besser. Früher ist er in Theateraufzügen stecken geblieben, um unbewusst Auftritte zu vermeiden. Noch immer kommt er oft zu spät. Mit den Nerven am Ende rannte er schon mit einem Kleiderbügel im angezogenen Jackett los, ohne es zu merken. Öfter ist er entsetzt von der Bühne gestürmt, als er meinte, einen Ton nicht ganz genau getroffen zu haben. Ein Ersatz-Tenor musste einspringen, damit die Vorstellung weitergehen konnte. Zeichen des Kontrollverlustes. »Wenn ich richtig Angst vor einem Auftritt habe«, erzählt er, »werde ich sehr traurig, morbid, ich fühle mich von der Welt verlassen, entfremdet von meiner Familie. Durch Lampenfieber verliere ich meinen inneren Halt.« Zu dieser Angst gibt es eine Geschichte. Über die Weitergabe von Angst. Auch sein Vater, ein bekannter Kantor, litt darunter. Er träumte von einer großen Sängerkarriere an der Oper. Als er es endlich geschafft hatte, von der Met in New York zum Vorsingen eingeladen zu werden, ging er nicht hin. Aus Angst zu versagen.

Um seine Angst besser in den Griff zu bekommen, entwickelte auch Shicoff ein Ritual. Vor Auftritten lässt er seine Nasenschleimhäute und Stimmbänder untersuchen. Der regelmäßige Besuch bei seinem HNO-Arzt ist ein Versuch, irrationale Gedanken über mögliche körperliche Schwächen zu unterbinden. Während eines Aufführungs-Zyklus rennt er mitunter jeden Tag zur Untersuchung, wiewohl es keinerlei Anzeichen für Veränderung gibt. Der Arzt, ein langjähriger Vertrauter, fährt mit einer winzigen Kamera abwechselnd in seine Nase und in seinen Hals und Shicoff kann auf einem Monitor sehen, ob seine Schleimhäute und Stimmbänder in optimaler Verfassung sind, die Stimmbänder etwa nicht geschwollen, glatt beieinander liegen. Ein solcher Anblick beruhigt ihn. Er bekommt das Gefühl, sich auf seine Stimmbänder verlassen zu können. Wird die innere Unruhe dann doch wieder zu groß, bittet er den Arzt, sich bereitzuhalten, womöglich während der Vorstellung in seiner Garderobe zu warten, ihm zur Not ein probates Mittelchen zu verabreichen, falls »die Stimmbänder« ihm Schwierigkeiten bereiten. Auf Reisen schleppt Shicoff immer einen großen Medikamentenkoffer mit, um auf alles vorbereitet zu sein.

»Auf der Bühne«, gibt er zu, »lebe ich die dunklen Seiten meines Ichs aus, die mir im wirklichen Leben gefährlich werden könnten.« Shicoff ist ein Grenzgänger zwischen den Extremen seines Gefühlslebens. Offenbachs Hoffmann, »der innerlich zerrissene, an sich zweifelnde, verzweifelnde Künstler«, sagt Shicoff, »das bin ich«. In *La Juive*, wo es um religiösen Fanatismus und brutale Opferbereitschaft geht, plädiert er, der New Yorker Jude, dessen Familie unter dessen Holocaust gelitten hat, leidenschaftlich und aus innerster Überzeugung für Nächstenliebe und Toleranz. Das sind seine großen Arien. Wenn dann das Publikum ihn »trägt«, singt er tatsächlich perfekt, eindringlich, klar, traurig-schön, dass er den geneigten Zuhörern Schauer über die Rücken, Gänsehaut über Nacken und Arme jagt, ihnen Tränen in die Augen treibt.

Innerer Aufruhr ist gerade bei Tenören keine Seltenheit. Reinhard Kürsten, Hals-Nasen-Ohren-Arzt der *Wiener Staatsoper,* kann davon ein Lied singen. Über fantasierte Gebrechen versuchen Opernstars ihrer Angst einen vernünftigen Grund zuzuordnen. Sie rationalisieren. Angst erscheint nicht mehr als psychisches Problem. »Wenn einer unter Druck steht, sich dieser Druck immer mehr aufbaut, dann würgt es wirklich im Hals. Das Würgegefühl irritiert sie natürlich. Dann wird die Nervosität noch größer. Der Stress nimmt zu. Am Schluss können sie wirklich nicht mehr singen.« Oft gehen Ärzte auf dieses Verwirrspiel ein. Kürsten wagt vorsichtige Kollegen-Schelte: »Es gehört in der Medizin wahrscheinlich mehr dazu, einem Patienten zu sagen: ›Sie haben nichts.‹ Finden kann ein Arzt immer etwas. Irgendeine Diagnose fällt ihm immer ein. Die entscheidende Frage ist: Was nutzt dem Patienten wirklich. Jedes Stimmband zum Beispiel sieht ein bisschen anders aus und hat seine Eigenheiten. Es gibt Sänger, die mit leicht geschwollenen Stimmbänder singen können. Manche haben sogar immer leichte Schwellungen. Das muss sie nicht sonderlich beeinträchtigen.« Doch vom Arzt verlangen sie dann oft, er solle die zur körperlichen Schwäche umgedachte seelische Belastung mit HNO-Medikamenten behandeln, manche verlangen sogar operative Eingriffe, eine »chirurgische Korrektur«. Dadurch wird die Verunsicherung meist nur schlimmer. »Ich kann eine Schwellung wegschneiden. Dann ist das Stimmband wieder schön gerade. Bei der nächsten Schwellung wird der gleiche Eingriff verlangt. Irgendwann ist die Stimme weggeschnitten. Es gibt sogar Beispiele von Leuten, die fast zu Tode operiert wurden.«

Die Angst des Journalisten vor dem Rotlicht

Auftritts-Angst, die drückende Furcht, nicht perfekt zu sein, sich zu blamieren, wenn sie sich öffentlich exponieren, plagt sogar die Medienstars, Zelebritäten, die wir so gern bewundern. Es drängt sie ins Scheinwerferlicht, um Anerkennung und Beifall zu erleben, um zu scheinen und zu sein, doch zugleich schreckt sie die Furcht, vom Sternenhimmel des Medienzirkus zu stürzen und blitzartig zu verglühen durch ein misslungenes »live«.

Ein bekannter Fernsehjournalist, der oft aktuelle politische Ereignisse zu kommentieren hat, kämpft gegen seine Auftritts-Angst, indem er versucht, das Unvorhersehbare zu überschauen. Er ist ein feinsinniger Mensch, ein Intellektueller, der seine Arbeit als »Aufklärung« ernst nimmt. Er will etwas mitteilen, Hintergründe darstellen, Zusammenhänge vermitteln, Einsichten fördern. Er ist keiner dieser TV-Überflieger, der narzisstisch-gestörten Egos, denen es ausschließlich darum geht, von Millionen bewundert und auf der Straße erkannt zu werden. Ein Mann, der sich um Genauigkeit bemüht, in seinen Gedanken und in seiner Sprache. Seine Ansprüche machen ihm im Fernsehen besonders zu schaffen. Die Zeit, um etwas zu erklären, ist kurz, oft zu kurz, um Zusammenhänge darzustellen. Die Vorgabe lautet: gedankliche »Vereinfachung«. Sie soll eben nicht zur gedanklichen Verflachung geraten. Das geht leicht daneben. Aus der Fernseh-Sprache meißeln TV-Texter alle Füllworte der Umgangssprache. Sie versenken bei Textdurchsicht alle sprachlichen und gedanklichen Wiederholungen, die unbefangenes Denken mit sich bringt. So wie die Profis im Fernsehen, so redet kein normaler Mensch. Solange Profis also normale Menschen bleiben, müssen sie vor der Kamera in eine Rolle schlüpfen. Je intelligenter sie sein wollen, umso schwerer muss ihnen das Rollenspiel fallen. Wenn das Rotlicht der Kamera aufleuchtet, wird es ernst. Dann geht es »auf Sendung«. Life is live. Und live is life.

Unser Bekannter überlegt, wenn er sich auf einen Kommentar vorbereitet, welche mögliche Ausgänge zum Beispiel eine Wahl haben könnte. Wenn das Resultat bekannt wird, hat er nicht viel Zeit, um mit seiner Analyse auf Sendung zu gehen. Für jede Variante, die ihm einfällt, schreibt er deshalb eine Vorab-Version. Je nachdem, welches Ergebnis dabei tatsächlich eintritt, zieht er die entsprechende Variante aus der Tasche und kann sie mit wenigen Korrekturen vortragen.

In der heißen Phase braucht er Beistand, Mitarbeiter, die er gut kennt, auf die er sich aus Erfahrung verlassen kann. Eine Sekretärin, die rasch die Schlussversion schreibt und noch schneller umschreibt. Das macht er nicht selbst. Jüngere Kollegen, die mit Computern aufgewachsen sind, haben es leichter. Sie sind auf weniger Hilfe angewiesen. Die Älteren tun sich schwerer. Alles geht im Fernsehen immer schneller. Der technische Fortschritt steigert das Tempo. Da mitzuhalten bringt manch Älteren in Atemnot. Unser Kommentator hat außer der Sekretärin noch einen Assistenten, der Fakten checkt. Beide durchschauen, welche Last an den Nerven ihres Chefs zerrt, aber sie tun so, als sei nichts. Sie inszenieren die Aufregung freundlich als Normalzustand. Doch sie zittern mit. Auch sie leiden unter der Spannung, ob auch ja nichts schief geht, wenn an der Kamera das Rotlicht aufleuchtet. »Live« muss alles im Moment stimmen. Nichts ist wiederholbar.

Die Fernsehtechnik stellt Hilfe zur Verfügung, die es erleichtert, einen solchen Auftritt besser zu bestehen. Der Tele-Prompter. Das ist ein Gerät, mit dem der vorzutragende Text, für Zuschauer unsichtbar, vor der Kameralinse erscheint und Zeile für Zeile abgelesen werden kann. Niemand, der einen Tele-Prompter nutzen kann, muss sich merken, was er sagen will. Er muss nicht befürchten, den mühsam konstruierten und (im Fernsehen immer wichtig) ausgetimten Gedankengang zu vergessen. Das zuvor geschliffene Wort hat er auch so parat. Journalisten mit geringem Angst-Niveau und mit schauspielerischem Talent verwenden das Gerät gekonnt und kommen souverän »rüber«. Ängstliche finden einige Beruhigung, aber noch lange keine Erlösung. Wer als Zuschauer weiß, wie die TV-Darbietung funktioniert, kann Unsicherheit der Mattscheiben-Helden durchaus erkennen.
Achten wir darauf ohne Häme. Jeder kann sich vorstellen, wie er beieinander wäre, wenn er vor einem Massenpublikum bestehen müsste. Unser renommierte Journalist schaut seinen Zuschauern mit einem »Tunnelblick« entgegen. Die Zeilen, die er liest, sind schmal geschrieben. In jede Zeile passen nur wenige Wörter. Ein Helfer muss den Text, der auf eine Rolle geschrieben ist, Zeile für Zeile weiterdrehen, und zwar so, dass sein Drehtempo dem Sprechtempo des Vortragenden entspricht. Nicht zu schnell, nicht zu langsam. Wenn die einzelnen Sätze nicht kurz genug sind, kann es für den, der liest, schwer sein, das Satzende im Auge zu behalten. Der Kommentator konzentriert sich auf die Schrift, um beim Ablesen keinen Fehler zu machen. Das verengt sein Gesichtsfeld. Er möchte so wirken, als würde er nicht ablesen. Der Vortrag soll locker, die Aussprache klar, die Betonung an der richtigen Stelle sein. So, als sei alles wohl überlegt und doch spontan gesagt. Vor allem will er authentisch wirken. Das strengt ihn an. Er atmet flach, nicht in den Bauch, der Brustkorb hebt sich. Er kann die Resonanz seines Körpers nicht nutzen. Die Stimme klingt überhöht, schrill, ihr fehlt das Timbre der Überzeugung. Die ganze Zeit bleibt die Angst, sich zu versprechen oder gar zu verheddern und sinnlos daherzureden. Würde das Gerät wegen eines technischen Defekts ausfallen, der Text zu schnell, zu langsam oder gar nicht mehr vor seinen Augen ablaufen, wäre das die ultimative Katastrophe. Das passiert äußerst selten. Trotzdem: Kurze Auftritte sind für ihn auslaugende Schwerstarbeit. Bildschirm-Präsenz ist ihm

so wichtig, dass er gelernt hat, den damit für ihn verbundenen Stress auszuhalten. Ahnungslose Zuschauer merken davon nichts. Für sie sind seine Kommentare ein Gewinn, erhellend und intelligenter. Anders als das flockig-unbekümmerte Gebrabbel eitler Berufs-Narzissten, die sich sonst so auf Fernsehsendern breit machen.
Manche Journalisten-Stars scheitern auf dramatische Weise. Unzählig ist die Schar derjenigen, die versuchen, sich den Stress und die Angst, ihren Ansprüchen nicht gewachsen zu sein, wegzutrinken. Alkoholismus reicht bis in die höchsten Redaktionsetagen. Darüber gesprochen wird allenfalls hinter vorgehaltener Hand. Besonders wenn der Chef trinkt und Gesellschaft sucht, die mit ihm bechert. Es finden sich immer welche, die hoffen darüber persönliche Nähe herzustellen, die ihnen Wohlwollen und Karriere sichert. Effektiv sind solche professionellen Trinkgemeinschaften kaum, höchstens im Entkorken neuer Flaschen. Unsichere Hierarchen haben oft Schwierigkeiten, Entscheidungen zu treffen, über Projekte, Strategien und personelle Besetzungen. Sie flüchten in Aufschub, erfinden zeitaufwendige Arbeitsgruppen, bitten um Vorlagen, die sie x-fach überarbeiten lassen. Das kann lange so gehen, ohne dass dabei etwas rauskommt. So hangeln sie sich durch ihren Job. Zwischendurch laden sie wieder zum Umtrunk und dämpfen mit ihren Alkohol-Therapien ihre Leistungsfähigkeit nur noch mehr. Andere, die auf dem Bildschirm durchaus souverän erscheinen, meinen ihre Aufregung, die Horrorvision zu versagen, nur mit Beta-Blockern bekämpfen zu können. Sie forschen nicht in ihrem Seelenleben, was sie so sehr belastet. Sie geben sich noch selbstsicher, wenn sie mit ihrer latenten Anspannung alle anderen unter Druck setzen und in ihrer Umgebung Dauerstress verbreiten. Als Choleriker machen sie mit ihren Ausbrüchen Untergebenen Angst und setzen sich selbst weiter unter Strom. Sie reden sich ein, ihr Herz hämmere nur so stark, weil der Blutdruck ein wenig überhöht sei. Die Schlagzahl verringern sie nicht, indem sie die Ursache in Versagens-Angst erkennen und sich mit dieser Angst auseinander setzen, sondern durch Herzmittel, die die Frequenz bis in Gefahrenzonen runter regulieren. Besonders gefährlich ist die Kombination von Beta-Blockern oder Tranquilizern mit Alkohol.
»Der Mann, der uns den Krieg ins Wohnzimmer bringt«, schrieben Zeitungen. Schlagzeilen über einen Reporter, den es anscheinend immer an die Front zog. Er stand dort, wo es am lautesten knallte, wo

Granaten und Raketen in unmittelbarer Nähe einschlugen. Im Fernsehen war es zu sehen. Einmal sogar, als es direkt hinter ihm krachte, während er vor laufender Kamera über einen Angriff berichtete. Er warf sich – mitten im Satz – zu Boden. Dann explodierte ein Mörsergeschoss. Die Kamera, die der Kameramann auf einem Sandsack abgestellt hatte, nahm es auf. So kamen die Bilder in die Nachrichten. Die Redaktion war begeistert. Dichter am Geschehen konnte keiner sein. Lebensgefahr live. Ein echter Thriller. Die Szene lief auch bei der Preisvergabe, als er für seine Kriegsreportagen mit dem »Tele-Star« ausgezeichnet wurde.
Er galt als besonders mutig. Den Anschein gab er sich. So avancierte Michael S. in seinem Sender, dem ZDF, zum Chefreporter. Von Kriegen und Kriegsberichterstattung kann er einiges erzählen. In Kroatien stellte er sich in einer Stadt auf, in der schon alle Einwohner evakuiert worden waren, um vom Anrollen jugoslawischer Panzer zu berichten. Anschlägen ist er oft aus schierem Zufall entkommen. Zum Beispiel, als er sich in Bosnien nach einigem Zögern vor die andere Seite eines Hauses stellte, weil hinten ein Generator brummte und der Tonmann sich darüber beklagte. Kaum lief die Kamera, schlugen hinten drei Boden-Luft-Raketen ein, genau dort, wo er eigentlich seinen »Aufsager« hatte drehen wollen. Das Auto, mit dem er und sein Team zwischen Frontlinien hin und her fuhren, kam öfter unter Beschuss. In Slowenien gerieten sie einmal dazwischen, als Einheimische eine jugoslawische Einheit mit Panzerfäusten attackierte, serbische MIGs aus der Luft angriffen und im großen Durcheinander nicht nur auf die slowenische Bürgerwehr, sondern auch auf die eignen Panzer feuerten. Vor den brennenden Wracks schilderte er die Lage. Einmal erwischte es Kollegen von einer britischen Nachrichtenagentur, als sie ihnen an der Frontlinie folgten. Schwere Maschinengewehre schossen ihren Wagen von der Fahrbahn. Das Auto überschlug sich mehrfach und landete auf einem Acker. Beide Journalisten waren verletzt, der eine schwer. Mühsam krochen sie aus ihrem zerfetzten Wrack. Beide unter Schock. Der eine blutete aus dem Bauch, er konnte nicht mehr weiter. Er zitterte am ganzen Körper. S. und seine Crew kehrten um, um die Verletzten rauszuholen, unsicher, ob nun auch sie beschossen würden. Den Briten mit dem Bauchschuss legte S. auf dem Rücksitz auf sich, um ihn festzuhalten und ihm immer wieder vorzusagen: »Keine Angst, wir kommen hier raus. Wir schaffen das. Du wirst

wieder okay sein. Wir sind bei dir. Keine Angst. Keine Angst.« Dabei hatte er selbst »Schiss bis zum Gehtnichtmehr«. Er war in solchen Kriegseinsätzen nicht so cool, wie er meinte, sein zu sollen.

Sie kamen in Sicherheit und brachten die Verletzten zu einem Krankenhaus. Als er später mit der Nachrichtenredaktion telefonierte und erzählte, was passiert war, fragte ihn einer der Redakteure: »Warum habt ihr das nicht gedreht?« Da ist er ausgerastet. Ausfallend konnte er schon immer werden. Aber diesmal gab es für ihn kein Halten mehr. Er beschimpfte den Kollegen am anderen Ende wie wild und bellte ihm entgegen: »Ich nehme dich mal mit hierher, dann kannst du mir zeigen, was du drehen würdest. Wenn dir nicht schon vorher der Arsch auf Grundeis geht. Wir machen hier keine Spielfilme. Das hier ist Krieg.«

Für die anderen schien es eher ein Unterhaltungsprogramm zu sein. Er begann sich zu fragen, »ob ich noch ganz gescheit bin«. Er setzte sein Leben aufs Spiel für Einschaltquoten. Und natürlich für ein Heldenimage. Aber das Spiel war verdammt gefährlich. Er kannte viele, die dabei gestorben sind. Ein befreundeter Kameramann filmte seinen eigenen Tod. Er hatte vergessen, die Kamera auszuschalten, als er unter Mörserbeschuss geriet. Von Redakteuren in Mainz wurde S. öfter gefragt: »Ist das nicht gefährlich, was ihr da macht?« Als gäbe es daran berechtigte Zweifel. Die Erwartungen der Redaktionen, sensationelle Bilder geliefert zu bekommen, schienen ihm dabei immer höher zu werden. Alltägliches Kriegsdrama galt nach einigen Wochen fast schon als gewöhnlich. Vor dem Fernsehapparat schien es seinen Schrecken zu verlieren. Bis irgendwo der nächste Konflikt losbrach. Er machte weiter, Live-Gespräche mit Nachrichtensendungen, vom Dach eines Hochhauses, in der Nacht mit Schweinwerferbeleuchtung, während er von allen Seiten Schüsse, Panzerdonner und Granateinschläge hörte. Er fuhr weiter so dicht an die Frontlinie wie es irgend ging. Auf einer Lederjacke trug er, wie eine Auszeichnung, die Kratzer eines Streifschusses. Irgendwann aber konnte er die Angst nicht mehr unterdrücken. Sie begann, die Regie zu übernehmen. Für ihn ging die Rechnung nicht mehr auf: Das Leben zu riskieren, um berühmt zu sein: Der Mann, der uns den Krieg ins Wohnzimmer bringt – und dabei womöglich selbst draufgeht.

Gefährliche Situationen überstanden zu haben, das löste am Anfang in ihm euphorische Gefühle aus. Ein Thrill. Ein Adrenalin-Pusch.

Doch irgendwann verfolgten ihn die Bilder des Schreckens. Die Filme hatte er alle gedreht. In seinem Kopf liefen sie von selbst ab. Er konnte nur noch schlecht schlafen, wachte oft auf. Laute Geräusche strapazierten seine Nerven. Ihn schreckten knallende Autotüren. Er beobachtete, wie Kollegen sich jeden Abend mit Alkohol niedertranken. »Das macht es auch nicht besser«, dachte er. Vor allem, wenn er sie am nächsten Morgen sah. Er fürchtete, so seinen Job nicht mehr zu schaffen. Wenn er auf »Front-Urlaub« war, ging es ihm nicht viel besser. Die Träume kamen immer wieder. Die Geräuschempfindlichkeit blieb. Der Stress schlug ihm auf den Magen. Er war ständig gereizt. Mit seiner Frau und den Kindern, geriet er wegen jeder Kleinigkeit aneinander. Maßlose Wut konnte unvermutet aus ihm herausplatzen. Leicht war er außer sich. Und fast immer nervös. Seine Frau meinte: »Eine Tretmine«. Die Zeit in der Familie war für ihn nicht wirklich erholsam. Sie war Zeit zwischen zwei Einsätzen. Je näher der nächste Auftrag rückte, umso stärker die innere Anspannung, die Ungeduld, die Aggression. Während er über die serbische Belagerung von Sarajevo berichtete, gab es eine Zeit lang nur einen Landweg, um in die Stadt zu gelangen oder aus ihr herauszukommen. Wer dort lang fuhr, geriet auf einem bestimmten Abschnitt für etwa einen Kilometer immer ins Visier serbischer Artillerie. Mal schossen die Serben. Mal nicht. Das Risiko: unkalkulierbar. Für ihn ein Horrortrip. Schon die Vision machte ihm Angst.

Die psychische Belastung wurde ihm schwerer. Sein Sender erwartete dagegen immer selbstverständlicher, dass er keinen Einsatz scheute. Es war kein Zwang. Keine Dienstverpflichtung. Eine Erwartung eben, mehr oder weniger deutlich formuliert. Eine Vorstellung auch in seinem Kopf, dass dies die Erwartung sein würde, der er sich nicht würde entziehen können – wenn er sich nicht nachsagen lassen wollte, er mache seinen Job nicht ordentlich. Er nahm ein Jahr eine Auszeit. Er suchte Abstand. Zu seinem Beruf und der Rolle, die er meinte, darin spielen zu müssen. Als Auszeichnung für seine journalistische Arbeit hatte er von einer amerikanischen Stiftung ein Stipendium an der Universität von Chicago erhalten. Eine Einladung zum Nachdenken. Er studierte (wieder) Psychologie. Als er zurückkehrte, meinten seine Kollegen, er sei »philosophisch« geworden. Ihm fehle der Enthusiasmus. Er hat wieder über Krisen und Kriege berichtet. Aber er hat begonnen, seine Angst zu akzeptieren und als Warnsignal ernst zu nehmen. Er konnte sagen: »Wer da keine Angst hat, lügt oder ist verrückt.« Er hat sich von anderen, die in sicheren Redaktionszimmer saßen, nicht mehr sagen lassen, wohin er gehen und welche Risiken er eingehen solle. Er lernte besser, Gefahren abzuschätzen, und vertraute mehr auf seinen Instinkt. Als ihn Nachrichtenredaktionen ohne die ärztlich empfohlenen Impfungen in ein Krisengebiet schicken wollten, in dem schon Seuchen ausgebrochen waren, sagte er nein. Das erste Mal. Nach Ruanda ging ein anderer. Bald darauf gab er seinen Posten als Chefreporter zurück. Berühmt zu sein, war ihm nicht mehr so wichtig. Zumindest nicht als Kriegsberichterstatter. Er war sich selbst wichtiger geworden. Und seine Familie zählte mehr: die Frau und die Kinder, die lieber einen nicht so heldenhaften Mann und Vater haben wollten. Dafür aber einen, der lebt.

Kriegsberichterstattung nimmt im Fernsehen zunehmenden Raum ein. Krieg bringt Quote. Manch ein Journalist versucht, sich damit einen Namen zu machen. Es gelingt nur wenigen. Viele leiden unter ihrer Angst. Heimlich. Sie tun nur cool. Darüber sprechen tun sie nicht. Viele trinken, um mit Alkohol die Angst zu bekämpfen. Alkohol gibt es in jedem Kriegsgebiet reichlich. Auch dort, wo er offiziell verboten ist. Alkohol gehört zur Grundausstattung. Die meisten Reporter sind auf das, was sie erwartet, nicht richtig vorbereitet. Für mentales Coaching durch Psychologen sorgt kein Sender. Vor dem Golf-Krieg 2003 schickten deutsche Sender ihre Kriegs-Crews zu Lehrgängen bei der Bundeswehr. Dort lernten sie vor allem eins: Als Journalist, allein im Gelände, ist Überleben Glückssache. Eine eher deprimierende Einsicht. Viele kämpfen mit den extremen Stressbelastungen noch lange nach ihren Einsätzen. Auf die Idee psychologischer Betreuung sind Fernsehanstalten und Redaktionen bisher nicht gekommen. Als hätten sie es nicht nötig.

Champions – Angst und Aberglaube cooler Typen

»Scheitern ist für mich wie Sterben«, bekennt der Radprofi Lance Amstrong, der erfolgreichste Biker aller Zeiten. Bei allem Drama, Amstrong weiß, wovon er redet. Er ist dem wahren Tod schon einmal entronnen. Mit knapper Not. Als er im Alter von 25 Jahren an Krebs erkrankt war. Anderthalb Jahre musste er um sein Leben kämpfen.

Dann kehrte er in den Radsport-Zirkus zurück und wurde erst richtig erfolgreich. Keiner hat so oft wie er die Tour de France, die Tour der Leiden, gewonnen. Wenn wir sehen, wie er auf steilen Bergstrecken allen anderen davonklettert, wie er ihnen beim Zeitfahren, dem mörderischen Dauersprint gegen die Uhr, entschwindet, wie er vor Rennen ankündigt, dass er gekommen ist, um zu gewinnen, und sich nachher lässig das Trikot des Siegers überstreift – müssen wir dann nicht in Erfurcht erstarren vor der Souveränität dieses Kerls und seine Bemerkungen über Todesängste des Radrennfahrers als kokette Dramatisierung betrachten? Amstrong wiegelt ab. »Ich fliege nicht die Berge hinauf. Es ist Kampf. Schmerzhafter Kampf.« Und er gibt zu: »Ich bin immer unsicher. Die erfolgreichsten Leute der Welt sind nervöse, unsichere Leute.« Lance Amstrong ist ein guter Zeuge.
»Ein Champion, der sich nicht fürchtet«, meint er, »verliert.« Er braucht die Furcht, darf sie nicht verdrängen, sondern muss sie sich vergegenwärtigen. Amstrong plädiert also dafür, sich seiner Angst zu stellen, in die Abgründe der eigenen Seele zu schauen und sich das Schlimmste vorzustellen. Die Botschaft an alle, die vor ihrer Angst weglaufen wollen, lautet: Wenn du den Schrecken vor Augen hast, kannst du ihn taxieren, den Kampf mit ihm aufnehmen und ihn besiegen. Du siehst, wie du es zu tun hast. Eine Erkenntnis, der auch Nicht-Sportler sich nicht entziehen sollten. Wer das Schlimmste ins Visier nimmt, die Gedanken fokussiert, also scharf stellt und dann weiß, was er rechtzeitig dagegen tun kann, der muss sich von seinen Vorstellungen nicht mehr niederdrücken lassen. Amstrong glaubt immer, nicht hart genug trainiert zu haben, nicht gut genug vorbereitet zu sein. Obwohl er im Training schuftet wie ein Berserker. Tag für Tag. Stundenlang. Einsam und verbissen. Obwohl er ein Kontrollfreak ist und all seine Leistungsdaten, Trittfrequenz und Wattzahl, speichert wie ein Computer. Er meint stets, dass ein anderer besser sein wird. In seinem Nacken steckt immer die Angst: »Ich könnte über Nacht alles verlieren. Und genau das treibt mich jeden Tag an.« Angst zu haben, hat er früh gelernt. Die Mutter bekam den Sohn, als sie erst 17 war. Sie ging noch zur Schule. Der Vater machte sich schnell aus dem Staub. Die Mutter stand mit ihrem Baby alleine da. Sie heiratete Terry Amstrong, einen religiösen Eiferer, der seinen Stiefsohn bei jeder Gelegenheit mit einem Holzknüppel verprügelte, wenn er verspätet nach Hause kam, eine Schublade im Schrank of-

fen gelassen hatte oder wenn er Widerworte gab. »Das tat nicht nur körperlich weh, sondern auch emotional.« Der Sport bot Amstrong die Chance, aus seinem Elend zu fliehen. Er nutzte sie mit eiserner Disziplin. Zunächst versuchte er sich als Schwimmer. Da fand er sich anfangs selbst »peinlich« schlecht. Also trainierte er besessen. Gleichzeitig entdeckte er das Radfahren. Er startete als Triathlet. Bis er entdeckte, dass im Radrennen sein größtes Talent steckte. Seine Mutter, sagt er, lehrte ihn, jedes Hindernis als Herausforderung zu sehen, niemals aufzugeben und immer mindestens »110 Prozent« zu geben. Als Quelle seiner enormen Energie dienen ihm Selbstzweifel. Von ihnen lässt er sich nicht, wie so viele andere, fertig machen, sondern er speist sie ein in einen Psycho-Generator und transformiert sie in Kraft und Motivation. Für den Sport schreibt Lance Amstrong eine der größten Erfolgsgeschichten der Angst.

»Ich fühl mich, als müsste ich aufs Schafott«, stöhnt Markus Rogan, wenn er bei großen Wettkämpfen zum Finale antritt. Wir, die Autoren dieses Buches, leiden mit dem Weltklasse-Schwimmer, wenn er ins Wasser springt, besonders mit. Er ist unser Sohn und Stiefsohn. Er hat seine Rituale entwickelt, um mit der Angst, zu versagen, fertig zu werden. Nicht alle waren erfolgreich. Eine Zeit lang setzte er sich vor dem Start auf den Startblock, weil er so den anderen signalisieren wollte: Seht wie cool ich bin. Es hat ihm nicht genutzt. Laute Musik verschafft ihm einige Ablenkung. Wenn er im Wettkampf schwimmt, kann er sich vorstellen, von Haien gejagt zu werden und um sein Leben schwimmen zu müssen. Todesfurcht soll letzte Kraftreserven mobilisieren. Er wendet Hypnose-Techniken an, die, entgegen landläufigem Vorurteil, nicht in Schlaf versetzen, sondern, richtig angewendet, dazu dienen, Aufmerksamkeit zu fokussieren und auf ein Ziel zu richten. Er kann sich zwischendurch beruhigen und sich sagen: »Was soll die Aufregung. Es ist nur Schwimmen. Auf- und abschwimmen in einem Becken. Es gibt Wichtigeres.« Aber im Grunde hat Lance Amstrong Recht. Wenn er von den »Champions« spricht. Seine Analyse trifft nicht auf alle Spitzensportler zu, aber auf sehr, sehr viele, vor allem auf die, die als Einzelne »gegen den Rest der Welt« antreten. Amstrong fährt zwar immer in einer Mannschaft, über weite Strecken im Windschatten, immer mit »Wasserträgern« im Gefolge. Aber letztlich kommt es doch auf ihn an. Er kann sich nicht im Team verstecken. Versagen kann er nicht anderen zuschreiben. Gerade das

geht ihm ja so an die Nerven. Schwimmer in Einzelwettkämpfen sind noch mehr auf sich gestellt. Einmal auf dem Startblock, hilft ihnen keiner mehr. Dann mögen sie denken: Kopf hoch oder Kopf ab. Wie viele Spitzensportler ist auch Markus Rogan erst zu einem wirklichen Champion geworden, als er gelernt hat, seine Angst vor dem Versagen in Motivation zu verwandeln, zu Fokussierung und als Energiezufuhr zu nutzen und zum Aufbau seiner Willensstärke. Eine erstaunliche Leistung. Wer Angst vor der Angst hat, wird im besten Fall Trainingsweltmeister. Er schmeißt die Nerven weg, wenn es darauf ankommt. Spitzensportler geben uns eine wichtige Lehre mit auf den Weg: Angst kann als Produktivkraft genutzt werden.
Dazu jedoch müssen wir lernen, sie auf ein Ziel zu richten. Und dabei Ausdauer zu haben. Markus Rogan ist schon als 14-Jähriger jeden Morgen um vier Uhr in der Früh aufgestanden, um zum Training zu fahren und zwei Stunden zu schwimmen. Anschließend ging er in die Schule. Am Nachmittag wieder ins Training. Jeden Tag. Als Student hat er noch härter trainiert. Alles für Olympia. Spitzensportler sind Schwerstarbeiter. Sie dürfen keine Jammerlappen sein. Auch das ist eine wichtige Lektion, die sie uns Normalsterblichen mit auf den Weg geben: Schwierigkeiten beklagen sie nicht, sie gehen sie an. Sie wissen, dass es auf mentale Stärke ankommt. Deshalb trainieren sie nicht nur ihre Muskeln. Sie trainieren ihr Hirn. In ihren Wettkämpfen lernen sie, dass Erfolg von Klarheit im Kopf abhängt. Dass sie ihre Angst nicht verdrängen dürfen. Von Markus Rogan wissen wir, wie er das lange versucht hat. Durch überdrehte Faxen und durch gespielte Lässigkeit. Beides ist ein Krampf. Wer sich nicht zu sich selbst und seinen Ängsten bekennt, vergeudet jede Menge Energie und unendliche Zeit für die Kreation einer Illusion. Wer vor sich selbst nicht abtaucht, und das gilt auch für Nicht-Schwimmer, findet in sich ungeahnte Stärke und Fähigkeit. Wenn Angst diffus bleibt, gelingt es nicht, sie produktiv zu nutzen. Markus Rogan konnte es erst, nachdem er verstanden hatte, welche zusätzlichen nervlichen Lasten er sich beim Schwimmen auf die Schultern packte. Welche Ängste und Unsicherheiten er alle wegschwimmen wollte. Er wollte nicht nur beim Schwimmen gewinnen, nicht nur die Auszeichnung als Sportler. Er wollte, als Scheidungskind verunsichert, Anerkennung als Person, als Sohn, von der Mutter und vom Vater, als Stiefsohn, von dem neuen Mann an der Seite seiner Mutter. Er war sich unsicher, wo er

hingehörte, fühlte sich zerrissen in den Fehden geschiedener Eltern, unsicher mit dem Stiefvater, der Zuständigkeit für ihn beanspruchte, sich um ihn kümmern wollte, um seine Zuneigung warb und selbst seine Rolle als »Stief«-Vater definieren musste. Das ging nicht ohne Konflikte. Der Stiefvater zog die Familie nach Amerika, in ein Land, dessen Sprache Markus nur so schlecht konnte, wie ein normaler Schüler sie in ersten Schuljahren lernt. Amerika hat es ihm leicht gemacht und ihm ungeahnte Chancen geboten, zuerst im Schwimmsport, dafür begeistern die Amerikaner sich, fördern Schwimmer in Schulen und Universitäten, sportlich und akademisch. Doch Markus fesselte die Fantasie, durch seine Erfolge im Sport sich Liebe in der Familie sichern und gleichzeitig die Probleme lösen zu müssen, mit denen ihn die Patchwork-Verhältnissen konfrontierten. Scheidung macht jedem Kind zu schaffen. Und seine Mutter hat ihm das gleich zweimal zugemutet. Das kostete Vertrauen, Sicherheit, Selbstsicherheit. Woher sollte er wissen, dass auf die neuen Beziehungen Verlass ist? Es hat gedauert. Zweifel ließen ihn Selbstschutz in emotionaler Distanz suchen. Neues Vertrauen aufzubauen ist schwer. Es geht nur, wenn das neue Familiengefüge intakt ist und Kinder nicht das Gefühl haben müssen, für Konflikte der Erwachsenen verantwortlich zu sein. Als ihm klar wurde, dass er das nicht ist, dass er weder um Liebe kämpfen muss, dass er keinen Erfolg als Sportler braucht, um sich verlassen zu können, dass er nicht der Messias sein muss und nicht sein kann, der alle versöhnt und die Probleme von Vater, Mutter und Stiefvätern löst, da konnte er sich nach und nach von dem zusätzlichen Druck befreien und sich freischwimmen. Bis an die Weltspitze.

Wie Spitzensportler an Mauern der Angst scheitern, die sie selbst in ihren Gedanken aufbauen, und wie sie es schaffen können, solche Mauern zu überspringen, können wir sehr gut bei Hochspringern beobachten. Bevor sie Anlauf nehmen, um über die Latte zu springen, gehen sie in ihrem Kopf genau durch, wie ihre Bewegung ablaufen muss, mit welcher Schrittfolge, welchem Tempo, welcher Kraft, wann sie, beim Fosburyflop, in die Drehung gehen, wie sie hochschnellen, sie ihren Oberkörper strecken und, wenn sie die Latte schon übersprungen haben, die Füße hochziehen müssen, um sie doch nicht zu reißen. Es ist in ihren Gesichtern zu sehen, wie dieser Ablauf als innerer Film abläuft, wie sie sich konzentrieren auf jede einzelne Phase, wie sie Kraft und Willen sammeln, um davon getragen über das Hindernis zu fliegen. Zu sehen ist in ihren Gesichtern auch, ob sie das Zutrauen zu sich selbst haben, um es zu schaffen, oder wann sie beginnen, an sich zu zweifeln, wann sie der Mut verlässt und sie meinen, doch nicht so hoch hinaus zu kommen, wie sie so gerne möchten. Mit jeder Erhöhung der Latte müssen sie von sich mehr Konzentration verlangen, mehr Kraft und mehr Sicherheit aus sich rausholen. Dass sie die Fähigkeit zum Erfolg haben, konnten wir bei Sprüngen über niedrigere Höhen sehen. Wenn sie souverän und elegant über die Latte schweben. Und dann erkennen wir, wie der Respekt sie einholt. Wenn dann ihr Zutrauen schwindet, können sie die entscheidenden Reserven, die sie in sich haben, nicht mehr mobilisieren. Dann versagt ihre Technik. Wir sehen es an ihrem Lauf. Wir sehen es in ihrem Gesicht. Es überrascht uns nicht, wenn sie dann ihre vorher gesehene Leichtigkeit verlieren, wenn die Angst, zu scheitern, sie wie eine ungeheure Gravitation beschwert, sie nicht mehr hochschnellen, sondern gegen die Latte springen. Oder wenn die Angst zu groß geworden ist, nur noch unter der Latte herlaufen. Wir lernen von Sportlern, dass es tatsächlich auf den Kopf ankommt, auf mentale Stärke. Wir lernen, wie wir Mauern der Angst überwinden können. Die junge Russin Jelena Slesarenko hat es uns bei den Olympischen Spielen in Athen wunderbar gezeigt. Und Gold gewonnen.

Unglaublich! Unglaublich? Rennfahrer, tollkühne Formel-1-Piloten, sind doch nicht immer die coolsten Typen? Männer, für die Angst ein Fremdwort zu sein scheint. Keineswegs. Sie würden das mulmige Gefühl, das sie anfällt, nicht unbedingt Angst nennen. Aber so manchem ist tatsächlich nicht geheuer, was er in seinem kraftstrotzenden Boliden macht, warum er sich überhaupt in ein solches Geschoss setzt, sich und das Rennauto bis an seine Grenzen treibt und dabei Kopf und Kragen riskiert.

Rituale helfen ihnen, flattrige Nerven zu glätten. Sie pflegen ihren jeweils besonderen Aberglauben, beschwören so heimlich magischen Schutz. Michael Schumacher steigt immer von links in seinen Ferrari. Er fährt nie ohne ein Amulett, das seine Frau ihm als Glücksbringer geschenkt hat. Als er es bei einem Rennen in Bahrein in seinem Hotel-Bungalow vergessen hatte, erschrak der Champion. »Ohne meinen Talisman fahre ich keinen Grand Prix«, rief er aus. Einer aus dem Ferrari-Team musste ins Ritz-Carlton sausen und Schumi das Kettchen holen. Neuerdings klebt der Pistenheld sich Tattoos auf den Oberarm. Sechs chinesische Schriftzeichen. Sie bedeuten: Liebe, Kraft, Freundschaft, Energie, Lächeln, Träume. So wurde der Rekord-Weltmeister erfolgreichster Rennfahrer aller Zeiten. Selbst die rationalsten Menschen schreiben den merkwürdigsten Gegenständen schützende Wirkung zu. Erinnern wir uns an die schelmische Bemerkung von Niels Bohr, dem Vater der modernen Atomphysik, der über die Tür seines Hauses ein Hufeisen hängte: »Es hilft auch, wenn man nicht daran glaubt.« Letztlich hoffen doch auch viele Agnostiker, das zwischen Himmel und Erde, oder sonst irgendwo da draußen, eine Macht herrscht, die uns vor Gefahren schützen kann, wenn wir sie nur richtig beschwören. Keiner soll sich also lustig machen über die Rituale der Rennfahrer. Schließlich nehmen sie auf jeder Strecke den Tod mit. Und das ist doch zum Gruseln.

Also doch nicht unglaublich. Der ORF-Reporter Heinz Prüller beschreibt, welche merkwürdigen Verhaltensweisen Rennfahrer an den Tag legen, um sich selbst in der Gewissheit zu wiegen, die Gefahren der Piste bannen zu können. Ayrton Senna, der trotz Schumachers Rekorden vielen noch immer als der größte Formel-1-Pilot aller Zeiten gilt, zog sich in den Stunden vor dem Start immer in seinen Wohnwagen zurück und las in der Bibel. Mitunter ganze Kapitel. Erzrivale Alain Proust giftete: »Senna denkt wohl, sein Glaube an Gott mache ihn unsterblich.« Im Auto schon auf der Startposition fuhr Senna in Gedanken den ganzen Kurs noch einmal ab. Dann betete er. Bannen konnte er die Gefahr dennoch nicht. 1994 verunglückte er in Imola tödlich.

Jacky Ickx, der Belgier, bekannte: »Alles überlebt zu haben, ist für mich ein Wunder.« Gleichzeitig war er überzeugt, diesem Wunder doch ein wenig nachgeholfen zu haben. Mit Aberglauben. Beim Auschecken aus seinem Hotel retournierte er stets nur die blanken Zimmerschlüssel. Die Schlüsselanhänger nahm er immer mit. Dahinter steckte die Vorstellung: Ich habe hier alles gut überstanden, hatte keinen Unfall. Der Anhänger bringt mir Glück. Nächstes Jahr komme ich wieder her. Zum gleichen Rennen. In dasselbe Hotel. Aus Aberglauben ging Jacky Ickx niemals zu einem Rennfahrer-Begräbnis.

Stefano Modena stellte in schöner Regelmäßigkeit sein Hotelzimmer auf den Kopf. »Weil bei mir das Bett immer so stehen muss, dass meine Füße zum Fenster zeigen.« Wie er zugab, »weil in Italien die Toten immer mit den Füßen zuerst bei der Tür herausgetragen werden, zeigen meine Füße immer zum Fenster«. Wenn ihm jemand vor dem Start Glück wünschte, sprang er in Angst und Panik wieder aus seinem Auto. Er war überzeugt davon, dass solche Glückwünsche ihm nur Unheil an den Hals hängen könnten. Noch verschreckter reagierte er, wenn ihn jemand an Helm oder Overall berührte. Dann gurtete Modena sich jedes Mal wieder los, stieg aus, zog Helm und Handschuhe aus. Dann setzte er den Helm wieder auf, streifte die Handschuhe über. Und dann konnte es losgehen.

Angst gehört zum Sport. Bei den Risiko-Sportarten allemal. Aber es gibt genauso die Angst des Torwarts beim Elfmeter, den »Schiss« in Kitzbühel die Streif runterzubrettern, als Schwimmer vom Startblock zu rutschen, als Boxer k.o. geschlagen zu werden. Höchstleister gehen mit besonders hohen Ansprüchen an sich selbst in Wettkämpfe. Und viele bringen dort nicht die Leistung, die sie im Training locker schaffen. Erwartungsdruck, von sich und anderen, erhöht die Angst, nicht alle Möglichkeiten mobilisieren zu können. Das heißt für viele: zu scheitern. Zumal wenn der Erfolg Identität stiften soll. Wenn er gebraucht wird, um eine geschundene Persönlichkeit zusammenzuhalten.

Achtung. Wieder ein geänderter Name. Ein Fall aus der psychiatrischen Praxis. Nennen wir den Mann Jürgen H. Riesengroß. Ein Schrank. Ein Modell von einem Mann. Muskelbepackt, durchtrainiert, braun gebrannt. Es knistert im Vorzimmer der Ordination. Zwei junge Assistentinnen mühen sich, ihn nicht pausenlos anzustarren. Sie sitzen in atemloser Stille und glühender Spannung. In das Arztzimmer kam der 25-jährige Athlet hinkend, gebückt, elend dreinschauend, kaum war die Tür hinter ihm geschlossen. Schluchzend erzählte er leise, wie er sich verletzt hatte. Er wusste nicht, ob er sich auf den nächsten Wettkampf vorbereiten könnte. Seine Karriere sah er zusammenstürzen.

Er hatte noch nie erlebt, dass eine Trainingsverletzung, eigentlich nichts Schlimmes, ihn so hinunterzog. Dabei war alles so gut gelaufen. Er hatte einen Modelvertrag mit einer sehr bekannten Modefirma in der Tasche, den Weltmeistertitel schon erkämpft und die nächsten Wettkämpfe versprachen die Chance auf neuen Glanz. Der Trainer hatte geraten, er solle eher eine Trainingspause einlegen und dann wieder langsam beginnen. Doch während der empfohlenen Schonung vermisste er das tägliche Training so sehr, dass er mit sich von Tag zu

Tag weniger anzufangen wusste. Sämtliche Entspannungstrainings, Mentalübungen, Sicherheitsvorstellungen waren irgendwie außer Kraft gesetzt. Zeichen für die Verwundbarkeit des Körpers wie die Verwundung mitten im Herz. Tag und Nacht kroch die Angst über ihn, das Gefühl, nie wieder glücklich zu sein, überflutete ihn.
Die Psychiaterin besprach mit ihm einen Behandlungsplan. Sie erklärte, weshalb sie eine Medikation verordnete, warum das besondere Präparat, welche Wirkungen es haben sollte und welche mögliche Nebenwirkungen es haben könnte. Wie lange es voraussichtlich zu nehmen wäre. Und mit welchem Ziel eine Psychotherapie empfehlenswert sei. Es sollte eine wirkliche Zusammenarbeit beginnen. Dann klappte der Superathlet im Behandlungszimmer richtig zusammen. Mit Heulen und Zähneklappern ließ er seine Verzweiflung und Hoffnungslosigkeit raus. Dann wischte er sich die Tränen ab, schnäuzte die Nase, streifte sein Hemd glatt, hinkte zur Tür, öffnete sie mit einem leichten Zögern und ging schließlich athletischen Schrittes, lächelnd, unter den bewundernden Augen der Assistentinnen, mit einem Pfeifen aus der Ordination. Freilich nicht, ohne einen neuen Termin ausgemacht zu haben.

Böse Mutter – langes Leid

Wenden wir unsere Aufmerksamkeit nicht nur den Helden und ihrer Furcht zu. Ihre Angst ist im Grunde ja oft gar nicht so unterschiedlich von den Ängsten Normalsterblicher. Wir können von ihnen einiges über den schlauen Umgang mit Ängsten lernen. Wir müssen uns von Ängsten nicht lähmen lassen. Im Gegenteil. Wenn wir unsere Ängste und ihre Ursachen kennen, gelingt es uns besser.
Die meisten Ängstlichen erzählen, wenn sie sich öffnen, als Kind nicht richtig geliebt worden zu sein. Nicht so, wie es ihren Bedürfnissen entsprochen hätte. Sie sind von ihren Eltern nicht genügend geherzt, beachtet, gefördert worden. Oder ihnen wurde nicht der Raum gelassen, den sie brauchen, um sich als eigenständige Persönlichkeit zu entwickeln. Kinder, die geschlagen werden, bekommen Angst. Es reicht, sie mit Worten, bissigen Kommentaren, zynischen Bemerkungen niederzumachen, ihnen zu drohen, ständig an ihnen herumzumäkeln, ihnen so das Gefühl zu geben, dass sie zu nichts taugen, nichts

wert sind. Eltern können ihre Kinder zu Versagern erziehen, zu tief verunsicherten Menschen, die sich wenig, womöglich immer weniger trauen.
Angst ist ansteckend. Wenn Eltern ängstliche Menschen sind, geben sie ihren Kindern als Lehre mit auf den Weg, dass überall Gefahren lauern. Das prägt. Eltern mögen ehrlich versuchen, jeglichen Schaden von ihren Kindern fern zu halten und ihnen, verängstigt, durch übertriebene Vorsicht, jede Chance nehmen, sich auszuprobieren, zu wachsen, lebenstüchtig zu werden. Gluckenmütter sitzen auf ihren Kindern. Sie müssen sie andauernd betütteln, ihnen mit ihrer Angst an allem den Spaß verderben: am Toben mit anderen Kindern, Sport, Klassenfahrten, Disco-Besuchen, Sexualität, dem Studium in einer anderen Stadt. Solche Kinder werden permanent frustriert. Ihnen fehlt Selbstvertrauen. Sie halten sich ängstlich zurück. Oder sie trumpfen aggressiv auf, lassen ihren Frust, ihre Wut an anderen aus, wollen sich dadurch beweisen, wie stark sie doch sind.

Wie anhaltend Prägungen aus der Kindheit sein können, zeigt das Beispiel von Franz K. Er ist eine stattliche Erscheinung, wirkt auf den ersten Eindruck ruhig und gefasst. Er ist verheiratet, liebt seine Frau, ist erfolgreich in seinem Beruf als Ingenieur bei der Bahn. Ein höherer Beamter. Aus einfachen Verhältnissen hat er sich hochgearbeitet, mit langem Anlauf über den zweiten und dritten Bildungsweg. Auf die Leistung kann er stolz sein. Bei seinen Kollegen ist er beliebt. Sie schätzen ihn als Vorgesetzten. Er ist freundlich, aufmerksam, zuvorkommend. Alles scheint im Lot. Doch er sucht Hilfe, weil er immer wieder an plötzlich und scheinbar grundlos auftretenden Panikattacken leidet. Schon mehrfach ist er kollabiert, mit dem Notarzt ins Krankenhaus gebracht worden, weil er glaubte, einen Herzinfarkt zu bekommen.
Sein Herz, versicherten ihm die Ärzte, sei völlig in Ordnung. Organisch konnten sie nichts feststellen. Herr K. gerät an einen Psychiater, der ihm Anti-Depressiva verschreibt, die bei ihm Halluzinationen auslösen. Mehrfach wechselt er den Arzt, bis er angemessene Hilfe bekommt: medikamentös und psychotherapeutisch.
Herr K. ist 53 Jahre alt und – es ist ihm peinlich, das zuzugeben – leidet unter seiner Mutter. Wenn er über sie redet, kommt er leicht ins Stottern. Sein Problem, erzählt er, sei es, ihre Erwartungen zu

erfüllen. Darunter habe er schon immer gelitten. Seine frühsten Erinnerungen reichen in die Zeit zurück, als er sechs Jahre alt war. Damals begann für ihn die Schule. »Meine Mutter hat mich jeden Abend geprüft und immer war sie unzufrieden mit mir. Dann hat sie geschimpft, mich geschlagen. Sie konnte sich dann nicht mehr einbremsen. Von mir verlangte sie, ich müsste besser lernen. Sie hatte ihre Vorstellungen. Zum Beispiel musste ich häufig zig-mal das ABC hintereinander aufsagen.«
Dabei war Herr K. kein schlechter Schüler. In den meisten Fächern erhielt er gute Noten. Eine Drei auf eine Schularbeit galt bei seiner Mutter jedoch schon als Versagen. Dann setzte es Ohrfeigen. Seine Sprechschwierigkeiten stellten sich in der vierten Klasse ein. Seither fiel es ihm immer schwerer, im Unterricht mitzumachen. »Ich habe mich nicht mehr getraut, mich zu melden, wenn ich die Antwort auf die Frage des Lehrers wusste. Ich hatte Angst, sie nicht herauszukriegen, wenn er mich drannimmt, und ich von den anderen ausgelacht werde.«
Die Mutter arbeitete als Bedienerin. Zu Hause, erinnert sich der Sohn, war sie ständig gereizt. »Ich glaube, sie hat Anlässe gesucht, um ihre Wut auszulassen. Sie geriet in Rage, wenn irgendetwas nicht dort stand, wo es stehen sollte, wenn eine Tasse nicht abgewaschen oder eine Mahlzeit nicht aufgegessen war.« Herr K. glaubt, seine Mutter hätte sich vom Leben etwas anderes erwartet. »Sie hatte es in ihrer Kindheit schwer. Ihre Mutter starb, als sie zehn Jahre alt war. Die Stiefmutter lehnte sie offenbar ab. Ihren Bruder auch. Der ist mit vierzehn von zu Hause abgehauen. Ich weiß gar nicht, ob sie selbst ein Kind haben wollte. Jedenfalls war sie schon 38, als ich geboren wurde. Damals galt das für eine Geburt als sehr alt.«
Auch mit ihrem Mann, K.s Vater, stritt sie häufig. »Sie warf ihm vor, ein Versager zu sein. Vor allen Leuten machte sie ihm Szenen. Weil er zu wenig verdiente. Wenn ihm irgendeine Ungeschicklichkeit passierte. Ich habe mich sehr geschämt. Besonders, wenn sie ihm vorhielt, sexuell zu versagen, ein Schlappschwanz zu sein.«
Peinlich waren ihm auch die Auftritte der Mutter vor seinen Freunden. Wenn sie im Nachthemd vor der Tür stand, um ihn zu erwarten und ihn vor den anderen herunterzuputzen. Er behauptet dennoch, nie wütend auf seine Mutter gewesen zu sein. Vielmehr habe er stets Angst um sie gehabt. »Angst, dass sie sterben würde, dass ich sie verliere. Sie klagte ständig über Herzschmerzen und meinte, sie würde

nicht mehr lange leben. Wenn sie tot sei, drohte sie, bekäme ich eine Stiefmutter und die hätte mich sicher nicht lieb.«
Mädchen-Freundschaften musste er vor seiner Mutter geheim halten. Sie hatte ihm früh klar gemacht, dass sie so etwas nicht dulden würde. Er war 22, als er das erste Mal nachts nicht nach Hause kam. Er war bei seiner Freundin geblieben, weil deren Vater gestorben war und er ihr beistehen wollte. Die Mutter schrie ihn an, sie wolle von ihm nichts mehr wissen. Herr K. hat die Freundin geheiratet. Aber er führte keine glückliche Ehe. Die Frau verhielt sich bald nach der Hochzeit ähnlich wie seine Mutter, kanzelte ihn ab, warf ihm vor, nur eine Lehre gemacht, nicht studiert zu haben. Sie geißelte seine sexuellen Bedürfnisse, beschimpfte ihn als Triebmenschen, erklärte ständig, unter Kopfschmerzen zu leiden. »Ich habe den Haushalt gemacht, eingekauft, gekocht, geputzt. Sie ließ sich pflegen.«
Auch um seine Mutter musste er sich kümmern. Sie kam selten zu Besuch, und wenn, brach sie Streit vom Zaun. Entweder sie lästerte laut über das Essen oder beschimpfte vor den anderen ihren Sohn. Der Sohn ertrug es schweigend. Die Mutter bestand darauf, dass er sie dreimal in der Woche besuchte, ohne seine Frau. »Da habe ich meiner Mutter gegenüber meine Frau verteidigt und meiner Frau gegenüber meine Mutter.« Stets blieb beiden gegenüber ein schlechtes Gewissen. Seine Mutter warf ihm – trotz seiner regelmäßigen Besuche – immer wieder vor, er kümmere sich nicht genug um sie. Er sollte öfter kommen und länger bleiben. Ständig setzte sie ihn unter Druck. Wirklich etwas zu reden hatten sie miteinander nichts.
Ähnlich erging es ihm zu Hause. Herr K. wagte keine richtige Auseinandersetzung. Doch innerlich ging er auf Distanz und fühlte schmerzlich, wie sehr ihn die Welt, in der er lebte, einengte. Er suchte nach kleinen Fluchten. Er dachte darüber nach, wie er im Stillen etwas von dem nachholen könnte, was er bisher versäumt hatte. Er forschte in sich nach eignen Interessen, verschütteten Fähigkeiten und brachliegenden Reserven. Er merkte, wie wichtig ihm Bildung war. Neben der Arbeit holte er die Matura nach, er las viel, begann sich für Politik und Kultur zu interessieren. Dann merkte er, dass er seiner Frau überlegen geworden war. Sie wurde eifersüchtig auf sein Fortkommen. Nach neun Jahren Ehe dachte er an Scheidung. Es dauerte weitere fünf Jahre, bis er sich traute, sie durchzusetzen. Das Verhältnis zu seiner Mutter änderte sich dadurch nicht. Sie hielt

ihm sogar die Scheidung von der Frau vor, die sie dauernd bekämpft hatte. Als er wieder heiratete, beschimpfte die Mutter auch die neue Frau, inszenierte die gleichen Kräche, stellte an den Sohn dieselben Ansprüche. Und er erfüllte sie weiterhin. Seine Frau verstand nicht warum, aber sie machte ihm keine Vorwürfe.
Als der Vater starb, forderte die Mutter noch mehr Zuwendung. Bei allen möglichen Kleinigkeiten verlangte sie die Hilfe des Sohnes. Er sollte ihr die Pendeluhr aufziehen, einkaufen, mit ihr zum Arzt gehen. Er tat, was sie verlangte. Am liebsten, sagte sie, wäre es ihr, wenn er wieder bei ihr einziehen würde – ohne seine Frau. K. lehnte das ab. Doch zur ständigen Betreuung ließ er sich verpflichten. Mal litt die Mutter an Verstopfung, dann an Durchfall, ihr wurde schlecht oder schwindelig, sie meinte zu erblinden, war plötzlich überzeugt, an Krebs zu erkranken.
Zwei Jahre beschäftigte Herrn K. die Betreuung seiner Mutter mehr als alles andere. Klaglos. Bis er selbst zusammenbrach. Als er endlich angemessene Hilfe erhielt, gelang es ihm mit Medikamenten, seine Angst so weit zu reduzieren, dass er besser schlafen konnte, Abstand gewann, wieder zu Kräften kam, fähig wurde, sich gedanklich mit den Ursachen seiner Erkrankung auseinander zu setzen. Er erkannte, dass er sich aus der Abhängigkeit seiner Mutter nie richtig hatte befreien können, dass er sich ihr unterworfen hatte – im ständigen Bemühen, von ihr akzeptiert, geliebt zu werden. Aus Angst, von ihr abgelehnt zu werden, weil er ihren Erwartungen nicht genügte. Eingeschüchtert durch ihre Vision, sie würde sterben. Wie tief und wirksam diese Prägung war, schockierte ihn zunächst. Er arbeitete daran und konnte sich davon befreien.
Besser geht es ihm, seit die Mutter gestorben ist. An Altersschwäche. Seither, meint Herr K. zu spüren, sei eine Last von ihm gefallen. Doch er sagt: »Ich versuche noch immer sie in Schutz zu nehmen, obwohl sie mich immer gequält hat. Sie dachte wohl, weil sie so arm war, hätte sie ein Recht, alles von mir zu verlangen. Ja, ich habe sie verlassen. Aber sonst habe ich nichts Böses getan. Ich war immer ein guter Sohn.«

Vorsicht, Ängstlichkeit, Angst. Bisweilen sind die Übergänge fließend. Vorsicht kann umschlagen in übertriebene Vorsicht, zur latenten Ängstlichkeit werden, ausarten zur Angst-Erkrankung. Es mag schleichend beginnen, als gesteigerte Unsicherheit, wachsende Furcht vor schlechten Nachrichten, latente Wachsamkeit, Anspannung, Gereiztheit, schlechte Laune, Aggressivität, Unfähigkeit zu entspannen. Psychische Schocks können zu anhaltender Erhöhung des Angst-Pegels führen: der Verlust des Arbeitsplatzes, eine schwere Krankheit, Geldnot, ein Unfall, ein tätlicher Angriff, Scheidung. Ereignisse, die eigentlich erfreulich sein sollten, können plötzlich doch als starke Bedrohung, also Angst-Auslöser, erlebt werden, wenn damit Anforderungen verbunden sind, die derjenige, der sich darauf eingelassen hat, doch nur mit Mühe erfüllen kann. Es kann die Geburt eines Kindes sein und die Angst, die damit verbundene Verantwortung nicht tragen zu können. Oder eine Beförderung, die konfrontiert mit neuen Erwartungen, die nur schwer zu erfüllen sind.

Um mit der Angst besser umgehen zu können, muss zuallererst erkannt werden, dass sie da ist und welchen Raum sie einnimmt. Die meisten Ängstlichen halten ihre Gefühlswelt und die dadurch gesteuerten körperlichen Reaktionen für völlig normal. Deshalb suchen die meisten keine Hilfe, selbst wenn Angst zu einem quälenden Zustand wird.

Aufputschmittel – Tee, Kaffee, Zigaretten –, denen gern beruhigende Wirkung zugeschrieben wird, tragen dazu bei, dass Ängste schlimmer werden. Sie treiben den inneren Erregungszustand an. Nach kurzfristiger körperlicher Aktivierung folgt alsbald Ermüdung. Sie reduziert die Fähigkeit, klarer zu denken. Aufmerksamkeit richtet sich verstärkt auf beunruhigende Stimuli. Der Bedrohungspegel steigt. Ängstliche können sich selbst einen Gefallen tun: auf Aufputschmittel verzichten. Wer freilich schwer von Angst befallen ist, dem helfen solche flankierenden Maßnahmen allein nicht. Wann Ängstlichkeit zur Angst-Störung wird, nach welchen ärztlichen Kriterien das zu beurteilen ist, erklären wir in dem folgenden Kapitel.

Brennpunkte der Angst – eine Entdeckungsreise

Auf der Suche nach den Koordinaten der Angst sind wir bereits ein gutes Stück vorangekommen. Wir haben beschrieben, wie Sie selbst besser Ihre Ängste beurteilen können, welche Hinweise Ihnen helfen, für sich selbst die Frage zu beantworten: Wie ordne ich mich ein? Sie können beginnen, Ihre Angst-Matrix zu entwerfen und die ersten Koordinaten einzutragen. In diesem Kapitel beschreiben wir, nach welchen Standards die Profis das machen, die versierten Psychiater und Psychologen. Sie werden sehen, auch das ist keine Hexerei. Dafür gibt es Kriterien und Regeln, die jeder begreifen kann, wenn wir sie in eine Sprache übersetzen, die jeder versteht. Also los!

Nichts gegen Angst. Angst schützt uns! Wir wollen sie nicht abschaffen. Sie funktioniert wie eine Alarmanlage. Sie warnt uns vor Gefahr. Wir brauchen sie. Als überlebenswichtiges Frühwarnsystem. Problematisch wird es nur, wenn das System nicht richtig funktioniert. Wenn der Alarm losgeht, obwohl gar keine Gefahr besteht. Dann haben wir es mit einer Funktionsstörung zu tun. Passiert das öfter, sollten wir dagegen unbedingt etwas unternehmen. Bevor der Schaden noch größer wird. Zu klären freilich ist die Frage: Wann die Angst wirklich übertrieben ist? Wann die Alarmanlage überflüssiger Weise schrillt? Wann sie nur nervt?

Die Alarmanlage in einem Auto soll losschlagen, wenn jemand versucht, in den Wagen einzubrechen. Nicht jedoch bei jedem Windstoß. Oder wenn jemand vorbeigeht. Oder ein Hund am Reifen schnüffelt. Produkttester würden das System als nicht empfehlenswert einstufen. Ein klarer Fall. Mit der Beurteilung unseres inneren Alarmsystems tun wir uns schwerer. Es ist auch komplizierter. Seine Reaktion hängt ab von vielen subjektiven Variablen, von persönlichen Wahrnehmungen, Zuordnungen und Empfindungen. Wo wären die Kriterien, um zu entscheiden, dass dieses System tatsächlich gestört ist? Wo die Standards, Normen, objektiven Maßstäbe?

Die Weltgesundheitsorganisation (WHO) und die Vereinigung der Amerikanischen Psychiatrie (APA) versuchen das Dilemma seriös zu lösen. Nach wissenschaftlichen und fachärztlichen Standards. Sie beschreiben Kategorien, nach denen Kliniker und Forscher psychische Störungen diagnostizieren können. Aufgelistet sind diese Kategorien in umfangreichen Manualen – dem ICD (deutsch: Internationale Klassifikation psychischer Störungen) und dem DSM (deutsch: Diagnostisches und Statistisches Manual Psychischer Störung). Beide beruhen auf rein empirischen Grundlagen. Eine Theorie ist damit nicht verbunden. Sie sind keiner »Schule« verpflichtet. Sie geben Orientierung und dienen der Verständigung, wie zu untersuchen und wie zu behandeln ist. Sie tragen entscheidend dazu bei, dass Psychiater und Psychologen, wenn sie über Störungen sprechen, auch wirklich dasselbe meinen. Beide Manuale verzichten auf den Begriff »Krankheit«. Um jeden negativen Ton und diskriminierenden Zungenschlag zu vermeiden. Die bevorzugte Bezeichnung lautet »disorder« (Störung). Ihre aktuellen Fassungen sind das ICD-10 bzw. das DSM-IV-TR (Textrevision). Das ICD spricht von »diagnostischen Leitlinien«. Es rät, auch dann eine Diagnose zu stellen, wenn die angegebenen Voraussetzungen nur teilweise erfüllt sind. Angaben zur Dauer der Symptome will es ebenso nur als allgemeine Leitlinie verstanden wissen und nicht als exakt einzuhaltendes Kriterium. Damit soll eine zu scharfe Abgrenzung vermieden werden. Denn die könnte dazu veranlassen, dass Personen, die den Beschreibungen nicht ganz genau entsprechen, unbehandelt bleiben, obwohl medizinische und psychologische Hilfe äußerst ratsam wäre. Das DSM legt bisweilen strengere Maßstäbe an. Nahezu bei jeder Störung, die beschrieben ist, gilt als Eingangskriterium, um auch wirklich von einer Störung sprechen zu können: »Das Störungsbild verursacht in klinisch bedeutsamer Weise Leiden oder Beeinträchtigungen in sozialen, beruflichen oder anderen wichtigen Funktionsbereichen.« Es muss also ein bestimmter Schwergrad erreicht sein und in aller Regel eine Mindestanzahl von Symptomen auftreten.
Wir fassen für Sie in diesem Kapitel die wesentlichen Kriterien zusammen, nach denen Fachärzte international Angst-Störungen beurteilen. Keine Angst! Sie müssen keine Expertin oder kein Experte sein, um zu verstehen, was auf den nächsten Seiten folgt. Wir wollen, dass sie unsere Beschreibungen als eine Art Reiseführer lesen. Er soll

Ihnen Wege zeigen und Zugang verschaffen zu den Koordinaten in der Angst-Matrix, wo Fachärzte die Haupt-Brennpunkte der Angst orten. Wo Angst in Seelen brennen kann. Sehen Sie auf Ihrer Reise, wie und wo sich Angst-Feuer entzünden können. Wenn Sie unsere Wegweiser beachten und mit uns zu den Brennpunkten gehen, werden Sie sehen, dass Psychiater nicht »Irrenärzte« sind, sondern vielmehr Feuerwehrleute. Falls es auch bei Ihnen einmal in der Seele brennen sollte, dann erkundigen Sie sich vielleicht danach, wo Sie die Red Adairs für Seelenbrände finden können.

• Panikattacken – die Störung, die das DSM zuerst beschreibt. Dabei handelt es sich um »eine abgegrenzte Periode intensiver Angst in Abwesenheit echter Gefahr, begleitet von mindestens 4 von insgesamt 13 körperlichen oder kognitiven Symptomen«. Das DSM listet auf:

1. Palpitationen, Herzklopfen oder beschleunigter Herzschlag,
2. Schwitzen,
3. Zittern oder Beben,
4. Gefühl der Kurzatmigkeit oder Atemnot,
5. Erstickungsgefühle,
6. Schmerzen oder Beklemmungsgefühle in der Brust,
7. Übelkeit oder Magen-Darm-Beschwerden,
8. Schwindel, Unsicherheit, Benommenheit oder der Ohnmacht nahe sein,
9. Derealisation (Gefühl der Unwirklichkeit) oder Depersonalisierung (sich losgelöst fühlen),
10. Angst, die Kontrolle zu verlieren oder verrückt zu werden,
11. Angst zu sterben,
12. Parästhesien (Taubheit oder Kribbelgefühle),
13. Hitzewallungen oder Kälteschauer.

Die Attacke setzt plötzlich ein und erreicht sehr schnell ihren Höhepunkt, normalerweise innerhalb von weniger als zehn Minuten. Häufigkeit und Verlauf, darauf weist das ICD hin, sind »ziemlich unterschiedlich«. Ähnlich sieht es auch das DSM. Im Unterschied zum ICD differenziert es zwischen Panikattacken und allgemeiner Panikstörung. Zu der zweiten Kategorie gehören Personen, die weniger als die eingangs 4 von 13 geforderten Symptome aufweisen. Das DSM räumt ein, dass dies »einigermaßen willkürlich« ist. Manche erleben diese Attacken mit mäßiger Frequenz über eine gewisse Zeit. Sie können über mehrere Monate regelmäßig auftreten. Andere berichten von kurzen Ausbrüchen häufiger Attacken, die durch wochen- oder monatelange symptomfreie Phasen unterbrochen werden, jedoch über Jahre hinaus immer wiederkehren.

Panikattacken treten häufig im Kontext anderer Angst-Störungen auf. Sie sind oft kein isoliert auftretendes Phänomen. So können sie zu einer *sozialen* und *generalisierten Angst-Störung* gehören. Eine latent ängstliche Person kann sich durch Fernsehberichte über hohe Arbeitslosigkeit und wirtschaftliche Rezession in Sorgen steigern, und zwar so sehr, dass sie selbst glaubt, unmittelbar in eine bedrohliche finanzielle Lage zu geraten. Und dann gerät sie in Panik. Das Seelenfeuer brennt lichterloh. Angstbeladene Berichte können bei Ängstlichen generell den Angst-Pegel hochtreiben. Wenn sie von katastrophalen Unwettern, dramatischen Unfällen, tragischen Todesfällen hören, mögen sie glauben, auch ihnen stünde diese Tragik sogleich bevor. Wir dürfen davon ausgehen, dass (Fernseh-)Bilder stärker wirken als bloße Wortmeldungen. Wer eine posttraumatische Belastungsstörung hat, kann durch Bilder, Erinnerungen, Gedanken an eigene traumatische Erlebnisse sich so in die Situation zurückversetzt fühlen, dass auch er Panik empfindet. Unfallopfer, die einen Unfall sehen. Vergewaltigungsopfer, die jemandem begegnen, der dem Vergewaltiger gleicht.

Viele Personen mit Panikstörungen berichten über immer wieder auftretende Angst-Gefühle, die sie nicht auf ein bestimmtes Ereignis oder eine konkrete Situation beziehen. Andere machen sich große Sorgen, alltägliche Routinearbeiten nicht mehr zu schaffen. Oft sehen sie in kleinen Wehwehchen die ersten Anzeichen einer katastrophalen Erkrankung. Kopfweh deutet ihnen auf einen Hirntumor, Schmerz in der Brustmuskulatur auf einen Herzinfarkt, Übelkeit auf Magenkrebs. Diese Vorstellung, an einer nicht erkannten, lebensbedrohlichen Krankheit zu leiden, kann zu einer chronisch beeinträchtigenden Angst führen und zu einer übermäßigen Beanspruchung diverser Ärzte medizinischer Einrichtungen. Solches Verhalten ist emotional äußerst belastend – für die Patienten selbst, ebenso für Ärzte und Betreuungspersonal. Teuer ist es obendrein.

Nicht selten beginnt oder verschlechtert sich eine Panikstörung mit dem Verlust einer wichtigen persönlichen Beziehung – durch

Scheidung, Auszug oder Tod. Die Zurückbleibenden fühlen sich so schwach, dass sie meinen, ihren Alltag allein nicht mehr durchstehen zu können. Sie fühlen sich demoralisiert. Manche von ihnen werden depressiv. Manche »behandeln« ihre Angst selbst mit Alkohol oder Medikamenten.

• **Agoraphobie** – ist nicht nur die Angst vor offenen Plätzen, sondern ebenso die Angst, sich an Orten oder in Situationen zu befinden, wo Panikattacken oder panikartige Symptome auftreten, eine Flucht schwierig und Hilfe kaum verfügbar scheint. Diese Angst führt üblicherweise zur Vermeidung solcher als bedrohlich angesehener Orte und Situationen. Oft ist die Angst nicht auf *einen* Ort oder eine Situation beschränkt, wiewohl sie dort besonders manifest werden kann. Agoraphobiker fürchten sich zum Beispiel vor Menschenmengen, Reisen im Auto, Bus oder Flugzeug, auf einer Brücke, im Aufzug, im Kaufhaus. Auch tendieren sie dazu, sich nicht den Umständen auszusetzen, die ihnen Angst machen. Geben sie diesem Drang nach, schränken sie bisweilen ihr Leben allerdings drastisch ein. In extremen Fällen verlassen sie ihre Wohnung nicht mehr. Für sie ist die Welt wie ein großer dunkler Wald, in dessen trockenem Gehölz sich jederzeit ein Funke entzünden und zusätzlich kräftiger Wind einen Großbrand entfachen kann. Sie gehen nicht mehr arbeiten, können sich selbst nicht einmal mehr mit dem Nötigsten versorgen. Manche überwinden sich. Sie können es sich nicht erlauben, der Welt zu entsagen. Sie gehen durch das Feuer – natürlich mit großer Angst. Sie sehen zwar, dass sie nicht verbrennen, aber sie spüren die Hitze und glauben, zu ersticken. Danach sind sie oft fix und fertig.

• Das Hauptmerkmal der **spezifischen Phobie** ist eine ausgeprägte und anhaltende Angst vor klar erkennbaren Objekten und eng umschriebenen Situationen. Jugendliche und Erwachsene erkennen meist, dass ihre Angst unbegründet ist. Der Angst-Level hängt in der Regel von der Nähe zum phobischen Stimulus ab: Die Angst zum Beispiel vor der Katze steigt, wenn sie näher kommt. Unerträglich, wenn sie um die Beine streicht. In einem solchen Fall weisen manche Phobiker ihre Furcht gern als »Katzenallergie« aus. Das, meinen sie, muss ihnen nicht peinlich sein. Es ist keine »psychische Macke«. Dafür würden sie sich verantwortlich fühlen. Für Allergien dagegen

kann keiner was. Es ist eine bloß körperliche Reaktion. Wenn der Besitzer der Katze dann dafür sorgt, dass das Tier fern bleibt, können die Phobiker ihre Furcht in Schach halten. Die Angst auf ein und denselben Reiz muss auch nicht immer gleich sein. Mal ist sie stärker, mal schwächer. Auch das hängt sozusagen ab von der Tagesform.
Viele Menschen können mit einer spezifischen Phobie recht ungestört leben. Eine Schlangen-Phobie beeinträchtigt das Leben in unseren Gegenden schon deshalb nicht, weil wir Schlangen so gut wie nie begegnen. Um Katzen oder Hunde kann man meist einen Bogen machen oder im Falle bedrohlicher Nähe mit dem Allergie-Hinweis ausreichend Distanz schaffen. Die Diagnose einer Störung lässt das DSM deshalb sinnvoller Weise nur dann zu, »wenn Vermeidung, Angst oder ängstliche Erwartungshaltung bezüglich der Konfrontation mit dem phobischen Stimulus alltägliche Routinearbeiten, die berufliche Funktionsfähigkeit oder das Sozialleben der Person deutlich beeinträchtigen oder wenn die Person stark unter der Phobie leidet«. Es muss also schon heftig kommen. Sonst dürfen wir uns durchaus einen phobischen Vogel leisten. Oder auch zwei. Was soll's?
Die Symptome treten üblicherweise in der Kindheit oder dem frühen Erwachsenenalter auf. Das DSM nennt eine Reihe von Faktoren, die für spezifische Phobien disponieren können: traumatische Erlebnisse, zum Beispiel von einem Tier angegriffen zu werden. Es kann ausreichen, andere in einer traumatischen Situation zu beobachten, wenn sie von einem Hund gebissen werden oder aus einer Höhe abstürzen. Eindringliche Warnungen, etwa der Eltern, über Gefahren können wirken, etwa die Furcht vor Gewittern im Angst-Programm festzuschreiben. Fernsehberichte über Flugzeugabstürze mögen die Angst vor dem Fliegen fördern. Spezifische Phobien lassen keine Vorhersage für Entwicklung anderer Störungen zu. Studien in der Allgemeinbevölkerung, so lesen wir es im DSM, zeigen allerdings zu einem hohen Maß das gleichzeitige Auftreten anderer Störungen. Bei den meisten, die eine spezifische Phobie vorweisen, ist auch eine andere Störung festzustellen. Spezifische Phobien treten häufig mit anderen Angst-Störungen auf. Kleine Feuer, die begrenzt zu sein scheinen, könnten also Warnung sein, dass woanders doch größere Gefahr herrscht und womöglich andere Brände schwelen.
Die Erkenntnis, die dieser Metapher zu Grunde liegt, dürfen wir so verstehen, dass verschiedene Erscheinungen von Angst-Störungen

viel stärker miteinander vernetzt sind, als es die in den Manualen einzeln aufgeführten Varianten glauben machen könnten. Stellen Sie sich den Brand auf einem Ölfeld vor. Einige Quellen brennen. Andere nicht. Aber über Pipelines sind sie verbunden. Sie speisen das Feuer und können es weitertragen. Bei allem eifrigen Bemühen um die genaue Untersuchung einzelner Brennpunkte mag dabei das Gespür und das Verständnis verloren gehen, wo die entscheidenden Verbindungen verschiedener Brennpunkte liegen. Bezogen auf medizinische Diagnose bedeutet das: Durch immer differenziertere Klassifizierung werden womöglich zunehmend Unterschiede betrachtet, die für eine Behandlung nicht entscheidend sind und tatsächlich keine wesentlichen Unterschiede sind. Bei bloßer Auflistung von Merkmalen wird es problematisch, zum Beispiel Agoraphobie und spezifische Phobien situativer Art auseinander zu halten. Wenn wir darüber hinaus immer wieder Vernetzungen feststellen, ist es weiterführender, diese Zusammenhänge zu untersuchen. Zu fragen ist: Wie, wo und wodurch kommen diese Vernetzungen zu Stande? Was sind die Ursachen für verschiedene Varianten von Symptomen und Symptom-Clustern? Diese Frage blendet das DSM jedoch weitgehend aus. Sein Ansatz ist hauptsächlich deskriptiv und verhaltensorientiert.

- **Soziale Phobie** – ist gekennzeichnet durch eine ausgeprägte und anhaltende Angst vor sozialen Situationen. Menschen mit einer solchen Störungen fürchten, als inkompetent, als zu schwach, zu wenig couragiert oder als »verrückt« beurteilt zu werden. Sie haben Angst, sich zu blamieren. Sie können sich zum Beispiel fürchten, öffentlich zu sprechen. Das ist für sie ein Lauf auf heißen Kohlen. Bei Menschen mit sozialer Phobie ist das die häufigste Angst. Sie sorgen sich, dass Zuschauer bemerken, wie unsicher sie sind, wie sie ins Schwitzen geraten oder die Stimme brüchig wird und die Hände zittern. Schon in der Vorstellung, eine solche Situation bestehen zu müssen, zeigen sie bisweilen starke Angst. Ihre Sorgen beginnen mitunter schon Wochen im Voraus, treten jeden Tag auf und nehmen zu, je näher das Ereignis rückt. Sozialphobiker können extreme Angst entwickeln, wenn sie sich mit anderen unterhalten, dass ihnen nichts einfällt oder sie nicht wortgewandt genug sind, um an einem Gespräch teilzunehmen. Andere fürchten sich schon, wenn sie in der Öffentlichkeit essen oder trinken sollen. Sie gehen nicht in Restaurants, meiden Partys, Gesellschaften, Empfänge. Menschen mit sozialer Phobie nehmen fast immer körperliche Angst-Symptome wahr: Herzklopfen, Zittern, Schwitzen, Magen-Darm-Beschwerden, Durchfall, Muskelverspannung, Erröten. Solche Situationen können sie in die Panikattacke treiben.

Menschen mit sozialer Phobie reagieren auf Kritik oft überempfindlich. Ignoranz macht ihnen zu schaffen. Ablehnung können sie kaum ertragen. Sie haben ein geringes Selbstbewusstsein. Es fällt ihnen schwer, sich zu behaupten. Sie leiden unter Minderwertigkeitsgefühlen. Häufig drücken sie sich davor, an Tests teilzunehmen. Aus Angst vor Beurteilung. Diese Angst mindert ihre Leistungsfähigkeit. Menschen mit sozialer Phobie schneiden bei Prüfungen häufig schlechter ab. Schlechter als es ihren tatsächlichen Fähigkeiten entspricht. Ihre Angst hindert sie, das rüberzubringen, was sie wirklich können. Diese Schwäche nehmen sie mit in ihr Berufsleben. Schon Bewerbungsgespräche zu führen, ist für sie ein Problem. So kann es passieren, dass sie den Job, der ihrem fachlichen Können angemessen wäre, erst gar nicht bekommen. In einer Firma haben sie Mühe, sich zu positionieren. Kommunikation ist nicht ihre Sache. Sie kriegen den Mund nicht auf. Sie meiden Augenkontakt. Kollegen und erst recht Chefs treten ihnen als bedrohliches und einschüchterndes Publikum entgegen. Unterstützung finden sie selten. Weil sie sich mit Kontakten so schwer tun, ist ihr soziales Netz klein. Oft haben sie keine Freunde. Sie ziehen sich zurück, verabreden sich selten, bleiben vielleicht an unbefriedigenden Beziehungen hängen.

Kinder, die unter Sozialphobie leiden, haben es mitunter besonders schwer. Im Unterschied zu Erwachsenen können sie ihre Ängste schlechter benennen und haben weniger Möglichkeiten, all die Situationen zu vermeiden, die Ängste auslösen. Kinder äußern ihre Angst oft durch Weinen, Wutanfälle, Erstarren oder Rückzug. Um eine Diagnose zu rechtfertigen, muss ihre Angst auch bei Gleichaltrigen auftreten und nicht nur gegenüber Erwachsenen. Erwachsene mögen erkennen, dass ihre Angst »an sich« übertrieben und unbegründet ist. Kinder schaffen dies nicht.

- **Zwangsstörungen** – Jawohl, auch sie gehören zu den Angst-Störungen. Die Angst zeigt sich in einer besonderen Symptomatik, nämlich in wiederkehrenden Zwangsgedanken oder Zwangshandlungen. Als

Merkmal gilt: Sie dürfen nicht flüchtig, sondern müssen zeitaufwendig sein, mehr als eine Stunde pro Tag beanspruchen oder ausgeprägtes Leiden oder zumindest deutliche Beeinträchtigung verursachen.
Zwangsgedanken sind anhaltende Ideen, Gedanken, Impulse oder Vorstellungen, die einen Menschen in ähnlicher Weise immer wieder beschäftigen. Sie entstehen nicht aus der Sorge um reale Probleme des Lebens. Sie sind unangenehm, unkontrollierbar, quälend. Sie bringen keine Lösung. Häufig sind wiederkehrende Gedanken, sich irgendwo anzustecken, zum Beispiel durch Händelschütteln infiziert zu werden. Verbreitet sind wiederkehrende Zweifel, etwa ob die Tür verschlossen oder der Herd abgedreht ist. Zu beobachten ist das Bedürfnis, Dinge in einer ganz bestimmten Ordnung herzurichten. Unwohlsein kommt dann zum Beispiel auf, wenn die Stifte auf dem Schreibtisch nicht an einem bestimmten Platz exakt nebeneinander liegen. Schrecken können Impulse, etwas Obszönes zu tun. Sexuelle Fantasien können zum Zwang werden.
Wer von solchen Gedanken, Vorstellungen, Impulsen getrieben wird, versucht im Allgemeinen sie zu unterdrücken oder zu ignorieren. Oder mit Zwangshandlungen zu neutralisieren. Es sind rituell wiederholte Verhaltensweisen, zum Beispiel Händewaschen, Papiere ordnen, Wohnung putzen, deren Ziel es ist, Angst oder Beklemmung zu verhindern oder wenigstens zu reduzieren. Zwangshandlungen machen keinen Spaß. Sie sind keine wie auch immer geartete Ersatzbefriedigung. Wir bezeichnen sie gerade deshalb als Zwangshandlungen, weil Zwangsgedanken, die durch den Kopf schwirren, in einer Person das Gefühl wecken, dazu wirklich gezwungen zu sein. Die Handlung zu unterlassen, hat in der Fantasie schlimme Folgen. Mindestens Krankheit, vielleicht sogar Tod. Zwischendurch mag die Einsicht auftauchen, dass diese Vorstellung unsinnig ist. Doch die Einsicht verschleißt in geringer Halbwertszeit.
Menschen, die glauben, kontaminiert zu sein, und meinen, diese seelisch belastende Vorstellung durch Händewaschen zu verscheuchen, seifen sich ein und schrubben sich mitunter ein, bis die Haut wund wird. Wen der Gedanke beherrscht, vergessen zu haben, die Tür abzuschließen, der hetzt womöglich alle paar Minuten los, erneut das Schloss zu checken. Manchmal denken Personen sich eigene Rituale oder Regeln aus, mit denen sie die ihrem Treiben zu Grunde liegende Angst eindämmen wollen. Wörter wiederholen.

Zählen. Beten. Es beginnt schleichend. Nachdem Zwangsgedanken oder Zwangshandlungen wiederholt nicht widerstanden werden konnte, geben Bedrängte nach und machen die Handlung zum Teil ihrer alltäglichen Routine. Doch das garantiert keinen Seelenfrieden. Die Zwangshandlung kann zum wesentlichen Lebensinhalt werden. Sie kann eine Ehe, das gesamte soziale Leben, den Beruf dramatisch beeinträchtigen. Hypochondrische Sorgen treten häufig auf. Sie veranlassen zu häufigen Arztbesuchen, die weitere Beruhigung spenden sollen. Schuldgefühle, ein pathologisches Gefühl von Verantwortung und Schlafstörung können auftreten. Die Gefahr von Alkohol- und Medikamenten-Missbrauch sitzt ihnen im Nacken. Die Neigung, sich mit solchen Mitteln selbst zu behandeln, ist bei Zwangsgestörten ebenfalls groß. Auch bei ihnen geht die eine Störung oft mit anderen einher – mit anderen Varianten der Angst und gelegentlich mit Depression.

• **Posttraumatische Belastungsstörung** – Sie tritt nach heftigen traumatischen Erlebnissen auf, nach Ereignissen, die tödlich hätten enden können, die vielleicht körperlich nicht unversehrt überstanden wurden oder in denen miterlebt wurde, wie andere sterben oder zu Schaden kommen. Solche Ereignisse sind: schwere Unfälle, Naturkatastrophen, Brände, Lawinen, Flutkatastrophen, Verbrechen, Raubüberfälle, Entführung, Geiselnahme, sexueller Missbrauch, Terroranschläge, Krieg oder Kriegsgefangenschaft. Wenn Menschen für die erlittene Katastrophe verantwortlich sind, kann die nachfolgende seelische Störung besonders schwer sein und lange andauern. Je intensiver und direkter das Erlebnis war, desto wahrscheinlicher die späteren psychischen Folgen.
Die Empfindung in der Situation muss große Furcht, Hilflosigkeit, Entsetzen umfassen. Charakteristische Symptome sind das andauernde Wiedererleben des Dramas in Gedanken und Bildern, in Träumen, die Meidung möglichst von allem, was an das Entsetzliche erinnert, Gedanken, Gefühle, Gespräche, ein deutlich vermindertes Interesse an Aktivitäten, Entfremdung von anderen, emotionale Stumpfheit, die Vision düsterer Zukunft. Dazu kommt innere Erregung: Schwierigkeiten ein- oder durchzuschlafen, Reizbarkeit und Wutausbrüche, Konzentrationsschwierigkeiten, übermäßige Wachsamkeit, übertriebene Schreckreaktionen. Die Diagnose gilt, wenn das Störungsbild

länger als einen Monat besteht. In vielen Fällen dauert es noch viel länger an. Oft besteht die posttraumatische Belastung über Jahre fort.
Personen mit dieser Störung berichten über quälende Schuldgefühle. Sie werfen sich vor, überlebt zu haben, während andere gestorben sind. Der Gedanke, nicht genug für andere getan zu haben, kann sie martern, obwohl dies objektiv nicht möglich gewesen ist. Das ganze Gefühlsleben gerät durcheinander. Gefühle von Unzulänglichkeit drängen sich auf, Scham, Verzweiflung, Hoffnungslosigkeit. Der ständige Eindruck, bedroht zu sein. Emotionen, die Depressionen den Weg bereiten. Zusätzlich treten körperliche Beschwerden auf. Die möglichen Folgen solcher Zustände liegen auf der Hand. Es besteht die Gefahr, dass einem das ganze Leben aus der Hand gleitet.
Bei weitem nicht alle, die traumatische Erlebnisse durchleben mussten, treten anschließend psychische Belastungsstörungen auf. Das deutet darauf hin, dass bestimmte Persönlichkeitsmerkmale eine Rolle spielen. Seelisch robustere Menschen stecken ein solches Erlebnis eher weg, ohne daran zu leiden. Wer ängstlich disponiert ist, dessen Angst wird eher freigesetzt. Wessen Ressourcen beschränkt sind, körperliche und geistige, der findet schwerer Strategien, um ein Trauma zu bewältigen. Wer allein damit fertig werden muss, ist schlechter dran als die, die aus der Familie, von Freunden, durch Nachbarn oder Kollegen Hilfe bekommen. Über Faktoren, die Einfluss nehmen auf die seelische Verletzlichkeit eines Menschen, finden wir in den Manualen allerdings so gut wie nichts. Wir werden diesen Mangel im folgenden Kapitel ausgleichen.
Die Symptome posttraumatischer Belastungsstörung beginnen normalerweise innerhalb der ersten drei Monate nach dem traumatischen Erlebnis. Es kann allerdings auch länger, mitunter Jahre dauern. Ähnlich unterschiedlich kann die Dauer der Symptome sein. In vielen Fällen klingen sie nach einigen Monaten ab. Oft genug jedoch befallen sie Menschen als jahrelange Last.

• **Generalisierte Angst-Störung**, gängiges Kürzel **GAD**. Das ist, wenn wir wieder unsere Metapher von den Brandherden der Angst bemühen, so ähnlich wie Waldbrände im Sommer-erglühten Florida. Immer wieder brechen sie aus. An unterschiedlichen Orten. In manchen Jahren heftig. In anderen nicht so schlimm. Immer unberechenbar.

Obwohl die Gefahr bekannt ist. Die Wälder sind völlig ausgetrocknet. Oft regnet es monatelang nicht. An allen möglichen Stellen können Feuer ausbrechen. Verursacht oft durch eine Kleinigkeit, eine fortgeworfene Flasche, die wie ein Brennglas wirkt und das Unterholz entzündet. Durch leichtsinnige Grillpartys. Kleinere Brände sind durch schnelles Eingreifen unter Kontrolle zu bringen, zu löschen. Schwieriger wird es, wenn zur selben Zeit hier und da gleich mehrere entstehen. Wenn dann noch Küstenwinde durch die Wälder fegen, die Feuer anfachen und mit atemberaubender Geschwindigkeit vor sich hertreiben, dann entstehen Brände, die über zig Kilometer reichen, mehrere Ortschaften gleichzeitig angreifen. Sie fackeln ganze Siedlungen nieder, schneiden Zufahrtsstraßen ab. Fire Fighter kommen nur schwer voran. So ähnlich geht es zu bei den Seelenbränden der generalisierten Angst. Solange sie nicht zu groß werden, richten sie zwar Schaden an, doch der Schaden hält sich in Grenzen. Schlimm, wenn sie außer Kontrolle geraten. Dann wüten sie an verschiedenen Stellen gleichzeitig. Es entsteht ein bedrohliches Feuerwerk im Kopf. Es kappt wichtige (neuronale) Verbindungen, die wir brauchen, um Frau oder Herr unserer Lage zu bleiben.

Generalisierte Angst (GAD) geht besonders an die Nerven. In vielfältigen Ausprägungen. Generalisierte und anhaltende Angst beschränkt sich nicht nur auf bestimmte Situationen. Das ICD beschreibt sie als »frei flottierend«. Wer unter dieser Störung leidet, ist ständig nervös, empfindet es generell als schwierig, seine Sorgen zu kontrollieren. Und Sorgen treiben solche Menschen viele um. Sorgen, das alltägliche Leben mit all seinen Widrigkeiten nicht mehr bewältigen zu können. Im Beruf nicht zu bestehen, finanziellen Verpflichtungen nicht nachkommen zu können. Sorgen um Kompetenz und Leistungsfähigkeit, um die eigene Gesundheit oder die von Familienmitgliedern. Es sind Menschen, die andauernd fürchten, es könnte etwas Schlimmes passieren, etwas, auf das sie nicht ausreichend vorbereitet sind, das sie nicht bewältigen können. Für sie lauert die Welt voller Gefahren. Wer immer Schlimmes denkt, ist schlimm dran. Intensität, Dauer oder Häufigkeit der Angst und Sorge sind deutlich übertrieben im Vergleich zu der tatsächlichen Wahrscheinlichkeit oder der Auswirkung des gefürchteten Ereignisses. Wann das der Fall ist, mag für die konkrete Situation schwer zu bestimmen sein. Jedenfalls solange nur einzelne Facetten der Angst wahrgenommen werden. Zum

Beispiel die Sorge, mit dem Geld nicht auszukommen, die durchaus plausibel erklärt werden kann. Dass *tatsächlich* eine Störung vorliegt, wird dann erst durch die Fülle der Sorgen deutlich. Sie deutet auf die ängstliche Haltung. Dabei kann sich der Inhalt der Sorgen leicht verschieben. Alte werden relativiert, neue tauchen auf, beschäftigen die Gedanken, beschweren die Gefühle. Die generell Ängstlichen finden es schwer, grüblerische Gedanken zu unterdrücken. Sorgen treiben sie ständig um. Ihre Ängste erscheinen ihnen oft gar nicht als übertrieben. Angst und Sorgen müssen, damit sie im medizinischen Sinne als Störung zu diagnostizieren sind, über mindestens sechs Monate an der Mehrzahl der Tage auftreten und mindestens von drei Symptomen folgender Liste begleitet werden:

1. Ruhelosigkeit, das Gefühl, ständig »auf dem Sprung« zu sein,
2. leichte Ermüdung,
3. Konzentrationsschwierigkeiten oder Leere im Kopf,
4. Reizbarkeit,
5. Muskelspannung,
6. Schlafstörung (Ein- oder Durchschlaf-Schwierigkeiten oder unruhiger und nicht erholsamer Schlaf).

Koordinaten, die Sie mit dieser Liste markieren, weisen auf tiefer liegende und schwerer wiegende Ängste. Die generalisierte Angst-Störung tritt sehr häufig mit anderen Angst-Störungen auf, mit sozialer Phobie und Panikstörungen. Viele Menschen mit Generalisierter Angst-Störung berichten, wenn sie endlich eine Therapie begonnen haben, dass sie sich eigentlich schon ihr ganzes Leben ängstlich, nervös, angespannt fühlen. Früher haben sie das immer normal gefunden, gedacht: »So ist das eben. Es ist halt nicht leicht zurechtzukommen.« Die Einstellung entspricht oft ihrem Familienmuster. Wenn sie sich mit ihrer Geschichte auseinander setzen, reicht die Erinnerung zurück bis in die Kindheit oder die Zeit, als sie Jugendliche waren. Die Störung verläuft chronisch. Aber sie tritt nicht immer in gleicher Stärke auf. Es kann durchaus längere ruhigere Phasen geben. Das Leben erscheint sorgenfreier. Besondere Belastungen – Stress im Beruf, Krankheit, Arbeitslosigkeit, begründete finanzielle Sorgen – treiben die Angst an, die Sorgen nehmen generell zu, die Störung macht sich wieder heftiger bemerkbar. Das ICD ordnet dazu nach wie vor den Begriff »Angst-Neurose«, obwohl der Terminus »Neurose« als diagnostische Kategorie von Fachärzten heute sonst weitgehend abgelehnt wird. Der Begriff »Neurose« wurde in der Medizin traditionell benutzt, um damit eine psychische Störung zu bezeichnen, die aus unwirksamen Versuchen entsteht, Angst zu bewältigen. Vorausgesetzt, es liegt kein klar abgrenzbares organisches Problem vor. Das DSM verwendet den Begriff grundsätzlich nicht mehr. Den DSM-Autoren gilt er als zu unscharf.

Darüber ließe sich streiten. Wir müssen es nicht tun. Streit um Begriffe wird leicht akademisch, ohne dass dabei praktischer Nutzen herauskommt. Aus der Umgangssprache lassen sich »Neurosen« sowieso nicht verbannen, auch nicht per Dekret von einer amerikanischen hohen psychiatrischen Kommission. Wenn wir weiterhin in unserer Umgangssprache von Neurosen sprechen, müssen wir den Begriff nicht mit großer Theorie beladen, und keineswegs mit der des »Angst-Neurosen«-Entdeckers Sigmund Freud. Denken wir an Woody Allen`s Stadtneurotiker. Es sind Menschen, die alles Mögliche vergeblich tun, um mit ihren Ängsten fertig zu werden. Sie stellen die skurrilsten Dinge an. Meist nicht sehr erfolgreich. Im besten Fall verringern sie ihre Ängste, lenken sie in Bahnen, auf denen ihnen möglichst wenig Überraschungen begegnen. Sie wälzen ihre Probleme hin und her, aber sie bringen keine Lösung voran. Sie stehen sich selbst auf den Füßen. Gegenüber den Tücken des Lebens fühlen sie sich hilflos. Mit anderen Neurotikern, die auch nur notdürftig ihre Ängste versorgen, konstruieren sie verwickelte zwischenmenschliche Beziehungen in Partnerschaften, Ehen und Familien, mit denen sie sich in ihren Angst-Fallen gegenseitig gefangen nehmen. Dafür werden wir Ihnen noch ausreichend Beispiele liefern.

Für die Stadtneurotiker empfinden wir Mitgefühl, vielleicht sogar eine gewisse Sympathie, weil sie uns gar nicht so unähnlich sind. Eine klare Trennlinie zwischen »normalen« und »neurotischen« Menschen ist schwer zu ziehen. Die Unterschiede zwischen Normalen und Neurotikern sind graduell. Angst-Koordinaten zu identifizieren wird freilich für Menschen bedeutsam, deren Ängste sie im alltäglichen Leben belasten und einschränken. Geschieht das in größerem Ausmaß, bleiben wir bei der Bestimmung Störung. Das ist die international akzeptierte klinische Kategorie. Bei generalisierter Angst haben wir es mit latenter Angst und nervlicher Belastung zu tun, die auf tiefer liegende Strukturen im Seelenleben der ängstlichen Persönlichkeit verweist. Welche das sind, darüber ist zu diskutieren. Und darüber, wie diese Strukturen entstehen. Wir werden dies in diesem Buch noch tun. Die in der heutigen Psychiatrie vorherrschende – und in Amerika auf jeden Fall bevorzugte – Klassifikation von Symptomen, der rein beschreibende Ansatz in Forschung und Diagnose, stellt diese Frage jedoch nicht. Wir finden mit DSM und ICD zwar weitere wichtige Hinweise, um Koordinaten der Angst bestimmen zu können. Doch auf viele Fragen erhalten wir dort keine Antwort. Noch fehlen uns wichtige Kenntnisse, um unsere Angst-Matrix präziser anzulegen. Wesentlich dafür sind Ergebnisse der neusten Hirn-Forschung. Es ist hoch spannend, was dort geschieht. Wissenschaftler entdecken nämlich, wo und wie Angst in unserem neuronalen Netzwerk entsteht. Dazu später mehr.

Das sei hier noch ergänzt: Menschen mit Generalisierter Angst-Störung leiden sehr häufig auch unter Depressionen. Meist folgen die Depressionen auf die lange schon belastende Angst. Weil es zu anstrengend geworden ist, die Angst auszuhalten. In milderer Form kommt generalisierte Angst noch viel häufiger vor. Auch mit Anflügen von Depression oder latenter melancholischer Trübung der Gefühle. Die allermeisten von ihnen erhalten nie medizinische, psychiatrische oder psychologische Betreuung. Für sie gilt noch viel mehr, dass sie dies alles für völlig normal halten. Im nächsten Kapitel lesen Sie ausführlich beschriebene Beispiele starker Angst-Belastungen und Angst-Störungen. Mit diesen Beschreibungen wird deutlicher, wie trickreich Angst sich manifestiert, wie schlau wir ihr begegnen müssen, wie wir sie besser in den Griff bekommen und sie sogar nutzen können, um das zu erreichen, was uns sonst so unerreichbar erscheint.

Aus dem richtigen Leben: Fallbeispiele, Kommentare

Für die Reise zu den Brennpunkten der Angst haben wir mit DSM und ICD Straßenkarten. Die Manuale der Experten helfen uns, die »heißen Orte« genauer zu lokalisieren. Sie markieren Wege und Verbindungen. Sie geben uns Orientierung. Doch sie liefern uns kein »Globales Positionierungs-System«, das uns in jedem Fall treffsicher signalisiert, wo genau jeder Einzelne seine Angst zu orten hat. Die Klassifikationen geben vor allem keine Auskunft darüber, wie verzweigt womöglich die eigenen Ängste sind. Um das herauszufinden und die individuellen Koordinaten genauer zu bestimmen, muss sich jeder auf eine ganz persönliche Entdeckungsreise begeben. Zur Vorbereitung ist es hilfreich, sich anzuschauen, wie es anderen bei solchen Unternehmungen geht. Von ihnen ist viel zu lernen.

Geld ist nicht alles

Fabian F. hat mit seiner Frau andauernd Krach. Das geht schon einige Zeit so. Meist streiten sie über Geld. F. wirft ihr vor, sie gebe zu viel aus. Seit sie vor zwei Jahren ein Haus gebaut haben, fürchtet er, sie hätten sich übernommen. Ihn schrecken unverhoffte Sonderausgaben, zum Beispiel eine größere Autoreparatur. Wütend wird er, wenn Magdalena, seine Frau, sich, wie er sagt, »teure Garderobe« kauft. Er räumt ein, dass er sich oft auch über kleinere Ausgaben ärgert. »Aber die vielen kleineren addieren sich zu einer Summe, die insgesamt schlicht zu hoch ist.« Den sonst üblichen Skiurlaub hat er gegen heftigen Protest der Kinder gestrichen. Um Geld zu sparen. Essen gehen will er nur noch selten. Früher hat er das mit seiner Frau immer sehr gerne getan. Sie hält ihm vor, er übertreibe die Sparerei maßlos. »Wenn wir doch einmal in ein schickes Restaurant gehen, bekommt er dort oft schlechte Laune. Ohne besonderen Anlass. Selbst wenn

rher ganz gut war. Irgendwann streiten wir dann
r Geld.« Über solche Streiterei, sagt Fabian F., ärgere
:h merke, wie ich mich in Rage rede. Ich stehe neben
mich nicht einbremsen. Ich sehe genau, wie ich uns
end versaue.« Trotzdem fühlt er sich grundsätzlich im
Recn, r meint, dass »der Grundkonflikt darin besteht, dass meine Frau die finanzielle Lage nicht richtig einschätzt und deshalb nicht die notwendigen Konsequenzen zieht«.

Das Paar sucht psychologischen Rat, weil beide denken, alleine nicht weiterzukommen. Sie stecken in einer Ehekrise. Ständig geraten sie in Streit. Sex haben sie nur noch sporadisch. Die Kinder leiden unter den Krächen. Fabian wirft Magdalena vor, sie wiegle die beiden Buben gegen den Vater auf. »Die halten nur zu mir, weil du dauernd so ausrastest und rumschreist, außerdem haben sie dann Angst vor dir«, sagt sie. Außerdem hält sie ihm vor, sich im Haushalt um nichts zu scheren, alles ihr zu überlassen, vom Einkaufen, Kochen und Aufräumen bis zur Erziehung der Kinder. Herr F. weist den Vorwurf sofort als »billige Retourkutsche« zurück. Seine Frau wirft ihm daraufhin vor, sich nie etwas sagen zu lassen und stur darauf zu beharren, immer im Recht zu sein. Er kontert: »Mit dir kann man einfach nicht vernünftig reden.« Herr F. wünscht sich, sagt er, seine Frau möge durch Vermittlung des Psychologen »endlich einsehen, wie unrealistisch ihre finanzielle Sorglosigkeit« sei. Damit wäre das eigentliche Problem jedenfalls schon »so gut wie gelöst«.

»Unabhängig von den finanziellen Schwierigkeiten«, meint Fabian F., »gibt es zwischen uns eigentlich keine gravierenden Konflikte.« Seine Frau schweigt dazu. Der Therapeut fragt, ob sie also zuerst über die finanzielle Lage der Familie reden sollten, weil beide das Problem offenbar unterschiedlich wahrnehmen. Herr F. hält das für den besten Weg. Frau F. ist einverstanden. Es beginnt eine sachliche Bestandsaufnahme.

Fabian F. ist Werbefachmann und, wie er selbst sagt, »eigentlich gut im Geschäft«. Seine Frau fällt mit der Bemerkung dazwischen, »deshalb verstehe ich ja nicht, weshalb du immer so ein Drama veranstaltest«. »Bisher gut im Geschäft«, schränkt ihr Mann gereizt ein. Magdalena F. arbeitet als Lehrerin, auf halber Stelle, »so lange die Kinder noch so klein sind«. Acht und zehn sind die Buben. Sie hat ein festes Einkommen. »Halbes Einkommen«, wirft ihr Mann ein. Er erklärt, dass er es in den letzten Jahren immer »irgendwie« geschafft habe, mehr Aufträge als gedacht an Land zu ziehen und durch Provisionen mehr zu verdienen. Ihn beunruhigt jedoch die Ungewissheit, ob das auch zukünftig so bleibt. Die allgemeine wirtschaftliche Lage macht ihm Sorgen. »Wenn überall gespart wird, bleibt die Werbebranche auf Dauer nicht verschont. Wir müssen mit Einbußen rechnen.« Dann, fürchtet er, werde es »sehr schwer, wenn nicht unmöglich, die Kredite für das Haus weiter zu bedienen«. Womöglich sei sogar sein Arbeitsplatz gefährdet, meint er.

Eine nüchterne Analyse der Situation ergibt jedoch: Für Fabian F. besteht keine akute Gefahr, dass er in finanzielle Schwierigkeiten gerät. Er hat so viele Aufträge akquiriert, dass er in den nächsten anderthalb bis zwei Jahren kaum weniger verdienen kann als jetzt. Außerdem verfügt er über Reserven, zum Beispiel eine Lebensversicherung, die er sich vorzeitig auszahlen lassen könnte. Mit dem Geld könnte er eine eventuelle Finanzierungsklemme überbrücken. Er könnte auch mit seiner Bank verhandeln und den Kredit für das Haus umschichten, die Laufzeit verlängern und die monatlichen Tilgungen reduzieren. Der Psychologe fragt systematisch, »was wäre wenn?«, um mit F. gedanklich durch verschiedene Szenarien zu gehen und bei der Überlegung zu landen: Was wäre der schlimmste Fall? Seine Antwort: »Das Haus verkaufen zu müssen.« Frage: Was wäre so schlimm daran? »Es wäre eine Niederlage, eine Blamage, wenn ich zugeben müsste, ich hätte mich übernommen.« Es würde ihn genieren, als »Looser« dazustehen. Aber es wäre für ihn kein Bankrott. Kein Ruin. Das Geld, das er ins Haus gesteckt hat, kann er durch einen Verkauf wieder herausziehen. Zurück in eine Mietwohnung? Fabian F. käme sich »blöd« vor. Doch so schlimm muss es nicht kommen.

Auf seine Kreativität kann er sich einiges zugute halten. Seine Chefs bestätigen ihm öfter, wie sehr sie ihn schätzen. Als eine Konkurrenz-Firma ihn mit einem bestechenden Angebot abwerben wollte, toppte seine Agentur die Offerte ohne große Diskussion. Auch bei rauer Konjunktur gehörte er »nicht zu den Ersten, die mit Entlassung rechnen müssten«. Die Bestandsaufnahme ergibt: Das Schreckensszenario von Herrn F. ist nicht völlig aus der Luft gegriffen, aber bei ruhigerem Nachdenken hält er es doch für unwahrscheinlich, dass es so dramatisch kommt. Die Gefahr, die ihn immer wieder in Streit mit seiner Frau treibt, entsteht in seinem Kopf aus einer Folge falscher Annahmen. Er hätte gerne größere Gewissheit. Die gibt es nicht. Aber es gibt auch keine akute Bedrohung. Wenn er darüber nachdenkt, wundert ihn das.

Fabian F. räumt ein, er übertreibe seine Sorgen wohl ein wenig. »Eigentlich könnte ich mich in dem Haus ganz wohl fühlen. Im schlimmsten Fall hätte ich es ein paar Jahre gemietet. Und die Chancen sind doch nicht schlecht, dass ich die Finanzierung schaffe.« Seine Frau ist erleichtert, dass er »das mal so sagen« und seine »Übertreibungen zugeben kann«. »Sorgen mach ich mir trotzdem«, schränkt Fabian ein. »Das läuft offenbar nicht alles über den Verstand. Aber du musst ja nicht all meine Bedenken gleich abtun.« »Da hast du recht«, gibt sie zu und gesteht: »Mir wird auch blümerant, wenn du mir ausmalst, was alles passieren kann. Sonst tust du so, als wenn du eh alles im Griff hättest, und wenn du dich dann so aufregst, bekomme ich auch Angst. Ich kriege das Gefühl, schuld an allem zu sein und völlig an die Wand gedrückt zu werden, wenn ich das zugebe.« Die erste Therapiestunde nähert sich dem Ende.

Der Psychologe fasst zusammen: Die finanzielle Situation ist nicht unmittelbar bedrohlich. Und die Aussichten sind tatsächlich besser, als Fabian F. es gedacht hatte. Die Zukunft birgt einige Ungewissheiten, aber so ist das immer mit der Zukunft, Gewissheit gibt es nicht. Durch eine gedankliche Verkettung negativer Annahmen hat Herr F. in seinem Kopf ein Bedrohungsszenario konstruiert. Alle Gedanken, die ihm automatisch in den Kopf schießen, sind negativ. Positive Information, zum Beispiel über die wirkliche Auftragslage, finanzielle Reserven und sein Standing in der Firma, nahm er nicht mehr zur Kenntnis. Mit seiner Angst steckt er seine Frau an, die selbst schon genug Angst hat und am liebsten darauf vertrauen würde, dass er »alles im Griff« hat. Über ihre Angst hatte Magdalena F. bisher allerdings nicht gesprochen. In der Therapiestunde war es das erste Mal. Er treibt sie mit seiner übertriebenen Angst weiter in die Enge. Vor lauter Angst kann sie darüber erst recht nicht reden. Gegenseitig treiben sie sich emotional auf Distanz, manövrieren sich in eine Sackgasse – am jeweils entgegengesetzten Ende ihrer Beziehung.

In folgenden Therapiestunden beschreibt Magdalena F. ausführlicher ihre Ängste. Dabei wird deutlich: Wenn ihr Mann sie mit seinen Schrecken konfrontiert, versucht sie ihre Angst zu unterdrücken, indem sie auf Abwehr schaltet. Würde sie anerkennen, dass sein

Bedrohungsszenario realistisch ist, hielten ihre Nerven das nicht aus. Die Vehemenz seiner Klagen setzt sie emotional enorm unter Druck. Zugleich liefern seine Übertreibungen ihr die Chance, die Sorgen insgesamt abzutun. Das ist ihr Angst-Ausstieg, tatsächlich eine Angst-Verdrängung. Sie versucht damit, sich zu beruhigen. Deshalb verhält sie sich so, als seien seine Ängste völlig unbegründet. Damit bringt sie ihren Mann erst recht auf. Er fühlt sich unverstanden und abgelehnt und empfindet sie als kühl. Er setzt sie mit seinen Ängsten weiter unter Druck. Sie positionieren sich in einer Angst-Rotation, deren zentrifugale Kräfte beide aus der gemeinsamen Beziehung zu schleudern droht. In der Therapie wird beiden klar, wie sie sich gegenseitig immer wieder in Position bringen, um den Konflikt nach gleichem Muster zu inszenieren. Durch Abwehr steigert sie die Angst ihres Mannes. Sie verstärkt sein Gefühl, nicht ernst genommen zu werden. Das provoziert seinen Ärger und treibt ihn noch mehr an, seine Sorgen umso vehementer geltend zu machen. Er geht auf Konfrontation. Weil er nicht versteht, weshalb seine Frau sich so verhält. Weil er ihre Sorgen nicht begreift, sie nur als stur und nicht verständnisvoll empfindet. Konfrontation führt bei ihr nur zu stärkerer Abwehr. Ihre Abwehr provoziert ihn zu neuen Angriffen. So könnte das ohne Ende weitergehen.

Die Unfähigkeit, Ängste des anderen zu erkennen, sie anzuhören, zu akzeptieren, auszuhalten, dafür Verständnis und Mitgefühl zu zeigen, führt immer wieder geradewegs in den Konflikt. Sie inszenieren die Streiterei also gemeinsam. Mit der immer gleichen Rollenverteilung. Mit jeder Wiederholung gewinnt der Konflikt für die Beziehung zusätzliche Sprengkraft. Solange beide die Schuld dafür beim anderen suchen, müssen sie nicht darüber nachdenken, was der eigene Anteil an dem Streit ist. Das passiert erst, wenn sie sich in die Position des anderen versetzen, den Konflikt aus entgegengesetzter Perspektive betrachten. Dazu müssen Bilder, die sie gegenseitig von sich gemacht haben, korrigiert werden. Das ist schwierig, weil die Wahrnehmungen, nach denen die Entwürfe gestaltet werden, nicht nur mit der Präsentation des anderen, sondern sehr viel auch mit eigenen Bedürfnissen und Bedürftigkeiten zu tun haben. Wer selbst Angst hat, will die Angst des anderen nicht sehen, weil das nur seine Angst vergrößern würde.

Magdalena F. hat ihren Mann immer als Macher gesehen. Schon

als sie sich kennen gelernt haben. Er beeindruckte sie als kreativer »Werbe-Fritze«, wortgewandt, witzig. »Ein Charmeur«. »Ein guter Liebhaber«. Er arbeitete frei. Verdiente gut. Druck und Konkurrenz schienen ihm nichts auszumachen. »Ein Mann, nach dem Frauen in Kontaktanzeigen vergeblich suchen.« Einer, von dem sie dachte: »Der kann sich durchs Leben schlagen.« Ein Mann zum Anlehnen. Auch das fand sie attraktiv. Weil sie schon immer »ein vorsichtiger Mensch« war. Eigentlich hatte sie Architektur studieren wollen. Aber sie war sich unsicher gewesen, ob sie das schaffen und vor allem, ob sie für den Beruf kreativ genug sein könnte. Ihre Eltern rieten ihr noch dazu ab. Nichts für eine Frau, meinten sie. Konservative Leute. Sparsam. Mit klarer Mann-Frau-Hierarchie. Die Mutter Hausfrau. Der Vater Beamter bei der Bahn. Vor allem er erklärte den anderen in der Familie, welche Risiken es bei wichtigen Entscheidungen zu vermeiden gelte. Eine eigene Risikoabwägung seiner Tochter wollte er nicht zulassen. Er bestimmte, welche Entscheidungen zu treffen waren. »Wir wollen nur dein Bestes«, erklärte er ihr. Widersprochen hat sie nie. Sie lehnte sich nicht auf. Soweit sie sich erinnert, war es ihr »gar nicht so unangenehm, selber nicht so sehr entscheiden zu müssen, was ich tun soll«. Das Verhalten des Vaters gab ihr durchaus ein Gefühl von Sicherheit. Zuspruch und Förderung erhielt eher der ältere Bruder. Von einem Jungen wurde erwartet, dass er mehr leistet und sich durchsetzt. Das Lehrerstudium schien ihr weniger anspruchsvoll als die Architektur und schließlich für sie angemessener. Sie dachte: »Das kann ich schaffen.« Außerdem überlegte sie: »Lehrerin, das ist ein sicherer Beruf mit geregeltem Einkommen.« Ihr Mann, den sie gegen Ende ihres Studiums kennen lernte, erschien ihr unternehmenslustig und risikofreudig. Das bewunderte sie und sah in ihm einen, der ohne große Mühe Sicherheit in sich selbst findet. Auch einer, der vorgeben konnte, wo es langzugehen hat. Mit diesen Vorstellungen verteilte sie die Rollen in der Ehe.
Fabian F. entwarf ein eigenes Bild von seiner Magdalena. Ihre zurückhaltende Art verstand er als Selbstsicherheit. Ihr Studium absolvierte sie in Minimalzeit. Er bewunderte, wie zügig sie ihr Examen absolvierte, ohne viel Aufhebens davon zu machen. Sie erschien ihm als ruhender Pol, erdverbunden, intelligent, im Kopf gradlinig, klar strukturiert, zielorientiert. Welche Unsicherheit sie hinter diesem Eindruck versteckte, war ihm nicht klar. Das änderte sich erst durch die psychologische Therapie.

Fabian F. muss sich mehr plagen, als es den Anschein macht. Er wirkt souverän. Aber immer wieder martern ihn Vorstellungen, ihm falle in seinem Beruf nichts Neues mehr ein. Immer wieder rutscht er in Phasen, in denen er glaubt, mit Glück habe er ein paar gute Ideen produziert und damit Erfolg eingefahren, seine Kreativität jedoch habe er verbraucht. Das Gefühl stellt sich nach Abschluss eines großen Auftrages fast immer ein. Womöglich, so der schockierende Gedanke, »war's das«. Das Ende eines Blenders. Solche Zweifel schleppt er in nahezu jedes neue Projekt. Sie sind heute nicht mehr so stark wie früher, eingedämmt durch Erfolg und Routine, doch da sind sie noch immer. Er lernte, dass er nicht so schnell auf die Nase fällt und wie er sich verkaufen muss. Ganz jedoch, gesteht er, »ist die Unsicherheit nie verschwunden«. Er vergleicht sich mit einem Trapez-Künstler. Mit scheinbarer Leichtigkeit tänzelt er auf einem dünnen Seil und droht doch immer wieder abzustürzen und sich das Genick zu brechen.
Schlafstörungen, sagt er, »hab ich immer wieder mal«. Er kann nicht einschlafen, wenn er sehr an einer Idee rumtüftelt. Oder er wacht auf, nass geschwitzt, und kann nicht wieder einschlafen, weil in seinem Kopf Gedanken kreisen, was er alles hinkriegen muss, um mit seinem Projekt rechtzeitig fertig zu werden. Wacht er am frühen Morgen auf, schläft er meist gar nicht mehr ein. Das Gefühl, nicht genügend Schlaf zu bekommen, beunruhigt in öfter. Dann schläft er noch schlechter, weil ihn die Beunruhigung über die Schlafstörung wach hält. Ein paar Gläser Wein, sagt er, würden ihm in aller Regel helfen. »Aber wenn ich zu viel trinke, komme ich am nächsten Tag nicht richtig in die Gänge und schaffe mein Pensum nicht.« Er hat gemerkt, dass er eher mit weniger Schlaf zurechtkommt. Allerdings macht er sich Sorgen, ob das auf Dauer so hinhaut. Er ist Anfang vierzig und meint: »Schließlich werde ich ja auch älter.«
Über Wochen ist er nachts alle zwei Stunden aufgewacht, weil er das Gefühl hatte, dringend auf die Toilette zu müssen. Die Blase schmerzte. Aber wirklich voll war sie nie. Er was deswegen beim Urologen, aber der konnte nichts finden. Prostata in Ordnung. Keine Entzündung an der Blase. Harnstrahl okay. Tumor-Marker im grünen Bereich. Der Urologe überwies ihn an einen Internisten, um vorsichtshalber eine Darmspiegelung machen zu lassen, weil Follikel am Darm auf die Blase drücken könnten. Fabian beschlich die unheilvolle Ahnung, an Krebs erkrankt zu sein, und er begann im Stillen

darüber nachzudenken, was er bis zu seinem nahen Tod noch tun sollte, um das Letzte aus seinem Leben rauszuholen. Doch auch bei dieser Untersuchung stellte der Arzt nur fest, dass organisch nichts zu beanstanden war. Der Harndrang ließ irgendwann von selbst nach. Manchmal allerdings kommen der Schmerz und der Drang für Tage wieder, wie ihm selbst auffällt, wenn er im Beruf unter besonderem Stress steht.

Über einige Jahre, das wurde ihm erst im Nachhinein klar, war er tablettenabhängig. Er hatte oft Kopfschmerzen. Pro Tag schluckte er sechs bis zehn Aspirin. Wie er sich einredete, zur Vorbeugung gegen Erkältung, damit seine Leistungsfähigkeit nicht absacke. Als seine Frau dahinterkam, wie regelmäßig er das Zeug einwarf, bestand sie recht rigoros darauf, dass er einen Entzug machte. Weil ihm die Tabletten schon lange auf den Magen schlugen, ließ er sich darauf ein. Schließlich hatte er da schon mehrere Gastritis-Kuren hinter sich. Kopfweh hat er mittlerweile nicht mehr so oft. Allerdings Ärger mit seinem Rücken. »Durch die viele Arbeit am Computer bin ich völlig verspannt.« Zum Chiropraktiker rennt er mehrmals im Jahr. »Um mich einrenken zu lassen.«

Der Psychologe fragt, was ihm in den letzten Wochen außer der finanziellen Lage noch Sorgen bereitet hat oder welche Schreckgedanken ihm durch den Kopf gegangen sind. Fabian F. zählt einiges auf: Wenn seine Frau mit dem Auto unterwegs ist und länger als erwartet braucht, wird er unruhig. Die Nervosität steigt nach einer Stunde mit jeder Minute. »Zum Glück«, meint er, »gibt es heute Handys. Da kann ich sie anrufen, wenn sie überfällig ist und mir von ihr sagen lassen, dass sie im Stau steckt. Früher, als das noch nicht ging, hat mich der Gedanke, ihr könnte etwas passiert sein, halb verrückt gemacht. Ich sah sie im Geiste schon mit plattgedrücktem Wagen an einer Leitplanke kleben. Irgendetwas Gescheites konnte ich dann nicht mehr machen, bis sie endlich doch zu Hause aufgekreuzt ist. Nie ist etwas passiert. Aber vorgestellt habe ich mir immer das Schlimmste.«

Dass den Kindern etwas passieren könnte, geht Herrn F. öfter durch den Kopf. In filmischen Szenen sieht er auf seiner inneren Leinwand, wie sie beim Radfahren von einem abbiegenden Auto überrollt werden. Oder wie sie bei einem Schulausflug mit dem Bus verunglücken. Im Fernsehen, erinnert er sich lebhaft, sah er einmal einen Bericht über den Unfall einer Schulklasse. In einem Baustellenbereich kippte ein entgegenkommender Lastwagen in ihren Bus, fegte wie eine Guillotine durch die Fensterfront und enthauptete acht Kinder. Viele andere wurden schwer verletzt. Die Geschichte hat ihn Tage beschäftigt und noch immer blitzen diese Bilder des aufgeschlitzten und blutverschmierten Busses ab und zu in seinem Kopf auf. Oder ihn quält der Gedanke, die Kinder könnten sich im Schwimmbad das Genick brechen, wenn sie sich auf der flachen Seite des Beckens ins Wasser stürzen. Geschichten über dramatische Unfälle fallen ihm viele ein. Leicht kann er sich vorstellen, dass ihm, seiner Frau oder seinen Kindern Ähnliches widerfährt. Er sagt selbst, solche Sorgen seien wohl übertrieben. Trotzdem fliegen sie ihn immer wieder an.

Kürzlich hatte er einen Panikanfall. Ein Kollege hatte ihm erzählt, dass er HIV-positiv sei. Fabian wollte demonstrativ etwas Freundliches tun, drückte ihm die Hand und begann zu erklären, wie wirkungsvoll die Medikamente heutzutage doch seien. Plötzlich schoss ihm die Idee durch den Kopf, er sei gerade dabei, sich durch das Halten der Hand selbst zu infizieren. Ihm wurde schwindelig. Er meinte ohnmächtig zu werden. F. entschuldigte sich, stammelte, ihm sei gerade eingefallen, dass er unbedingt etwas erledigen müsse. Er rannte auf die Toilette und wusch sich minutenlang die Hände. Dabei schlotterten ihm die Knie. Der Schweiß rann in Strömen. Er meinte, nicht mehr schlucken zu können. Sein Hals war trocken. Es dauerte eine Zeit, bis er sich wieder beruhigte. Bei allem, was er über eine mögliche Ansteckung wusste, erschien ihm sein Verhalten unsinnig. Am Abend erzählte er, in einem gespielt scherzhaften Ton, seiner Frau davon. Er dachte, er müsse sie warnen, dass sie ein Risiko eingehe, wenn sie zusammen schliefen. Er schlug sogar vor, »vorsichtshalber« zuerst einen Bluttest machen zu lassen. Seine Frau bezeichnete dies als »kompletten Unsinn«, deswegen ließ er von der Idee ab.

Sorgen macht Fabian F. sich viele. Sorgenvoll war schon seine Kindheit. Soweit er zurückdenken kann, erinnert er sich an seine Mutter als kranke oder von Krankheit bedrohte Frau. Lebendig ist das Bild, wie sie den ganzen Tag im Wohnzimmer auf der Couch liegt und Heftchen mit melodramatischen Liebesgeschichten liest. Er musste sie immer für sie am Kiosk kaufen. Öfter war sie für mehrere Wochen im Krankenhaus. Der Vater brachte den kleinen Fabian dann bei Verwandten unter, getrennt von den beiden Geschwistern. Der Vater kam ihn nur gelegentlich besuchen. F. erzählt, er habe sich sehr einsam gefühlt. Keiner sei wirklich für ihn da gewesen. Bei den Verwandten empfand er sich als Last. Er hatte den Eindruck, es passte ihnen nicht, wenn er sich richtig satt aß. Manchmal nahm ihn der Vater mit ins Krankenhaus. Die Mutter war schwach und konnte nicht aufstehen. »Es war zum Weinen.« Was sie genau hatte, sagte ihm niemand. Sie fuhr öfter zur Kur. Nach ein paar Monaten war sie wieder zu Hause, lag wieder auf der Couch und las ihre Heftchen. Stundenweise arbeitete sie als Schreibkraft. Aber F. hatte Angst, sie würde erneut krank werden. Das passierte schließlich auch. So ging es über Jahre. Er erinnert sich an eine Situation, da war er schon etwas älter, 15, 16, da stürzte sie ohnmächtig zu Boden. Der Vater rannte aufgeregt in der Wohnung hin und her. Auf die Idee, einen Notarzt zu rufen, kam er nicht. Als der Sohn ihm sagte, er müsse einen Krankenwagen kommen lassen, war er nicht in der Lage, ans Telefon zu gehen. Das musste der Junge machen. »Ich hatte das Gefühl«, sagt er, »mein Vater ist eine Flasche. Dabei hat er immer so getan, als sei er der große Zampano.«

F. war kein guter Schüler. Er hatte Probleme mit der Rechtschreibung. Rechnen konnte er auch nicht gut. Seinem älteren Bruder gingen die Schularbeiten immer leicht von der Hand. Der Größere galt in der Familie als der Schlaue. F. sah sich selbst als den Dummen. Seine Schwester lief »außerhalb der Konkurrenz«. Sie ist zehn Jahre älter als er. Er erinnert sich an ihre Beschwerden, dass sie auf ihn aufpassen musste. Der kleine Bruder war ihr lästig. Sie wurde früh schwanger, heiratete und zog aus. Der Bruder, fünf Jahre älter, hatte seine eigenen Freunde. Gemeinsam etwas unternommen haben die Geschwister nie. Wenn es der Mutter besser ging, waren die Eltern öfter unterwegs. Zum Bespiel zum Kegeln. Der ältere Bruder ging zu Freunden, später durfte er mit, um die Kegel aufzustellen. F. blieb allein zu Hause. Er fürchtete sich vor Einbrechern. Neben seinem Bett hatte er ein Holzgewehr liegen, um Räuber abschrecken zu können.

Nach der vierten Klasse schaffte er es »mit Ach und Krach« auf das Gymnasium. Dort war jedes Jahr für ihn eine Hängepartie. Die Versetzung immer fraglich. Schlechte Zensuren verschwieg er, um der Mutter, die sich grämte, nicht noch mehr Sorgen zu machen. Hilfe konnte er sowieso nicht erwarten. Gab es Schwierigkeiten in der Schule, hielten die Eltern sich raus. Zum Beispiel als er über seinen Deutschlehrer klagte, der ihn vor versammelter Klasse runterputzte, seit er in einem Aufsatz geschrieben hatte, er sammele Autogramme von Fußballspielern. Der Lehrer hielt Fußballer für Dummköpfe. Wer die bewunderte, konnte in seinen Augen nur selbst ein Dummkopf sein. Das schrie er auch F. entgegen. Der Junge musste dazu vor der Klasse stehen. Als Note bekam er ein »Ungenügend«. F. zitterten die Knie. Ihm war zum Heulen. Seither hatte der Lehrer ihn auf dem Kieker. Er verspottete ihn vor den Mitschülern. Die lachten F. aus. Er traute sich im Unterricht kaum noch, den Mund aufzumachen.

»Zum Glück blieb ich in der 9. Klasse sitzen«, sagt er heute. Obwohl der Vater zuerst drohte, ihn von der Schule zu nehmen und in eine Lehre zu stecken. Das verhinderte seine Mutter. Die neuen Mitschüler begegneten ihm unvoreingenommen. Neue Lehrer förderten seine Talente. Besonders in Deutsch. Jetzt erst lernte er, richtig zu lesen, zu schreiben, zu argumentieren. Er wurde ein passabler Schüler, machte mit bei einer Schülerzeitung, avancierte zum Klassensprecher. Er hielt sich noch immer nicht für schlau, aber er merkte, wie er es schaffen konnte, durchzukommen. Selbst wenn er nun gelegentlich eine große Lippe riskierte. Es verschaffte ihm bei seinen Klassenkameraden sogar Anerkennung, wenn er einigen Lehrern Paroli bot. Andere hielten schützend ihre Hand über ihn. Die Mutter musste sich um seine Leistungen in der Schule keine Sorgen mehr machen. Dann starb sie. Kurz vor der Matura.

Nach dem Tod der Mutter fiel die Familie auseinander. Die Schwester wohnte längst woanders. Der Bruder studierte schon vorher in einer anderen Stadt. F. ging auf die Uni, zog zu Hause aus. Der Kontakt zum Vater, distanziert schon in den letzten Jahren, lockerte sich noch mehr, als er wieder heiratete. F. wurstelte sich durch das Studium, begann als Hospitant bei einer Werbefirma und rutschte so in den Beruf, den er bis heute macht. Sein Ansehen ist gut. Die Familie wie aus dem Bilderbuch. Frau, zwei Kinder, Haus und Hund. Die Kollegen sagen über ihn: »Der hat es geschafft.« Davon, wie er sich nachts schlaflos im Bett wälzt, welche Horrorfilme sich in seinem Kopf abspielen und welche Existenzängste an seinen Nerven zerren, haben sie alle keine Ahnung.

Nach den Klassifikationen von DSM und ICD leidet F. an einer Generalisierten Angst-Störung. Sie macht ihm offenbar schon lange zu schaffen. Darauf verweisen die vielen körperlichen Symp-

tome, die sich über die Jahre bemerkbar gemacht haben und zum Teil noch immer vorhanden sind: Kopf- und Rückenschmerzen, Schlafstörungen und Reizbarkeit. Ein ebenso eindeutiger Hinweis sind die Angst-Gedanken, die seine Fantasie in erheblichem Maße beschäftigen: die Horrorvisionen, seiner Frau oder seinen Kindern könnte etwas Schreckliches passiert sein. Seit den letzten zwei Jahren drückt ihn besonders die Sorge, sich mit dem Bau des Hauses finanziell übernommen zu haben. Die Schulden erreichen eine für ihn so ungewohnte Dimension, dass er sich andauernd fürchtet, sie nicht abtragen zu können. Trotz seines guten Einkommens und zusätzlicher finanzieller Sicherheiten. Diese Belastung ist für ihn vermutlich eine so latente Verunsicherung, ein so großer Stress, dass andere Ängste dadurch aktualisiert und/oder verstärkt werden.

Fabian F. weiß, dass es von seinem beruflichen Erfolg abhängt, ob sie die noch Jahre andauernde Kreditlast tatsächlich werden schultern können. Die Vorstellung, womöglich zu scheitern, bereitet ihm latente Sorgen. Dadurch steigt seine »Empfänglichkeit« für andere Bedrohungen. Sie scheinen ihm näher, als sie tatsächlich sind. F. muss sich entscheiden, ob er weiter mit der aus dem Hausbau entstandenen Unsicherheit leben und die damit verbundene Angst aushalten will. Keiner kann das für ihn entscheiden. Und niemand dürfte sich anmaßen, das für ihn tun zu können. Möglicherweise ginge es ihm erheblich besser, wenn er die großen finanziellen Verpflichtungen los wäre. Es mag ihm unangenehm sein, sich das einzugestehen und es auch anderen gegenüber zugeben zu müssen. Doch diese Unannehmlichkeit würde ihn womöglich weit weniger drücken als die noch lange fortbestehende Last der Schulden. Wer sich als ängstlicher Mensch in Lebensumstände manövriert, die seine Angst bis zur Unerträglichkeit vergrößern, befreit sich von seinem inneren Terror am besten dadurch, dass er diese Umstände korrigiert.

F.s Frau, eine unsichere Person, hatte ihren Mann als Macher kennen gelernt. Seine Ängste nahm sie nicht wirklich wahr. Ihm selbst war nicht bewusst, wie tief sie sitzen. Er glaubte, sich lediglich mit vernünftigen Überlegungen berechtigte Sorgen zu machen. Wie sehr er zu Überängstlichkeit neigt, erkannte er erst durch psychologische Hilfe. Von seiner Frau erwartete er Verständnis für sich, das er von sich nicht hatte. Durch wechselseitiges Unverständnis nährten beide ihre Ängste. Angst baute Denkblockaden auf. Gegenseitig unterstützen können sie sich erst, seitdem ihnen klar geworden ist, wie sie sich bisher gegenseitig in die Enge getrieben haben.

Schlichte Klassifizierung nach Symptomen, wie sie die psychiatrischen Manuale empfehlen, berücksichtigt solche Beziehungskonstellationen nicht. Sie fragt auch nicht nach der jeweils besonderen Geschichte, danach, was in welchen Lebensabschnitten durch welche Erlebnisse und Interaktionen gelernt und nicht gelernt wurde. Das sind für Symptom-Zähler fremde Dimensionen. Sie zu ergründen, gehört jedoch zu einer wirksamen Angst-Therapie dazu.

Eine ängstliche Grundhaltung entsteht womöglich, dies zeigt uns Fabian F., durch eine Kombination dramatischer Erfahrungen: Die in der Kindheit andauernd ausgelöste Furcht, die Mutter zu verlieren, die mangelnde Unterstützung der Eltern, besonders die Hilflosigkeit des Vaters, die drastisch erlebte Diskrepanz zwischen Selbstdarstellung und wirklicher Fähigkeit, den Mangel an Anteilnahme und an sozialer Kompetenz in der Familie, die Konflikte in der Schule, Lehrer, die nicht fördern, sondern niedermachen. Auch Frau F. wurde von ihren Eltern nicht ermutigt, neue Fähigkeiten zu entwickeln, das anzugehen, was sie wirklich wollte. Die Rolle des Machers, die Fabian spielte, um seine Unsicherheit zu kaschieren, gefiel ihr gut und traf ihr Bedürfnis nach einem Mann, der ihr Verantwortung abnimmt. Beide spielten sich etwas vor, bis ihre Probleme so sehr anwuchsen, dass sie mit Rollen und Bildern von sich selbst nicht mehr zurechtkamen. Von da ab geriet ihre Ehe in die Krise. Aber es gibt Auswege. Jede seelische Krise eröffnet uns immer auch Chancen, persönliche Prägungen und soziale Konstellationen anzugehen, die uns das Leben schwer machen. Beängstigende Zustände können wir ändern. Was wir irgendwann gelernt haben, vielleicht in früher Kindheit, vielleicht später, mag uns prägen. Wir schleppen es als Gepäck womöglich lange mit uns herum. Doch wir können jederzeit lernen, unnötigen Ballast abzuwerfen.

Sauber durchs Leben?

Werner R. steht morgens immer sehr früh auf. Die anderen schlafen noch. Da stört ihn keiner, wenn er sich im Badezimmer einschließt. Keiner rappelt an der Tür. Niemand begehrt Einlass. Bis seine Frau und sein jüngster Sohn, der noch zu Hause wohnt, wach werden und unter die Dusche wollen, hat er noch gut eine Stunde Zeit. Die nutzt er, um sich ausgiebig zu waschen. Von oben bis unten. Besonders Hände und Füße seift er mehrmals ein, schrubbt sie mit einer kleinen Bürste. Manchmal bis es schmerzt. Aber Werner R. hat erst dann das Gefühl, richtig sauber und für den Tag gewappnet zu sein.

Er fürchtet Schmutz. Nachdem er sich gewaschen hat, putzt er das Waschbecken. Unter die Dusche, die eigentlich eine Wanne mit einer Brause ist, geht er nicht. Die lässt er der Familie. Das Waschbecken reinigt er mit einem kleinen Schwamm. Den darf außer ihm niemand benutzen. Am liebsten wäre es Herrn R., wenn er ein eigenes Badezimmer hätte. Aber das gibt es in der Wohnung nicht. Nach einer anderen hat er gesucht, dann allerdings festgestellt, dass Wohnungen mit zwei Bädern für seine Verhältnisse zu viel Miete kosten. Wenn er morgens für seine Verrichtungen doch länger braucht, und gelegentlich kommt das vor, wäscht der Sohn sich in der Gäste-Toilette. Dort gibt es auch ein kleines Waschbecken. Er mault dann. Aber schon sein älterer Bruder, der mit Beginn des Studiums ausgezogen ist und nur noch auf Besuch kommt, hatte begonnen, dorthin auszuweichen. An die Eigenheiten ihres Vaters haben die Söhne sich gewöhnt, besser: gewöhnen müssen. Denn davon abbringen, das hatten sie in den Jahren gelernt, können sie ihn ohnehin nicht. Weder durch Beschwerden noch durch bissige Bemerkungen. Damit machen sie ihren Vater nur ärgerlich. Dann rennt er anschließend aufgebracht durch die Wohnung und wenn ihm irgendetwas schief geht, sei es, dass er sich den Mund am heißen Kaffee verbrennt oder den Schuhanzieher nicht findet, dann flucht er wild, »verdammte Scheiße«, »Himmel, Arsch und Zwirn«, und man geht ihm besser ganz aus dem Weg.

Ins Büro fährt Herr R. mit dem Auto. Wenn er dort angekommen ist, geht er sich zunächst die Hände waschen. Im Laufe des Vormittags macht er das noch öfter. Nicht sehr lange, weil das seinen Kollegen auffallen würde. Er ist Leiter der Abteilung, führt den Rang eines Prokuristen, gewisse Freiheiten, meint er, könne er sich durchaus

rausnehmen, durchaus mal kurz aus dem Büro verschwinden. »Aber man soll nichts übertreiben«, sagt er.
Hosen, Jacken und Hemden schickt Werner R. in die Reinigung, wenn er sie einmal getragen hat. Darunter trägt er stets lange Baumwoll-Unterwäsche, Unterhemden mit langem Arm, Unterhosen mit langem Bein. Im Sommer wie im Winter. Die Wäsche ist ihm angenehmer auf der Haut. Seine Frau kann sie bei höchster Wassertemperatur in die Waschmaschine stecken. 90 Grad im Hauptwaschgang. Wenn Herr R. viel geschwitzt hat, wechselt er über Mittag die Unterwäsche. Zur Mittagspause kommt er nämlich nach Hause. Das ist, wie er zugibt, »eine Hetzerei«, weil er mit dem Auto quer durch die Stadt fahren muss und schon die reine Fahrtzeit länger dauert als seine offizielle Mittagspause. Aber die Freiheit nimmt er sich. Dafür arbeitet er abends länger. Seinen Schreibtisch hinterlässt er stets aufgeräumt. Alle Papiere sind wohl sortiert in verschiedenen Mappen und Ordnern verstaut. Was er am nächsten Tag unbedingt erledigen muss, hat er, bevor er den Computer runterfährt, in seinen elektronischen Kalender geschrieben. Immer mit dem Zweifel, ob er nicht doch etwas Wichtiges vergessen hat.
Meist kommt er erst gegen 20 Uhr zurück von der Arbeit. Dann macht er jeden Abend eigentlich dasselbe. Er setzt sich in seinen Sessel, legt die Beine auf das bereitgestellte Bänkchen und gibt seiner Frau Anweisung, was zu tun ist: »Richtest du das Abendbrot? Gibst du mir die Zeitung? Bringst du mir ein Bier?« Als sie noch den alten Fernsehapparat hatten, zu dem es keine Fernbedienung gab, ließ er sich auch den Fernseher ein- und das Programm nach Wunsch umschalten. Seine Frau stellt sich ganz auf ihn ein. Sie tut, was er sagt. Er formuliert es nicht wirklich als Bitte, meint sie. Aber »um des lieben Friedens willen« macht sie, was er von ihr erwartet. »Schließlich arbeitet er den ganzen Tag und ist abends müde«, gesteht sie ihm zu. Mit den Söhnen gab es deswegen schon heftigen Krach. Sie gerieten mit ihrem Vater heftig aneinander, wollten nicht akzeptieren, dass er sich »wie ein Pascha« bedienen lässt und die Mutter hin und her schickt. Der älteste Sohn war darüber mit seinem Vater schon so in Streit geraten, dass der sich wütend auf den Jungen stürzte und ihn zu Boden warf. Der Junge, da schon 18 Jahre alt und etwas kräftiger, stand auf, ging nah auf seinen Vater zu und sagte schäumend vor Wut: »Wenn du das noch mal machst, schlag ich zurück!« Die Mut-

ter bat die Söhne eindringlich, keinen Streit mehr anzufangen. »Weil ich dann die schlechte Laune aushalten muss. Ihr könnt einfach gehen. Außerdem muss ich noch lange mit ihm auskommen.« Der älteste Sohn ist bald darauf ausgezogen.

Werner R. isst jeden Abend zwei Scheiben Brot. Eins mit Wurst, eins mit Käse. Er trinkt zwei Flaschen Bier. Er liest beim Fernsehschauen die Zeitung. Zwischen halb zehn und zehn schläft er immer ein. Seine Frau weckt ihn um halb elf. Dann geht er ins Bad und wäscht sich. So gründlich wie am Morgen. Das dauert wiederum eine dreiviertel Stunde, inklusive Reinigung des Waschbeckens. Dann geht er ins Bett.

Sex hat das Ehepaar R. bereits seit einigen Jahren nur noch selten. Immer in klassischer Missionarsstellung. Nach der Ejakulation, steht er rasch auf, wäscht sich und geht in sein Bett, das in dem engen Schlafzimmer längs hinter dem Bett seiner Frau steht. So schläft er mit seinen Füßen über ihrem Kopf. Getrennt durch die hölzerne Rückwand am Kopfende. Wenn seine Frau »nicht rechtzeitig« einen Orgasmus hatte, er schneller war als sie, hat sie, wie sie sagt, »Pech gehabt«. Seit ihr Mann seinen Waschzwang entwickelt hat, seit die Wascherei zur täglichen Routine geworden ist, sagt Frau R., »wurde es mit der Sexualität schwieriger«. Sie hat sich damit abgefunden. Zärtlich ist der Umgang schon lange nicht mehr.

Sprechen kann sie mit ihrem Mann darüber nicht. Sie hat es versucht. Es ging schief. Er redet sowieso ungern über sich. Oder über Probleme in der Familie. Auch das hat zu Spannungen beigetragen. Gespräche blockt er meist mit floskelhaften Bemerkungen ab. »Du musst mich nehmen wie ich bin.« »Da kann man nichts machen.« »Schauen wir mal, wie das weitergeht.« »Lass uns ein anderes Mal darüber sprechen.«

In Gesellschaft, wenn die R.s bei Freunden eingeladen sind, unterhält er mit kleinen Geschichten und amüsiert mit schlagfertigem Witz. Er ist ein gern gesehner Gast. Obwohl er immer zu spät kommt. Er nimmt sich zwar jedes Mal vor, pünktlich zu kommen, aber er schafft es nicht, rechtzeitig die passende Garderobe auszuwählen, sich, wie er es nennt, »in Schale zu werfen«. Meist steht er vor seinem Kleiderschrank und kann sich nicht entscheiden, was er anziehen soll. Dabei unterscheiden sich seine Anzüge, Hosen, Jacken und Hemden nicht sehr voneinander. Seine Hemden sind weiß, blau oder grau. Die

Anzüge alle in gedeckten Farben. Sehr viel grau und blau. Lediglich bei den Krawatten riskiert er manchmal etwas Außergewöhnlicheres. Wenn er feststellt, dass zu der jeweiligen Hose die passenden Strümpfe fehlen, was selten vorkommt, weil er von allen Sorten mehrere Paare besitzt, zieht er Hose und Hemd wieder aus und wählt etwas anderes – Ton in Ton. Dabei gerät er leicht in Hektik. Sind dann die Schuhe nicht geputzt, die er dazu tragen will, wird er wütend und rennt laut fluchend und planlos durch die Wohnung. Bis seine Frau ihm alles gerichtet hat. Selbst Gastgeber zu sein, behagt Herrn R. nicht. Ihn stört, wenn Gäste – für seine Verhältnisse – zu früh kommen, wenn er noch nicht richtig angekleidet ist, sich dafür verantwortlich fühlen muss, dass sie sich wohl fühlen, dass ihnen der Wein schmeckt, den er anbietet. Beim Essen kann er alles auf seine Frau schieben. Die kocht. Außerdem kann er an Gästen nicht leiden, dass sie meist länger bleiben, als er sie aushalten kann. Als Gast entscheidet er selbst, wann er geht.

Wenn er auf eine Dienstreise muss, ist das ein ziemlicher Umstand. Schon der Gedanke einen Koffer packen zu müssen, lähmt ihn. Was soll er mitnehmen, um für jede Gelegenheit das Passende dabeizuhaben? Welche Geschäfts-, welche Freizeit-Kleidung? Er nimmt von beidem eine Reserve-Garnitur, falls er sich beim Essen bekleckert oder ihm eine Serviererin, das ist schon vorgekommen, am frühen Morgen Kaffee auf Hemd und Jackett tropfen lässt. Außerdem plagen ihn die Gedanken: Was, wenn es regnet, wärmer oder kälter wird als vorhersehbar. Auf die Wettervorhersage ist schließlich auch nicht immer Verlass. Trotzdem bittet er seinen Sohn, im Internet nach der Prognose zu schauen, um wenigstens einen Anhaltspunkt zu haben. Am liebsten ist ihm, wenn seine Frau das Packen für ihn erledigt. Manchmal lässt sie sich darum allerdings sehr bitten.

Im Gepäck hat er jedes Mal eine kleine Notapotheke. Dazu gehören Kopfschmerz-Tabletten, Mittel gegen Durchfall und gegen Verstopfung. Seine Verdauung macht ihm viel Gedanken. Essen gehen ist oft heikel, weil in Restaurants entweder zu scharf, zu fett oder zu salzig gekocht wird. Verdauung zelebriert er. Aufs Klo geht er, sobald er ein bestimmtes Grummeln im Gedärm spürt und sitzt dort bis zur Verrichtung gut eine halbe Stunde. Auf fremde Toiletten geht er höchst ungern. Am wohlsten fühlt er sich, wenn seine Verdauung geregelt ist und er zum Stuhlgang bereits morgens zu Hause kommt.

Den Haushalt überlässt er seiner Frau. Auch die Haushaltskasse. Vor Bekannten scherzt er gern mit der Bemerkung, in seiner Firma sei er zwar Prokurist doch in der Familie habe er die Prokura seiner Frau übertragen. Sie macht den Einkauf. Nur einmal, am Samstag, muss er mit zum Großeinkauf für die kommende Woche. Das kann sie alleine nicht tragen. Er schiebt dann den Einkaufswagen und trägt die Tüten, erst zum Auto, dann ins Haus. Seine Frau kümmert sich auch um alle Rechnungen, Überweisungen, Bankgeschäfte, die Einteilung der Finanzen. Mit alldem will er »nicht auch noch« zu tun haben. Was er an Bargeld braucht, hebt er direkt mit der Bankomat-Karte ab. Viel ist es nicht.

Bei seinen Söhnen in der Schule war R. nie. Auch nicht, als Lehrer seinem Jüngsten drohten, ihn von der Schule zu schmeißen, falls er seine Leistung nicht verbesserte und vor allem auch sein Betragen. Er beschränkte sich auf den Ratschlag: »Mach deine Hausaufgaben. Lern ordentlich. Mach keinen Ärger. Du ziehst sowieso nur den Kürzeren.« Bei solcher Gelegenheit erzählte er, dass auch er öfter Krach mit seinem neuen Chef hätte. Der ist zehn Jahre jünger als Herr R. und will, wie R. bissig bemerkt, »alles neu erfinden«. Da könne er auch nichts gegen machen. »Wenn ich mich nicht anpasse, meinen Job nicht ordentlich mache und dem sage: ›Sie sind ein Arschloch‹, bin ich auch weg vom Fenster.« Es ist nicht schwer herauszuhören, dass R. das gerne täte, es sich jedoch wohlweislich verkneift.

Die Söhne beklagen sich, ihr Vater interessiere sich »einen feuchten Kehricht für das, was wir machen«. Sie meinen, das sei in den letzten Jahren immer schlimmer geworden. »Jetzt beschäftigt er sich nur noch mit sich selbst«, sagen sie bitter und enttäuscht. Mit seinen gelegentlichen Bemerkungen deutet Herr R. an, dass ihm seine Arbeit mehr zu schaffen macht, als er zugeben möchte. Seinen Söhnen erzählt er lieber, was er schon alles geschafft hat. Er hält sich zugute, frühzeitig erkannt zu haben, wie wichtig elektronische Datenverarbeitung werden würde, »als sich dafür noch keiner interessierte und es von mir noch niemand verlangte, das ich mich da auskenne«. In seinem Betrieb, erzählt er mit Stolz, habe er das »überhaupt alles ins Rollen gebracht. Ohne EDV würde die Verwaltung, die interne Kommunikation, die Abrechnung gar nicht mehr funktionieren. Aber als ich damit bei uns angefangen habe, war das für alle Neuland.« Das Computer-System in der Firma ist von IBM. Herr R. benutzt das

Kürzel gern mit einer anderen Bedeutung. Als hätte er den Scherz gerade erst erfunden, fragt er immer wieder: »IBM – wisst ihr, was das heißt?« Eine Antwort wartet er gar nicht erst ab. Er gibt sie selbst: »IBM – Ich Bin Müde.« Sein Job strengt ihn offenbar sehr an. In wenigen Momenten lässt Werner R. durchblicken, dass ihm die in den letzten Jahren sehr flotte Umstellung von EDV-Systemen und die Einführung neuer Programme zu schaffen macht. »Was ich damals gelernt habe, ist völlig überholt.« So klagt er gelegentlich in einem Ton, in dem Zorn mitschwingt, über die zunehmende Zahl von E-Mails, die er jeden Tag zu lesen und zu beantworten hat. Er lamentiert über die steigende Erwartung von Kollegen und vor allem Vorgesetzten, auf alle Fragen in kürzester Zeit eine Antwort parat zu haben und umgehend zurückzumailen.

Herr R. beschreibt sich gern als »Selfmademan«. Er hat nur die Volksschule besucht und anschließend eine Lehre als Industriekaufmann gemacht. Er musste sich früh um sich selbst kümmern. Als er sieben Jahre alt war, starb sehr plötzlich seine Mutter an einer zu spät erkannten Blinddarmentzündung. Seinen Söhnen erzählt er immer wieder, als schieße ihm die Erinnerung neu in den Kopf: »Ich war auf dem Weg von der Schule nach Hause. Da kam mir ein Nachbar entgegen und fragte mich: ›Weißt du schon, deine Mutter ist tot?‹ Das werde ich nie vergessen.« Er sagt das mit belegter Stimme. Sein Blick verirrt sich dabei im Irgendwo. Fassungslos sieht er aus. Befremdet. Sich selbst fern. Als könnte er immer noch nicht begreifen, was geschehen ist. Und vor allem nicht, warum. Dabei scheinen ihm die Gefühle, die er damals empfunden haben muss, abhanden gekommen zu sein. Er erzählt von einem Trauma, das ihn immer wieder einholt, ohne die Emotion, die den Seelenschmerz begleitet.

Mit seinem Bruder, der ein Jahr älter ist, kam er nach dem Tod der Mutter in ein Kinderheim. Der Vater, der einen kleinen Lebensmittelladen führte, sah sich außer Stande, sich um die Söhne zu kümmern. Verwandte, die sich der Kinder annehmen wollten, gab es nicht. Bald gab der Vater sein Geschäft auf und suchte hier und da wechselnde Anstellungen. Er zog von der Stadt aufs Land. Um die Kinder kümmerte er sich nicht mehr. »Ich musste mich durchbeißen«, sagt Werner R. Bei Mädchen landete er keine großen Erfolge. Mit Anfang zwanzig heiratete er, nach kurzer Bekanntschaft, die Tochter seines Fußballtrainers. Der hatte ihm das Mädchen vorgestellt. Sie

war etwas älter als er und schon einmal verlobt. Doch ihr Bräutigam war bei einem Autounfall verunglückt, kurz bevor die Hochzeit stattfinden sollte. Der Termin stand schon fest. Die Eltern hatten als Geschenk für das Brautpaar schon Silberbesteck mit eingravierten Initialen gekauft. Das Besteck nahm sie mit in die Ehe. Die Initialen ließen die Eltern vorher wegschleifen. Aber man konnte noch genau sehen, wo die Gravur gewesen war.
Die Ausbildung von Werner R. blieb bescheiden. Fremdsprachen lernte er nie. Er arbeitete in verschiedenen Firmen als Sachbearbeiter. Einmal verlor er seine Stellung, weil er mit seinem Chef nicht auskam. Da war der zweite Sohn gerade geboren. Fast ein Jahr blieb er arbeitslos. Die Familie lebte von der Stütze. Dass er so lange keine neue Beschäftigung finden konnte, machte ihm sehr zu schaffen. Seine Frau meint, dass er damals sehr an sich zweifelte und sich Vorwürfe machte, die Familie nicht so durchbringen zu können, wie er meinte, es tun zu müssen. Er war, so die Frau, »ein wenig depressiv«. Sie meint sich zu erinnern, dass er in dieser Zeit »wohl auch mit seiner Wascherei angefangen« habe. Vorher jedenfalls sei ihr das nie so aufgefallen. Als er wieder einen Job gefunden hatte, vermittelt über das Arbeitsamt, meldete er sich bald darauf für EDV-Kurse bei der Volkshochschule an. Wenn er die Geschichte seinen Söhnen erzählt, will er sie anspornen und ein wenig Respekt für seine Leistung bekommen. Doch die sagen: »Er erzählt immer dieselben Geschichten, in immer denselben Worten. Wir können sie nicht mehr hören.« Ihr Vater hatte ihnen schließlich nicht mehr viel zu sagen. Er wird das bemerkt haben. Denn irgendwann weigerten sich die Söhne, ihn auf seinen sonntäglichen Spaziergängen zu begleiten, auf denen er ihnen gern von seinen Erfolgen erzählte. Von seinem Kampf nach oben, seinem beruflichen Aufstieg. Und von seiner ehrenamtlichen Tätigkeit als Schöffe bei Gericht. Dafür hatte er sogar eine Auszeichnung erhalten.
Seine EDV-Kenntnisse nutzten ihm tatsächlich, im Beruf weiterzukommen. Außerdem der Ehrgeiz, es zu etwas zu bringen, aufzusteigen, seinem Milieu ein Stück weit zu entkommen. Dass er rigoros und hart gegenüber Kollegen sein konnte, die vorgegebene Anforderungen nicht erfüllten, half ihm dabei. Er wurde Abteilungsleiter. Schließlich Prokurist.
Neuerdings spricht er gelegentlich von vorgezogener Rente. Nicht

dass er sagte, sein Vorgesetzter dränge ihn dazu. Aber er erzählt von Firmenprogrammen, die schon für Anfang 50-Jährige, also genau fur Beschäftigte seines Alters, einen Ausstieg mit Übergangszahlungen vorsehen. Bei offizieller Arbeitslosigkeit gleichen sie Einkommensverluste aus. Manchmal wundert er sich im Kreise der Familie laut: »Warum soll ich mich noch plagen, wenn ich ohne Arbeit fast dasselbe kriege?« Spaß an der Arbeit scheint jedenfalls kein Motiv zu sein. Seine Frau fürchtet sich davor, ihn den ganzen Tag zu Hause zu haben. Was sie sich früher einmal gemeinsam vorgenommen hatten, nach seiner Pensionierung zu reisen, etwas zu erleben, es sich nett zu machen, daran glaubt sie nicht mehr. Sie meint, bei ihrem Mann eine verstärkte Neigung zu Trübsinnigkeit zu erkennen. Auch scheint er ihr leichter reizbar. Häufiger bricht in ihm ungezügelt Wut aus. Wenn ihm irgendetwas schief geht, er zum Beispiel eine Tasse zerbricht. Wenn etwas nicht wie gewohnt geschieht, zum Beispiel ein Hemd, das er anziehen will, nicht gebügelt ist. Wenn er sich in seiner Alltagsroutine gestört fühlt, zum Beispiel weil der jüngste Sohn zu laute Musik spielt oder er abends Freunde ins Haus bringt. Der Jüngste möchte auch bald ausziehen, weil er mit seinem Vater häufiger Streit bekommt. Kürzlich hätte der Vater in Rage fast seinen CD-Player aus dem Fenster geworfen, weil ihm die Musik auf die Nerven gegangen war. Schreierei drohte in Handgreiflichkeit auszuarten. Der Vater hatte sich schon wütend vor ihm aufgebaut, kurz vor der Explosion. Und der Sohn schnaubte wütend zurück: »Untersteh dich!« Eine bekannte Szene. Die Mutter glaubt, Partei für ihren Mann ergreifen zu müssen. »Mit dem muss ich ja auskommen«, wie sie wiederholt versichert. Aber sie zweifelt, ob ihr das noch richtig gelingt. Deshalb kommt sie zur psychologischen Beratung und erzählt die ganze Geschichte.

Herr R. leidet an einer chronischen Zwangsstörung. Einsicht darüber zeigt er nicht. Das DSM empfiehlt in einem solchen Fall, darauf ausdrücklich hinzuweisen. In aller Regel nämlich erkennen Erwachsene mit einer Zwangsstörung zu irgendeinem Zeitpunkt, dass ihre Zwangsgedanken oder Zwangshandlungen übertrieben oder unbegründet sind. Bei Kindern ist das häufiger nicht so. Mit Zwangshandlungen versuchen Menschen, Angst oder starkes Unwohlsein zu verhindern oder zu reduzieren. Diesem Antrieb folgt

wohl auch Werner R. Das zeitaufwendige Waschen, morgens und abends, bereitet ihm kein Vergnügen. Er kann darauf einfach nicht verzichten. Seine (vordergründige) Angst vor Schmutz tritt auch in seiner Abneigung hervor, »fremde« Toiletten zu benutzen. Seine ständige Sorge um seine Verdauung können wir als Zwangsgedanken betrachten. Die ausgiebigen Sitzungen auf dem Klo als eine Folge. Mit seinen stereotyp erzählten Geschichten, die immer wieder dieselben Themen behandeln, deutet Herr R. an, wie sehr diese Themen ihn beschäftigen: Entscheidungen in seinem Beruf, die Tätigkeit als Schöffe, auch Erlebnisse aus seiner Kindheit.
Wagen wir eine Bestimmung, die über die Beschreibung von Symptomen, also über die Absichten von DSM und ICD, hinausgeht: Bei den Themen des Werner R. geht es letztlich um seine Identität. Seine Geschichten dienen dazu, Identität zu bestimmen. Ihre ständige Wiederholung soll dazu beitragen, ihnen mehr Gewicht zu verleihen. So gesehen sind es dramatische Inszenierungen, mit denen er sich und anderen bestätigen will, dass das von sich entworfene Bild stimmt, es gültig, zuverlässig und korrekt ist. Herr R. will sich versichern, dass er es gegen alle Beschwernisse wirklich geschafft hat, sich durchzusetzen, wirklich erfolgreich zu sein und sich behaupten zu können. Das ist auch kein Irrtum. Es ist ihm jedoch auch keine innere Gewissheit.
In seiner Kindheit und Jugend hatte Herr R. es schwer. Durch den Tod der Mutter. Den Vater, der sich nicht gekümmert hat. Die Jahre im Kinderheim. Unterstützung fand er kaum. Seine Startbedingungen für berufliches Fortkommen waren schlecht. Er musste sich, wie er selbst sagt, »durchbeißen«. Darauf könnte er sich tatsächlich einiges zugute halten. Aber anscheinend schwingt immer auch die Angst mit, doch einzubrechen, zu scheitern. Arbeitslosigkeit hat er erlebt. Er weiß, wie das ist. Das Gefühl ist in seinem Emotionshaushalt gebunkert. Nicht reflektiert. Aber präsent. Die Angst nagt noch immer an ihm. Die Einführungen neuer Technologien, die Veränderung von Arbeitsabläufen, das zunehmende Tempo in seinem Beruf, ein neuer, jüngerer und offenbar sehr ehrgeiziger Vorgesetzter, all das ist für ihn seelische Last. Darunter leidet er. Er weiß nicht mehr, wie er dagegen ankommen soll. Wir dürfen annehmen, dass seine Zwangshandlungen von einer grundsätzlichen Unsicherheit herrühren. Schleichend haben sie begonnen.

Kaum auffällig zunächst. Durch akute neue und sogar steigende Belastungen erhielten sie über Jahre zusätzlichen Anschub.
Über Konflikte wird auch in dieser Familie nicht geredet. Jeder muss mit seinen Problemen selbst fertig werden. Keiner meint, dass daran etwas zu ändern wäre. Seine Frau und seine Söhne haben sich auf ihn eingestellt, ihn mit seinen Ängsten allein gelassen und damit die Entwicklung seiner Zwänge gefördert. In dieser Beschreibung liegt kein moralischer Vorwurf und keine Zuweisung von Schuld. Sie dient ausschließlich dazu, die unterschiedlichen Faktoren, die zu einer Störung beitragen können, und die Dynamik von Beziehungen zu verdeutlichen. Herr R. zeigte selbst nie Neigungen, seine Situation kritisch zu reflektieren. Das ist vermutlich Teil seiner Angst-Vermeidungsstrategie. Erfolgreich kann sie freilich nicht sein. Seine Familie hat weder Reflexion noch anderen Umgang mit seinen Schwierigkeiten jemals von ihm verlangt. Sie öffnete ihm weiteren Raum, seine Zwänge ohne Einsicht zu entwickeln, ja zu pflegen. Sein Aufführungen erscheinen in der Familienkonstellation als Marotten. Seine Waschrituale. Die Stuhlgang-Zeremonie. Die Mühe, Koffer zu packen. Das Trödeln und Tändeln in der Garderobe. Sie gehen allen auf die Nerven. Komplizierter werden die Verhältnisse noch dadurch, dass der Vater sich immer mehr in sich zurückzieht und für seine Söhne und seine Frau kein echtes Interesse und kein Mitgefühl aufbringt. Enttäuscht wenden sie sich ab und sich selbst zu. Die Familie wird zunehmend beziehungsloser.
Frau R. nimmt ihrem Mann im Alltag alles ab. Sie organisiert den Haushalt, vom Einkaufen bis zur Wäsche. Sie regelt die Finanzen, kümmert sich um die Kinder, trifft alle Entscheidungen, auch die ganz trivialen. Er musste sich – außerhalb seines Jobs – den Herausforderungen des Alltags nie stellen. Solche Kompetenz verlangte seine Frau nie von ihm. Deshalb musste Herr R. sie nie erwerben. Die Rollen- und Arbeitsaufteilung in der Familie haben seine Defizite nur konserviert. Wäre er gefordert gewesen, sich seinen Unzulänglichkeiten zu stellen, sie anzugehen, wäre womöglich einiges anders gelaufen. Mit einer Kombination aus Rücksicht, Fürsorglichkeit und Scheu vor Konflikten hat die Familie an den psychischen Verstrebungen mitgearbeitet, in denen Herr R. seine Ängste und seine Zwänge gefangen hält. Fraglich, ob er seine

Defizite nun überhaupt noch aufarbeiten kann. Einsicht in die eigene Störung und ein soziales Umfeld, das mit wohlwollender Unterstützung verlangte, dagegen anzugehen, machte es leichter, sie zu überwinden. Oder sie so in den Griff zu bekommen, dass sie das eigene Leben und das der Familie nicht in einem Übermaß bestimmt. Vermutlich wäre Herr R., nachdem er seine Eigenheiten über Jahre so ausleben durfte, heute damit überfordert, selbstständig den Familienalltag zu managen. Sein Beruf, seine versteckten Grübeleien und seine Zwangshandlungen nehmen ihn so sehr in Beschlag, dass ihm für mehr wohl keine Kraft bleibt.
Da ihm selbst all das nicht als Problem erscheint, sucht Werner R. von sich aus auch keine Hilfe. Zur psychologischen Beratung kommt seine Frau, weil sie sich fürchtet, ihr Mann werde, falls er tatsächlich in vorgezogene Rente geht, mit seinem Verhalten, seinen Erwartungen und seinen Launen ihr die kleinen Freiheiten, Vergnügungen und Fluchten einschränken, die sie sich bisher hat erhalten können – mit einer Freundin, außerhalb ihrer Ehe. Ihre Angst, ihr Gatte könnte in eine schwerere Depression rutschen, ist allzu berechtigt. Das kommt bei Zwangsgestörten häufig vor. Wenn die Depression auch Herrn R. packen sollte, mag sein Leidensdruck so sehr anwachsen, dass er Betreuung sucht. Ein Psychologe oder Psychotherapeut könnte dann jedoch wenig ausrichten. Schon die Chronizität seiner Zwangsstörung, kombiniert mit einer als gering zu bewertenden Fähigkeit und Bereitschaft über sich nachzudenken, limitiert die Möglichkeiten kognitiver Therapie und lässt eine primär medikamentöse Intervention als angeraten erscheinen. Bei zusätzlich auftretender Depression gibt es dazu keine Alternative. Herr R. brauchte dringend einen Psychiater.

Das Leiden des braven Mädchens

»Astrid war immer ein braves Mädchen«, sagt Frau W. über ihre Tochter. Sie will die Bemerkung als Lob verstanden wissen. »Schon in der Schule lernte sie fleißig und machte stets ihre Hausaufgaben. Sie war viel zu Hause.« Etwas merkwürdig fand die Mutter, dass Astrid sich nicht traute, auf Reisen zu gehen. Wenn in der Schule ein Klassenausflug anstand oder eine Fahrt mit der Sportgruppe, bereitete der

Tochter das Schwierigkeiten. Lange im Voraus grübelte sie darüber nach, wie das wohl sein würde, und machte sich Sorgen, ohne diese richtig beschreiben zu können. Diffuse ungute Gefühle überfluteten sie. Meist wurde Astrid kurz vor den Reisen krank. Sie litt unter Kopfschmerzen, in späteren Jahren auch an Durchfall. Der Durchfall wurde häufig so heftig, dass an ein Wegfahren nicht zu denken war. »Sonst war Astrid eigentlich nie krank.« Das fiel der Mutter auf. Dann merkte sie, dass ihre Tochter nicht in die Tanzschule gehen konnte. »Astrid fürchtete, sich zu blamieren.« Je älter sie wurde, desto mehr zog sie sich zurück. Ihre Klassenkameradinnen machten viel miteinander und luden Astrid auch ein, in die Disco mitzugehen, in der Stadt einzukaufen oder auf Reisen mitzufahren. Astrid lehnte immer ab. Sie schien all das nicht zu vermissen. Schließlich lernte sie einen Freund kennen, einen jungen Sozialpädagogen, der sich sehr um sie kümmerte und mit dem sie dann doch einiges unternahm. Bald zogen sie zusammen. Die Mutter war beruhigt. Eigentlich war es ihr so sogar recht. »Ich brauchte mir keine Gedanken machen, ob die Tochter in schlechte Gesellschaft geraten könnte, verführt würde, Drogen zu nehmen oder zu viel zu trinken.«
Als Astrid 25 war, hatte die Mutter, die von ihrer Tochter vor allem beruflichen Erfolg erwartete, jedoch den Eindruck, dass sie »in einen unguten Trott« geraten war, in dem sie »nichts mehr richtig voranbrachte«. Astrid schien vom Leben nichts Neues mehr zu verlangen. Sie war eine begabte und gut aussehende junge Frau. Aber ohne große Ambition. Sie hatte Pharmakologie studiert und mit einem sehr guten Examen abgeschlossen. Durch Empfehlung eines Professors bekam sie nach dem Studium eine Stelle in der Forschung einer renommierten Pharma-Firma. Sie startete dort gut und durfte hoffen, in dem Unternehmen zügig Karriere zu machen. Doch dann blieb sie in einer Abteilung hängen. Angebote der Firma, zu internationalen Meetings oder zu Kongressen zu reisen, nahm sie nicht wahr. Entweder wurde sie vorher krank oder sie gab irgendeinen familiären Grund an, warum sie zu dem vorgesehenen Termin nicht fahren konnte. Schließlich blieben solche Angebote aus. Ihr direkter Vorgesetzter führte keine Perspektivgespräche mehr mit ihr, an welchen neuen Projekten sie in Zukunft mitarbeiten könnte. Bald erledigte sie ihren Job in eintöniger Routine.
Ihre Freizeit verlief nach dem immer gleichen Schema. Abends und

an Wochenenden blieben Astrid und ihr Freund meist zu Hause. Er ging einkaufen. Sie kochte. Sie schauten viel fern. Von ihrem Freund ging keine Initiative aus, etwas anders zu machen. Er schien zufrieden. Astrid hing an ihm. Anscheinend immer mehr. Irgendwann ging sie ohne ihn, außer zur Arbeit, nicht mehr aus dem Haus. Sie wurde zusehends unglücklich. Zu der Angst vor Reisen wuchs die Furcht davor, woanders als zu Hause zu übernachten. Es fiel ihr immer schwerer, selbst etwas zu entscheiden. Entscheidungen delegierte sie zunehmend an ihren Freund.

Als der Freund zum Militärdienst eingezogen wurde, begann sie, sich alleine zu Hause zu ängstigen. Sie bekam oft Durchfall. Sie fürchtete, schwer krank zu werden, an einem Tumor zu leiden, an Krebs sterben zu müssen. Sie fühlte sich von Schmerzen gequält, im Bauch und im Kopf. Ihr wurde ständig übel. Sie verzweifelte, wurde depressiv, sah sich schon als gescheiterte Existenz. Besonders die grauenhaften Kopfschmerzen machten ihr zu schaffen und dass sie deswegen so schlecht schlafen konnte. Sie spürte, wie ihre Leistungsfähigkeit dramatisch absackte. Anfangs kam sie dem schlimmsten Schmerz noch mit einer Kombination aus starken Schmerz- und Beruhigungsmitteln bei. Doch nach einem halben Jahr gelang ihr das nicht mehr. Obwohl sie die Mittel in immer höheren Dosen nahm. Sie schaffte ihre Arbeit nicht mehr. Die Firma kündigte ihr. Sie war völlig fertig. Dann verließ sie auch noch ihr Freund. Die Beziehung mit Astrid war ihm, wie sie erzählte, »zu mühsam« geworden. Erst hatte er Mitleid empfunden, Astrid bestärkt, dass sie »wirklich arm dran« sei, ihr dann aber vorgehalten, sie solle sich »endlich mal zusammenreißen«. Sie war wie vor den Kopf geschlagen. Gelähmt. Ihre Leiden machten ihn »hilflos«, sagte er. Sie fühlte sich dadurch erst recht im Stich gelassen. Er sagte: »Ich weiß wirklich nicht mehr, was ich tun kann, damit es dir wieder besser geht.« Sie wusste es selbst nicht. Dann erklärte er ihr, er habe eine andere Frau kennen gelernt. Mit der wollte er nun zusammenleben.

Astrid wurde immer verzweifelter. Ohne Job. Ohne Freund. Ihr Hausarzt wollte ihr die Medikamente nicht mehr verschreiben, als ihm auffiel, dass sie im Monat das Zehnfache der vorgeschriebenen Menge einwarf. Sie wechselte den Arzt. Mehrfach. Doch dann schaffte sie es nicht mehr, dauernd den Arzt zu wechseln und eine Geschichte zu erfinden, mit der sie einen neuen veranlassen konnte, ihr Medikamente in hohen Dosen zu verschreiben. Völlig niedergeschlagen, vertraute sie sich ihrem Vater an. Er ist Apotheker. Auch er hatte, die Tochter ahnte es, eine Zeit lang unter Depressionen gelitten, damals als seine Frau ihm ständig vorwarf, er hätte es zu nichts gebracht. Der Vater konnte die über Jahre anhaltenden Vorwürfe der Mutter nicht ertragen. Sie schlug die Scheidung vor. Er meinte, seine Frau hätte sich innerlich aus der Ehe längst verabschiedet, und willigte ein. Astrid erfuhr, als sie mit ihrem Vater zum ersten Mal ein vertrautes Gespräch wagte, dass er selbst eine Zeit lang zu viele Medikamente genommen und seine Depressionen so im Selbstverfahren behandelt hatte. Sie konnte sich nun daran erinnern, wie sie sich gewundert hatte, dass ihr Vater immer so abwesend gewirkt hatte. Damals hatte Astrid den Hintergrund des Familienkonfliktes nicht verstanden. Sie war sehr mit sich selbst beschäftigt und hatte gehofft, ihre Probleme bei der energischeren Mutter abladen zu können. Zu ihrem Vater fand sie keinen rechten Zugang. Jetzt, da es ihr gelingt, muss sie das neue Vertrauensverhältnis zum Vater vor der Mutter verheimlichen, denn die würde das »als Verrat« an ihr verstehen.

Der Vater konnte als Apotheker die Tochter zunächst aus den hauseigenen Vorräten mit Medikamenten versorgen, ohne Verschreibungen der Ärzte. Doch dann schlug er ihr vor, gemeinsam Hilfe zu suchen. Er ging mit ihr zu einer Psychiaterin, die auch ihm schon geholfen hatte. Der Start war für Astrid nicht einfach. Sie musste zunächst auf Entzug, loskommen von der Abhängigkeit von den Schmerzmitteln. Es gelang ambulant, ohne Aufenthalt in einer Klinik. Sehr behutsam. In dieser Phase schlief sie viel, sie erholte sich körperlich, kam wieder zu Kräften und konnte beginnen, Sorgen und Nöte aufzuarbeiten, ihre Ängste anzusprechen und zu bedenken, auf wie unzweckmäßige Weise sie versucht hatte, ihnen auszuweichen oder sie zu behandeln. Begleitend zur psychologischen Therapie erhielt sie eine wohl dosierte Medikation sowohl gegen die Depression als auch die Kopfschmerzen. Die Gefahr von Medikamenten-Missbrauch war dabei ein ständiges Thema. Astrid begann, die Konstellationen in ihrer Familie, das Verhältnis zu ihrem ehemaligen Freund aus neuer Perspektive zu reflektieren und zu durchschauen, wie sehr diese Beziehungen, das Verhalten dieser Personen und ihre Wahrnehmung dieses Verhaltens ihr Handeln beeinflusst hat. Nach drei Monaten fand sie wieder einen Job. Die nächste Aufgabe lautete: ein Kurzstreckenflug mit ein paar Übernachtungen im Hotel. Und sie weiß auch schon ihr nächstes Ziel: »Endlich einmal nach Amerika, in die USA.« Noch ist das für sie eine große Herausforderung. Doch manchmal freut sie sich schon darauf.

Astrid passt nicht in eine Diagnosekategorie. Eine strikte Klassifikation nach DSM oder ICD ist nicht möglich. Es sei denn, wir würden verschiedene Varianten von Angst-Störung als Cluster gleichzeitig auftretender Krankheiten (Komorbidität) bezeichnen. Ob das allerdings sinnvoll ist, darüber lässt sich streiten. Astrids Ängste zeigten sich zunächst in spezifischen Phobien: in der Angst zu reisen, besonders der Angst zu fliegen. Diese Ängste schränkten sie zunehmend ein, nahmen ihr Lebensfreude und behinderten sie massiv in ihrem Beruf. Später zeigten sie sich in Agoraphobie. Ohne ihren Freund wollte sie nicht mehr aus dem Haus. Es war für sie anstrengend genug, jeden Tag allein zur Arbeit und wieder nach Hause zu kommen. Sie zog sich immer mehr von Leuten zurück. Die Vorstellung, von anderen beurteilt zu werden, zum Beispiel bei einem Firmen-Meeting, bereitete ihr zunehmende Sorgen. Sie zeigte immer mehr Zeichen einer sozialen Phobie. Schließlich wollte sie am liebsten selbst nichts mehr entscheiden. Sie delegierte Entscheidungen an ihren Freund. Sie fürchtete, bei allem Fehler zu machen, in den kleinsten Angelegenheiten des Alltages, ihre Angst artete zu einer Generalisierten Angst-Störung aus. Später entwickelte sie auch noch schwere Depressionen. Ihre Lage erschien ihr völlig hoffnungslos. Sie wusste nicht mehr weiter und dachte daran, sich das Leben zu nehmen.

Die Eltern hatten sie als Kind nicht dabei unterstützt, Schwierigkeiten anzugehen, Risiken vernünftig abzuwägen, Herausforderungen zu bestehen. Die Mutter war zufrieden, dass sie »immer ein braves Mädchen« war. Ihr fiel die »Zurückhaltung« ihrer Tochter auf, aber das war ihr eher willkommen, weil sie meinte, sich so weniger Sorgen machen zu müssen. Mit dieser Einstellung zeigt die Mutter, dass sie selbst ein ängstlicher Mensch ist und Erleichterung empfindet, wenn sie keine Verantwortung tragen und sich Schwierigkeiten nicht stellen muss. Die Unzufriedenheit mit ihrem Mann entstand vermutlich aus der Enttäuschung, dass er ihr nicht bot, was sie sich von ihm erhoffte. Dass er ihr nicht mehr Sicher-

heit und Status bescherte. Dabei genoss ihr Mann als Apotheker Ansehen in ihrem Ort. Sie war »die Frau des Apothekers«, hatte nicht studiert, half im Geschäft nur aus, dabei unzufrieden mit sich selbst und frustriert, dass ihr Mann ihre Probleme nicht lösen konnte. Er fühlte sich ihr gegenüber schuldig, ohne zu durchschauen, warum und wie sie ihn in die Enge trieb. Er verstand ihre Sehnsüchte nicht, konnte sich mit ihr darüber nicht auseinander setzen und war zu schwach, ihren vehementen Forderungen und Vorwürfen entgegenzuhalten. Er zog sich in eine Depression zurück. Für die Tochter und ihre Bedürfnisse war er nicht ansprechbar. Zu sehr plagten ihn seine eigenen Nöte.

Astrid suchte sich einen Freund, der ihr persönlicher Sozialarbeiter war, anfangs davon angetan, für sie da zu sein und sie umhegen zu können. Das tat seinem Selbstbewusstsein gut. Doch statt ihr zu helfen, ihre Ängste anzugehen, unterstützte er sie im Bestreben, den Ängsten auszuweichen. Doch damit bauten sie sich immer mehr auf. Der Freund reagierte mit noch stärkerer Fürsorglichkeit und schnitt ihr damit nur weiter die Wege ab, die sie aus ihrer Angst-Falle hätten heraus führen können. Astrids Ängste wucherten weiter. Wie ein Krebsgeschwür. Sie griffen immer stärker in ihr Leben ein. Wie ein Krebs, der Metastasen in immer neue Regionen des Körper schickt. Begonnen hatte der Seelenfraß mit bescheiden anmutenden Phobien. Nach und nach zeigte er sich in seinen maßlosen Gier. Er ergriff Besitz von Astrid, lähmte sie erst sozial, dann total mit generalisierter Angst und stürzte sie schließlich in schwerste Depressionen. Der Vater mag zu der Veranlagung eine genetische Komponente beigesteuert haben. Darauf verweist seine eigene Krankengeschichte. Aber er ist auch derjenige, der Astrid hilft, gegen den Seelenkrebs die richtige Therapie zu finden.

Wie Psychotherapie nutzt – und wie Sie damit Ihre Zeit verschwenden

Angst ist eine normale menschliche Reaktion. In passender Dosierung kann Angst Kraftreserven freisetzen, Kreativität fördern, helfen, die Aufmerksamkeit zielgerichtet auf die Aufgabe zu richten, die zu bewältigen ist. Angst kann den entscheidenden Schub geben, um Außergewöhnliches zu leisten. Oft jedoch funkt sie so heftig in den Alltag von Menschen, dass sie für sie zum Hindernis wird, ihre Arbeit so gut zu erledigen, wie sie es eigentlich könnten, intensive Freundschaften oder Liebesbeziehungen aufzubauen, Spaß in ihrer Freizeit zu finden. Übertriebene Ängste nehmen uns Lebensqualität. Das geschieht häufiger, als die meisten von uns denken. Angst-Störungen zählen zu den häufigsten seelischen Problemen überhaupt. Wer darunter leidet, schiebt die Einsicht oft beiseite. Oder »behandelt« die Angst selbst – mit Alkohol. Oder nimmt nur die körperlichen Symptome wahr: Kopf- und Rückenschmerzen, Einschlaf- oder Durchschlaf-Schwierigkeiten, Verdauungsprobleme. Wissenschaftler stellten fest, dass nur 11 Prozent der Menschen, denen Angst zu schaffen macht, eine auf dieses Leiden gerichtete Behandlung finden. Nur vier von Hundert erhalten eine angemessene Medikation (Ohayon et al., 2000).

Checkliste für Therapeuten

Psychoanalytiker, Psychotherapeuten und Psychologen bieten Hilfe an. Mit verschiedenem Zugang. Geleitet von unterschiedlichen Konzepten. Die Vielfalt des Angebots verwirrt Ratsuchende. Sie wissen nicht, an wen sie sich am besten wenden sollen. Die Antwort auf die Frage ist nicht leicht. Quer durch alle Schulen gibt es gute und schlechte Therapeuten. Die guten helfen. Die schlechten schaden. Das ist keine Plattitüde, wiewohl es auf den ersten Blick natürlich so scheint. Hier eine Checkliste, mit der Sie sich rasch, schon bei einer ersten Begegnung, selbst ein Urteil bilden können:

- Gut sind die, die Ratsuchenden nicht mit vorgefassten Meinungen und Theorien zu Leibe rücken. Sie nehmen die Menschen, die sich an sie wenden, mit ihren Sorgen und Problemen ernst und gehen davon aus, dass sie selbst am besten wissen, was ihnen fehlt.
- Die Patienten liefern den Stoff und die Hypothesen, mit denen in der Therapie zu arbeiten ist. Gute Therapeuten hören gut zu. Für sie gibt es in der Therapiestunde nichts Wichtigeres als den Menschen, der ihre Hilfe braucht. Die therapeutische Arbeit ist Zusammenarbeit.
- Gute Therapeuten sind verständig und mitfühlend. Empathie ist ein wesentliches Merkmal ihrer Qualität. Wenn sie mit dieser Haltung an ihre Aufgabe gehen, helfen sie vielen Menschen schon dadurch, dass sie sich ernst genommen, verstanden und angenommen fühlen. Zahlreiche Studien konnten das nachweisen: Zuwendung hilft. Das Kriterium für Erfolg: Dem Patienten muss es durch die Therapie subjektiv besser gehen. Er also setzt die Maßstäbe. Das gehört zum Ernstnehmen dazu.
- Gute Therapeuten, wenn sie Ärzte/Psychiater sind, führen sich nicht auf wie »Götter in weiß«. Sind sie Psychologen, täuschen sie nicht vor, allwissende Psycho-Schlaumeier zu sein. Sie inszenieren sich nicht als Seelengurus. Sie verstehen sich schlicht als Dienstleister.
- Gute Therapeuten halten es für selbstverständlich, dass ihre »Kunden« kritisch prüfen, ob die Dienste, die sie anbieten, der Service, die Beratung, die Kundenbetreuung für sie persönlich angemessen und hilfreich ist. Jeder, der Hilfe sucht, sollte mit diesem Bewusstsein auf die Suche gehen. Gleich bei der ersten Begegnung ist zu klären: Was kann ich erwarten? Wie werde ich behandelt? Erfüllt der oder die, zu dem oder zu der ich gegangen bin, die Grundkriterien eines guten Therapeuten/einer guten Therapeutin. Wenn nicht, sagen Sie freundlich: »Das wars.« Suchen Sie sich jemand anderen. Wenn Sie im Laufe einer Therapie denken, es geht nicht richtig voran, sagen Sie es. Gute Therapeuten wollen das wissen. Sie dürfen nicht so bedürftig nach Anerkennung sein, dass sie Bedenken, Einwände oder Kritik ihrer »Kunden« nicht aushalten. Im Gegenteil. Sie müssen sehr interessiert daran sein,

> zu wissen, wie Patienten über die Zusammenarbeit denken, wo sie meinen, dass es hakt, wenn sie sich wünschen, dass die Therapie besser läuft. Solche Klärungen verbessern die Zusammenarbeit. Sie dienen nur besserem Fortkommen. Gute Psychiater, Psychologen, Psychotherapeuten wollen gute Dienstleister sein.

So ist zu erklären, weshalb Therapeuten, die eigentlich verschiedene Methoden favorisieren, durch eine grundsätzlich richtige Einstellung, durch Zuwendung und Mitgefühl, helfen. Sie fühlen sich in erster Linie nicht einer »Schule« verpflichtet. Wer sich auf eine »Schule« beruft, will meist etwas lehren, nach einem festen Unterrichtskanon. In solchen Vorstellungen dominiert Dogmatik. Vorsicht! Allerdings: Auch wenn Psychohelfer sich auf Hilfesuchende richtig einlassen, so sind doch die verschiedenen Methoden, die sie über die Dauer der Therapie anwenden, in ihrer Wirkung sehr unterschiedlich, mehr oder weniger effektiv. Das konnte in umfangreichen wissenschaftlichen Untersuchungen nachgewiesen werden (Grawe, Donati, Bernauer, 1994). Wir sollten nicht so tun, als handele es sich um Glaubensfragen. Kosten und Nutzen von Psychoanalyse und Psychotherapie und ihrer verschiedenen Varianten sind abzuwägen. Viele plädieren nach wie vor für die »gründliche Analyse«. Nur so, argumentieren sie, seien die Ursachen für Ängste richtig zu ergründen und zu behandeln. Doch solche Reisen in das Seelenleben dauern Jahre. Andere Methoden versprechen schnelleren Erfolg, auch mit analytischen Konzepten. Wieder andere setzen an beim wirklichen Verhalten. Sie fragen: Welche Situationen erregen Besorgnis, bereiten Schwierigkeiten, machen Angst? Mit welchen Gedanken gehen Menschen in die Welt. Sehen sie Probleme und Gefahren realistisch, so wie sie wirklich sind? Inwieweit beruhen ihre Einschätzungen womöglich auf verzerrten Wahrnehmungen und gedanklich falschen Interpretationen? Stellen wir die unterschiedlichen Konzepte auf den Prüfstand. Beginnen wir mit einem Klassiker, der sich nach wie vor großer Anhängerschaft erfreut.

Freud'sche Leistungen und Fehlleistungen

Die Tiefen der Angst wollte schon Sigmund Freud, der Altmeister der Psychoanalyse, ergründen. Diese Aufgabe fesselte ihn sein Leben lang. Er war beeindruckt davon, wie weit verbreitet Angst im alltäglichen Leben ist, wie sehr sie das Verhalten vieler Menschen bestimmt, sie einschränkt in all ihren Möglichkeiten. Angst galt ihm keineswegs als rein pathologisches Phänomen. Angst zu haben, hielt er durchaus für normal. Der Neurotiker, meinte Freud, unterscheide sich vom Normalen nur dadurch, dass er die Reaktionen auf Gefahren übermäßig erhöht.

Als einer der Ersten beschrieb Freud ausführlich die äußeren Anzeichen der Angst, die beobachtbaren Phänomene der Angst-Störung, in seinen Worten: die »klinische Symptomatologie (die Lehre von den Anzeichen) der Angst-Neurose«. Er nannte: allgemeine Reizbarkeit, Schlaflosigkeit, ängstliche Erwartungen, die Neigung zu pessimistischer Auffassung der Dinge, die zwanghafte Züge annehmen kann, Hypochondrie, Gewissens-Angst, Zögerlichkeit, Pedanterie, Zweifelssucht – Symptome, die auch heute noch von Psychologen und Psychiatern als Hinweise auf tiefer liegende Ängste aufgeführt werden.

Die ängstliche Erwartung, die Annahme, alles nehme einen schlechten Ausgang, identifizierte er als »Kernsymptom der Neurose«. Diese Erwartung beeinflusst, wie der Ängstliche die Welt wahrnimmt, welches Interpretationsmuster seiner Wahrnehmung zu Grunde liegt. Sie wird geleitet, so Freud, von frei flottierender (umtreibender) Angst, die jederzeit bereit sei, sich an irgendeine Vorstellung zu hängen und die Gedanken und die Gefühle zu bestimmen. Mit süffisanter Übertreibung, mit der er das Grundmuster klar machen wollte, führte er als Beispiele die sich sorgende Gattin auf: »Eine Frau, die an ängstlicher Erwartung leidet, denkt bei jedem Hustenstoße ihres katarrhalisch affizierten (verschnupften) Mannes an Influenzapneumonie (Lungenentzündung) und sieht im Geiste seinen Leichzug vorüberziehen. Wenn sie auf dem Weg nach Hause zwei Personen vor ihrem Haustor beisammenstehend sieht, kann sie sich des Gedankens nicht erwehren, dass eines ihrer Kinder aus dem Fenster gestürzt sei; wenn sie die Glocke läuten hört, so bringt man ihr eine Trauerbotschaft u. dgl., während doch in all diesen Fällen kein besonderer Anlass zur Verstärkung einer bloßen Möglichkeit vorliegt.«

Diese »latente, aber konstant lauernde Ängstlichkeit«, die Freud besonders interessierte, bezeichnen wir heute als generalisierte Angst, die sich in stärkerer Ausprägung zur *Generalisierten Angst-Störung* auswächst. Der Altmeister führte viele Symptome auf, die nach wie vor als Kennzeichen von Angst-Störungen gelten. Soweit bleibt er aktuell. Wie Freud die Ursachen erklärte, bestimmte dagegen sein theoretisches Konzept, das zu seiner Zeit einigen Chic besaß. Es war gar nicht so originell, wie es in der Rücksicht erscheinen mag. Damals bewegten viele ganz ähnliche Gedanken. Heute erscheint uns die Ausrichtung allerdings als recht einseitig. Freud war fixiert auf Sex. Jede seelische Störung sah er verankert im Triebleben. Etwas anderes ließ er letztlich nicht gelten. Die Wirklichkeit nahm er nur so wahr, dass die einzelnen Phänomene (»Fakten«) sein analytisches Modell bestätigten und er nicht durch neue Fakten zu neuen Einsichten gelangte. Sonst hätte er seine Theorie korrigieren müssen. In vielen Fällen, räumte er ein, lasse sich eine Ursache der Angst-Störung überhaupt nicht erkennen. Trotzdem beharrte er, dass überwiegend »Schädlichkeiten und Einflüsse aus dem Sexualleben« für die Angst-Neurose verantwortlich seien und zwar so sehr, dass er ausdrücklich erklärte, andersartige Ursachen beiseite lassen zu können.

Seine Theorie erläuterte er an einem, wie er meinte, »typischen« Fall, der nicht nur in die Annalen der Psychoanalyse eingegangen ist, sondern sogar zu den Klassikern gehört, welche die »Vereinigung der Amerikanischen Psychiatrie« (APA) in ihren case studies zitiert. Es ist die Geschichte des »kleinen Hans« und seiner Pferdephobie.

Der kleine Hans weigert sich auf die Straße zu gehen, weil er Angst vor Pferden hat. Ihn plagt die ängstliche Erwartung, Pferde werden ihn beißen. Als Erfahrung, die Hans mit Pferden gemacht hat, führt Freud an, dass der Kleine sah, wie ein Pferd stürzte und mit den Beinen wild um sich trat. Außerdem habe er erlebt, wie sich ein Spielkamerad verletzte, mit dem er »Pferdl« gespielt hatte. Freud selbst sah den jungen Patienten nur ein einziges Mal und das auch nur für kurze Zeit. Der Fall war ihm angetragen worden von den Eltern des kleinen Hans, die glühende Anhänger der Freud'schen Lehre waren. So mag es nicht verwundern, wie sehr Fall, Analyse und Theorie ein Freud'sches Ganzes ergeben.

Der Theorie zufolge leiden kleine Jungen an einem Ödipus-Komplex.

Weil die Mutter als Erste durch Zärtlichkeiten seine Sexualität erwecke, begehre sie der Sohn als Sexualobjekt, betrachte den Vater als Konkurrenten, wünsche sich an seine Stelle und hege den Wunsch, den Vater zu töten. Der Vater, so vermutet der Sohn, ahne jedoch, was er im Schilde führe und er fürchtet, der Vater werde ihn kastrieren, um die ersehnte Untat zu verhindern. Fantasie von inszestöser Liebe trieben nicht nur Freud um. Erzieher debattierten darüber. Der Schriftsteller Stendahl berichtete davon, wie er seiner Mutter verfallen war. Freud selbst, von seiner Mutter besonders geherzt, pflegte seine eigenen Vorstellungen. Den Vater verachtete er, vermutlich jedoch nicht allein, weil er ihn zeitweilig als Kastrator gefürchtet haben mag, sondern weil er ihm nachtrug, dass er dem Sohn vorgehalten hatte, er tauge zu nichts und zudem, weil der junge Freud den alten für einen Feigling hielt.
Den Begriff Ödipus-Komplex entlehnte Freud der griechischen Mythologie, eigentlich unpassend, da die Geschichte anders geht. Ödipus wird von seinem Vater, dem König von Theben, ausgesetzt, weil das Orakel von Delphi ihm voraussagt, sein Sohn werde ihn töten. Ein Hirte findet Ödipus, rettet dessen Leben. Der König von Korinth adoptiert Ödipus. Als der junge Mann nach Delphi reist, begegnet er Laius, seinem wirklichen Vater. Der beginnt einen Streit. Beide wissen nicht, wen sie gegenüber haben. Im Kampf tötet Ödipus seinen Vater, zieht nach Theben, befreit die Stadt von einem Fluch, besteigt den Thron und heiratet seine Mutter, ohne zu ahnen, wer seine Gattin ist. Als die Mutter erfährt, dass sie mit ihrem Sohn vermählt ist, bringt sie sich um.
Mit Kenntnis der Freud'schen Annahmen erstaunt es uns nicht mehr, wenn der Analytiker des Seelenlebens findet, dass der kleine Hans eine feindselige Ödipus-Einstellung zu seinem Vater hegt. Er hasst den Vater als Konkurrenten, im Verhältnis zu seiner Mutter, und liebt ihn dennoch, als Vater. Hans steckt, so Freud, in einem »Ambivalenzkonflikt«. »Seine Phobie«, schließt er, »muss ein Versuch zur Lösung dieses Konfliktes sein.« Er möchte den Vater aus dem Weg räumen und sucht doch seine Zuneigung. Er fürchtet ihn, hat »Angst vor einer drohenden Kastration« und muss unter dem inneren Terror dieser Angst die Aggression gegen den Vater aufgeben. Hans muss den Ambivalenz-Konflikt aufbrechen. Ein kompliziertes Unterfangen. Nur in der Neurose findet Hans die Lösung. Wie Freud

schließt: In der »Ersetzung des Vaters durch das Pferd«! Ein kühner Gedanke. Klein-Hans projiziert die Gefahr, die sich aus seinen inneren Trieben speist, auf etwas Äußeres. Gegen die äußere Gefahr kann er sich durch Flucht und Vermeidung schützen, während die Gefahr von innen (und die Situation zu Hause) keine Flucht zulässt. Der inneren Gefahr könnte er nicht bestehen. Ungehemmt und nicht umgeleitet, attackierten und bedrohten sie zu sehr die Organisation seines Seelenleben, sein Ich, seinen inneren Zusammenhalt. Klein-Hans rettet sich durch Verdrängung. Hans kann es sich einfacher machen. Er geht Pferden aus dem Weg, später, nach einem Besuch im Zoo Schönbrunn, auch Giraffen und Elefanten. Zu dieser Tierphobie addiert er zeitweilig eine Agoraphobie. Hans weigert sich, aus dem Haus zu gehen.
Die Angst, von einem Pferd gebissen zu werden, identifiziert Freud als Angst, »das Pferd werde ihm das Genital abbeißen«. Ausgelöst ist diese Phobie durch die Angst, vom Vater entmannt und als Konkurrent gegenüber der Mutter brutal ausgeschaltet zu werden. Zu dieser Interpretation passt nicht der überlieferte Bericht, dass tatsächlich die Mutter dem kleinen Hans, als sie ihn beim Onanieren erwischte, drohte, ihn zu kastrieren, nicht der Vater. Freud bleibt trotzdem bei seiner Theorie. Hans ahnt von all seinen Begehrlichkeiten nichts. Freud feiert das als »Triumph der Verdrängung«, »dass im Wortlaut der Phobie nichts mehr auf die Kastration hindeutet«. Die Legende will es übrigens, dass dieses Drama gut ausgeht. Als Hans fünf Jahre alt war, führt er mit seinem Vater ein vertrauensvolles Gespräch. Darin gibt er zu, dass er seinen Vater gerne tot sähe und seine Mutter heiraten wolle. Sodann soll die heilende Wirkung der Therapie eingesetzt haben. Die Phobie klang nach und nach ab. Hans ließ den Ödipus-Komplex hinter sich.

Freud blieb in seiner Trieblehre gefangen. Darauf weist auch hin, wie er seelische Störungen beurteilte, die sich an überstandene Lebensgefahr anschlossen. Schon damals beobachteten Ärzte bei Soldaten, die anhaltend unter den auf dem Schlachtfeld erlebten Gefahren litten, die so genannte Kriegsneurose. Heutige Kategorien bezeichnen sie als Posttraumatische Angst-Störung. Freud wehrte vehement Überlegungen ab, damit sei der Beweis erbracht, dass massive Lebensbedrohung eine Neurose »ohne Beteiligung der Sexualität« erzeugen könne. Das

hielt er für völlig unwahrscheinlich. Ebenso wenig hätte er den Gedanken zugelassen, dass der kleine Hans seine Angst schlicht gelernt haben könnte – aus schlechter Erfahrung –, und dass die ausschmückenden Erzählungen der Eltern wohlgefällige Zusätze waren, die sie mit der von Freud adaptierten Therapie gratis beisteuerten. Freud präsentierte eine geschlossene Theorie, die als Gesamtkonstrukt steht und fällt mit seiner unerschütterlichen Grundannahme, dass Angst-Störungen letztlich nur aus Triebstörungen entstehen können. Jedes Fallbeispiel nahm er wahr aus dieser eingeschränkten Perspektive und präsentiert es so, dass das Beispiel seine theoretische Annahme wiederum bestätigte. Die Theorie erklärt den Fall. Der Fall bestätigt die Theorie. Alle Überlegungen bewegen sich in einem geschlossenen Gedankenkreislauf. Jeder Gedanke führt zurück zu seinem Ausgangspunkt. Wenn Patienten seine Erklärungen nicht einsehen wollten, konnte Freud ihnen entgegenhalten, sie würden sich weigern, ihre Neurose zu erkennen, und das wiederum sei Beweis für deren Existenz. Freud verschloss sich gegenüber jedem Einwand. So hielt er sich für unangreifbar. Den eingangs von uns vorgestellten Therapeuten-Check hätte er nicht bestanden. Sich auf Patienten einlassen, ihre Hypothesen ernst nehmen, das war nicht seine Sache.
Freuds theoretischen Erklärungen, die Predigten, dass sich alles um Sex, Sex und nochmals Sex drehe, lesen wir heute, mit dem gebührenden Abstand, eher amüsiert. Wir können sie aus der Befangenheit seiner Zeit erklären und aus seinem Ehrgeiz, der Welt eine universelle Theorie zu liefern. Sie ist, bei aller Geschlossenheit, nicht frei von immanenten Unstimmigkeiten und Widersprüchen. Die aber wollte der Altmeister nicht wahrnehmen. Der Psychiater Richard von Krafft-Ebing meinte, manche seiner Geschichten hörten sich an wie »wissenschaftliche Märchen«. Freuds zeitweiliger Weggefährte, der Analytiker C. G. Jung warf ihm vor, er habe jeden zur Hölle gewünscht, der ihm widersprach. Freud ärgerte sich zutiefst, wenn ihm Fachkollegen nicht enthusiastisch zustimmten. Er fühlte sich dauernd von ihnen isoliert, obwohl sie ihn anerkannten, all seine Arbeiten publiziert und mit wohlwollendem Interesse aufgenommen wurden. Kritik bezeichnete er als »niederträchtig«. Dass viele Formen neurotischen Verhaltens tatsächlich aus unterdrückter Sexualität entstanden, war damals, darauf weist Henri F. Ellenberger hin, allgemeine Kenntnis. Um das zu entdecken, bedurfte es nicht der Analysen Freuds. Er

griff auf, was in der Psychiatrie diskutiert wurde und in der Literatur längst Niederschlag fand. Aus richtigen Aspekten machte Freud freilich ein falsches Ganzes. Immerhin, er wollte nicht nur Phänomene beschreiben, sich nicht nur aufhalten mit mehrdeutigen Symptomen. Er suchte nach Zusammenhängen. Das ist ihm anzurechnen und schon deshalb zu würdigen, weil viele Gegner Freuds aus berechtigter Kritik an seiner Theorie gleich ganz auf die Erklärung von Ursachen verzichten wollen. Wir erkennen die Tendenz in DSM und ICD, den Manualen, die heute sehr weitgehend bestimmen, nach welchen Kriterien psychische Belastungen klassifiziert werden.

Wir anerkennen, dass Freud für uns das Unbewusste »entdeckte«. Beschäftigt hatten sich damit schon andere. Doch Freud konnte überzeugender als sie erklären, welch weitgehenden Einfluss es auf uns ausübt, wie es uns steuern, fehlleiten, ja beherrschen kann. Er beschrieb verständlich und präzise Symptome seelischer Störungen, auch die Symptome der Angst. Dabei machte er hemmungslos gedankliche Anleihen bei Fachkollegen und Patienten, ohne sie als solche auszuweisen. Es ist allerdings höchste Zeit, Freuds Dogmen beiseite zu legen. Mit ihnen ist nichts zu gewinnen. Darauf haben schon großartige Analytiker wie Heinz Kohut hingewiesen. Der ehemalige Freudianer, eine Zeit lang sogar Präsident der »American Psychoanalytic Association«, beklagte die Idealisierung Freuds, die Anhänger unfähig macht zu längst fälliger Kritik, sie in geistiger Konformität viel mehr fesselt an seine Dogmen. Geschlossene Theorien haben für viele Attraktivität, besonders für Menschen, die sich von der Komplexität der Welt verunsichert fühlen. Letztlich hat Freud seine Ansichten zu einer Ideologie werden lassen. Sie gibt vor, keine Fragen offen zu lassen. Sie verspricht mehr als vage Orientierung. Sie wirbt mit der Behauptung, zu wissen, was die Welt im Innersten zusammenhält. Sie behauptet, alle Wege zur Befreiung von seelischer Qual zu kennen und Auswege aus der Pein exakt festlegen zu können. Idealisierung ihres Meisters führt Freudianer in geistige Abschottung. Kohut vermutete scharfzüngig, dies helfe ihnen wohl, narzisstische Verletzungen zu vermeiden, die auftreten würden, wenn sie sich mit anderen verglichen und einsehen müssten, dass ihr Konzept der Psychoanalyse in der Wirklichkeit nicht bestehen kann.

Gründe, auf Distanz zu gehen. Ein weiterer: Freud, obwohl Arzt, vernachlässigte die zuallererst fällige Untersuchung möglicher organischer Ursachen, eine Fahrlässigkeit, die bei Freudianern nach wie vor verbreitet ist, vor allem, wenn sie nicht Ärzte, sondern allein nach psychologischer Theorie ausgebildete Analytiker oder Psychotherapeuten sind. Freud selbst behandelte ein Mädchen, das über Unterleibsschmerzen klagte, als Hysterie. Nachdem er sie angeblich kuriert hatte, starb sie an Unterleibskrebs. Unverfroren behauptete er noch danach, er habe die Hysterie angemessen behandelt.

Psychoanalyse – auf der Glatze Locken drehen

Aufgeschlossene Anhänger Freuds, natürlich gibt es auch die, sind keine Dogmatiker. Sie lesen seine Schriften nicht wie religiöse Fanatiker die Bibel. Sie sind keine Apostel, die Texttreue einfordern. Sie sind, anders als der Meister selbst, persönlich gute Therapeuten. Sie hören ihren Patienten zu, sie sind empathisch, sie schlagen ihnen nicht mit den knüppelhaften Dogmen Freud'scher Sexualtheorie über den Kopf. Dennoch bleiben uns Zweifel an der Wirksamkeit ihrer Methode. Zur klassischen Langzeit-Psychoanalyse mit mehreren hundert Sitzungen (meist freilich »Liegungen«, mit dem unsichtbaren Analytiker im Genick) gibt es keine kontrollierte Untersuchung, die eine positive Wirkung nachweist. Die einzige Studie dazu führten Freudianer selbst durch. Danach stellten sie bei etwa 40 Prozent ihrer Patienten gute Behandlungserfolge fest. Bei 20 Prozent konstatierten sie einen gewissen Fortschritt. Bei den übrigen 40 Prozent fanden sie die Resultate ihrer Behandlung selbst unbefriedigend.
Bei einem so großen Zeitaufwand, wie er von beiden Seiten für eine Langzeit-Therapie zu erbringen ist, merken Grawe und Kollegen an, muss schon das Ausbleiben deutlich positiver Veränderungen als Misserfolg gewertet werden. Bei einer Therapie von 20 Stunden wäre es weniger schlimm. Auch die Unkosten wären nicht so enorm. Doch auch bei zeitlich drastisch reduzierter Therapie mit psychoanalytischen Methoden waren die Ergebnisse ernüchternd. Grawe und Co resümieren: Auffällig schlechte Therapieeffekte wurden für Patienten mit Angst-Störungen festgestellt. Bei ihnen traten weder Besserungen in der Symptomatik noch in der Befindlichkeit ein. Einen positiven Effekt registrierten die Tester allerdings nur, wenn die Therapie in Gruppen durchgeführt wurde: Mit zwischenmenschlichen Beziehun-

gen kamen Therapiepatienten besser zurande. An Gruppentherapie können freilich nur diejenigen teilnehmen, die nicht von vorneherein durch Ängste blockiert sind, in einer Gruppe unterzugehen. Besonders bei Sozial-Phobikern kann das der Fall sein. Wenn Ängstliche in einer Gruppe lernen, in Beziehungen besser zu bestehen, liegt das, wie wir vermuten, nicht an psychoanalytischen Konzepten. Vermutlich trainieren sie viel mehr, Gefühle in einer Gruppe besser auszuhalten.

Notizen einer Gruppenteilnehmerin: »Das soll eine Therapiegruppe sein? Einige reden ohne Unterlass. Sie setzen sich in Szene. Die meisten schweigen. Kaltes, lähmendes Schweigen. Sie wollen nicht auffallen, nichts von sich zeigen, mit dem sie in die Kritik geraten könnten. Wer den Mund aufmacht, gibt sich schon eine Blöße. Die Beziehungen untereinander sind undefiniert. Es fehlen die sozialen Koordinaten. Angeblich gibt es ein gemeinsames Thema: Angst. Aber jeder hat seine Angst und meint, sie sei von der Angst der anderen völlig verschieden. Die eigene Angst frisst Mitgefühl. Sie lässt es nicht zu, wahrzunehmen, was den anderen Angst macht.« – »Die Viel-Redner spüren schnell Ablehnung. Ihr Versuch, sich über ihre Geschwätzigkeit Anerkennung zu erkämpfen, schlägt fehl. Die Mehrheit der Schweiger mag die Viel-Redner nicht. Aber sie mögen sich auch selbst nicht als Schweiger. Sie schweigen trotzdem weiter. Eine streitet sich mit einer anderen um die Anrede, du oder Sie. Langes Schweigen. Sich in einer solchen Gruppe zu verbergen, ist eine Tortur. Es ist wie in einem Lift stecken zu bleiben. Die Luft wird immer stickiger. Das Atmen wird schwer. Schweißgeruch erobert den Raum. Angst stinkt. Jeder will raus. Ich habe das Gefühl, dringend aufs Klo zu müssen. Ich denke an nichts anderes mehr.«
»Dabei geht es in der Pause leicht, miteinander zu reden – in kleinen Gruppen. Manche kennen sich. Man kann auf die Therapeuten schimpfen. Doch nach der Pause geht es so weiter wie zuvor. Was ist authentisch. Wie authentisch bin ich? Wie die anderen? Manche reden einfach irgendwas, weil für sie die Stille noch unerträglicher ist als ihr blödes Gequassel. Andere starren zu Boden. Irgendwann werden G. und K. wütend. Ihnen passt das Reden und das Schweigen nicht. Sie wollen sich beschweren. Aber ihre Vorwürfe und ihre Erklärungen bringen sie lang und umständlich hervor. Sie gehen alle auf den Wecker. Und sie merken es. V. entschuldigt sich dauernd dafür,

dass sie was missverstanden hat.« – »Das Schlimmste für alle scheint, eine Meinung zu sagen, entweder nicht gehört, nur angestarrt oder abgekanzelt zu werden. Es ist wie im Zoo. Ich fühl mich wie in einem Käfig. Nackt. Nirgends kann ich mich verstecken.«
»Zum Glück gibt es wieder eine Pause. Zeit für unverfängliche Plaudereien, zum Beispiel über den Beruf. Zwischendurch ein Bier. Das ist erlaubt und entspannt. In den Sitzungen macht die Gruppe mich dumpf. Mein Kopf wird immer schwerer. Gefühle zu zeigen, ist mir peinlich. Keins zu haben auch. Die Kälte lähmt. Es ist, als ob alle in Eis gefroren wären und versuchen, so zu tun, als lägen wir am Meeresstrand.« – »Es gibt keinen Verhaltenskodex und kein Ritual, das den Umgang miteinander regeln würde. Man muss schon froh sein, sich einen festen Sessel gesichert zu haben. Das ist allerdings nicht Sicherheit genug. Manche kommen in der zweiten Sitzung nicht wieder. Dafür sind neue da. Das macht es noch schwerer, das Gruppengefüge zu festigen.«
»Sicherheit entsteht nur langsam. Es fängt damit an, seine Angst aushalten zu können. Damit ist schon viel gewonnen. Dann ist sie auch bei anderen besser zu erkennen – und zu nehmen. Die Therapeuten helfen dabei, Klarheit zu finden. Die Aufgabe scheint kaum lösbar. Aus lauter Verzweiflung erzählt F., wie verzweifelt sie ist. Mitgefühl. Annäherung. Sympathie. Andere sind eifersüchtig. Das müssen sie aushalten. Mal zu wenig, mal zu viel im Mittelpunkt zu stehen.« – »Je genauer ich sagen kann, wie es mir geht, desto kleiner wird meine Angst. Ich erkenne Solidarität. Die Therapeuten helfen mir. Meine Angst wird kleiner, aber es ist sehr schwer.«

Teilnehmer einer Gruppe lernen, dass sie nicht die Einzigen sind, die überängstlich reagieren, und sie verstehen eher, welche Gefühle andere umtreiben. Sie lernen auch deren Angst besser auszuhalten. Ein Fortschritt. Denken wir an die Einsicht des bekannten französischen Analytikers Alain Braconnier, dass es nichts Schwierigeres im Leben gibt, als zu akzeptieren, dass andere, die genauso viel Angst haben wie man selbst, diese Angst anders äußern. Allerdings wollen wir noch einmal hervorheben: Symptome und Befinden haben sich durch diese Therapie im Grunde nicht verbessert!
Mit einem Schuss Polemik können wir schlussfolgern: Psychoanalyse ist etwas für Leute, die sie nicht nötig haben. Nur wen seine Ängste

nicht wirklich bedrücken, der kann jahrelang in freier Assoziation über sie reden und eine aufwendige gedankliche Reise in die eigene Kindheit antreten. Dort mag er danach suchen, wo womöglich anhaltende Prägungen der eigenen Persönlichkeit entstanden sind. Das herausfinden zu wollen, ist ja kein Fehler. Aber: Die Reise dauert Jahre. Mit pro Woche mehreren Besuchen beim Analytiker. Und auf ihre Weise mit höchst zweifelhaftem Erfolg. Die Reise kostet viel Geld. Mehr als jede Kreuzfahrt in der Luxusklasse der Queen Elisabeth. Aber wenn man gesund ist, gut verdient, nicht weiß, was man Besseres mit seiner Zeit anfangen sollte, für den kann es ein spannendes Unternehmen sein. Ein Abenteuer mit hohem Unterhaltungswert, vor allem für die, die stets sich selbst am interessantesten finden. Psychoanalytiker sind so etwas wie die Feuilletonisten der Psychologie. So gesehen sind sie Gedankenakrobaten, die, um mit Karl Kraus zu sprechen, in ihren Theoriekreiseln etwas versuchen, was dem Bemühen gleichkommt, auf einer Glatze Locken zu drehen. Für alle, die akute und schnelle Hilfe wollen, weil sie unter ihrer Angst tatsächlich leiden, ist es die falsche Verlockung. Eher ein Weg in die Irre.

Angst-Coaching – Angst weg-denken

Wie würden Sie reagieren? Stellen Sie sich vor: Sie liegen nachts schlafend im Bett. Plötzlich weckt Sie ein Scheppern. Was geht Ihnen durch den Kopf? Denken Sie, wahrscheinlich ist ein Fenster zugeschlagen. Ich muss vergessen haben, es zu schließen. Oder: Womöglich hat die Katze eine Vase umgestoßen. Drehen Sie sich um, schlafen Sie weiter oder stehen Sie auf, um nachzuschauen, was passiert ist? Oder lauschen Sie gespannt, um weitere ungewöhnliche Geräusche auszumachen? Versetzen Sie sich in die Situation. Möglichst lebhaft. Lassen Sie die Szene als Film in sich ablaufen. Stellen Sie sich vor, es wäre wirklich so. Hören Sie ihr Herz schlagen? Beginnen Sie zu schwitzen? Kommt Ihnen der Gedanke, jemand könnte in die Wohnung eingebrochen sein? Weil Sie gar keine Katze haben. Zögern Sie aufzustehen und nachzuschauen? Wecken Sie Ihre Frau/Ihren Mann, falls der/die selig weiterschläft und fragen: Hast du das auch gehört? Tasten Sie vorsichtshalber nach ihrem Handy, um eventuell die Polizei anrufen zu können? Bekommen Sie es mit der Angst zu tun?

Wenn uns ein Mann mit einer Pistole bedroht, ein Auto auf uns zurast, ein Pilot uns mitteilt, dass die Triebwerke unseres Flugzeuges ausgefallen sind, oder wenn ein Feuer ausbricht, ist die Gefahr unmittelbar und offensichtlich. Daran besteht kein Zweifel. Unser Leben ist bedroht. Die zuvor beschriebene Nachtsituation ist keineswegs so eindeutig. Mancher bleibt, trotz des ersten Schrecks, dabei relativ ruhig. Bei anderen schrillen die Alarmglocken, mehr oder weniger laut. Menschen nehmen ein und dasselbe Ereignis unterschiedlich wahr. Die Wahrnehmung, ihre gedankliche Verarbeitung, bestimmt unsere Gefühle. An dieser Einsicht setzt die kognitive Verhaltenstherapie an. Sie analysiert das jeweils persönliche Muster von Wahrnehmung, Gedanken, Gedächtnis, Erinnern und Entscheiden. Es sind voneinander verschiedene und doch miteinander zusammenhängende Prozesse. Sie insgesamt sind unsere Kognitionen. Aus ihrer spezifischen, d. h. individuell besonderen Interdependenz entstehen die kognitiven Strukturen. Sie beeinflussen, wie wir Ereignisse wahrnehmen und interpretieren. Wie diese Interpretation unsere Gefühle tangiert und unser Verhalten steuert. Unser Beispiel von Krach und Schrecken in der Nacht zeigt: Nicht das Ereignis an sich löst eine bestimmte Emotion aus – Angst oder Freude, Ärger, Trauer, Scham.

Lernen Sie mit uns Erika S. kennen. Eine Patientin, die wir, die Autoren, gemeinsam behandelt haben, im gemischten Doppel, psychiatrisch und mit psychologischem Angst-Coaching.

Erika S. geht es, pardon, »zum Kotzen«. Sie meint das ganz wörtlich. Ständig ist ihr übel, sie hat das Gefühl, sich übergeben zu müssen. Sie isst kaum etwas, weil sie fürchtet, es sowieso nicht bei sich behalten zu können. Schon seit Monaten ist sie krank. Ein praktischer Arzt, der mit ihr nicht weitergekommen ist, hat sie in ein Krankenhaus einer Station zugewiesen, die speziell Anorexie behandelt. Dort lag sie einige Wochen, ohne dass die auf der Station angewandte Therapie ihr irgendeine Besserung gebracht hätte. Schließlich kam ein Stationsarzt auf die Idee, eine bekannte Psychiaterin zu Rate zu ziehen. Sie stellt nach Aufnahme der Krankengeschichte und genauer Untersuchung fest: Erika S. leidet nicht an einer Ess-, sondern an einer Angst-Störung. Ihre Angst schnürt ihr den Magen zu. Deshalb kann sie nicht mehr richtig essen. Es wurde in den vergangenen Monaten immer schlimmer. Das beunruhigt Erika S. zusehend. Wenn ein Teller voller Essen vor ihr steht, bekommt sie schon »Herzrasen«, weil sie denkt, »ich muss ja essen«, und sich gleichzeitig mit dem Gedanken schreckt, »das kann ich nie aufessen«. Da kriegt sie erst recht nichts mehr runter. Es war jedoch nie ihr Ziel, zu hungern. Sie wollte nicht abnehmen. Sie fand sich nicht zu dick. Sie ist dünn, aber nicht abgemagert. Sie machte sich nie Vorwürfe, wenn sie etwas gegessen hatte. Ganz im Gegenteil. Wenn sie abnahm, ging es ihr nur schlechter und sie glaubte »in ein Loch zu fallen«. Sie will wieder genießen können. – Hinweise, dass die Diagnose »Anorexie« falsch ist. Die Essstörung ist nicht die Erkrankung. Sie ist lediglich Symptom einer Angst-Störung. Bisher hatte das niemand erkannt.

Erika S. steht unter permanenter Hochspannung. Das Angst-Zentrum in ihrem Kopf, lokalisiert in der Amygdala, dem Mandelkern im Gehirn, ist hyperaktiv. Es löst Daueralarm in ihr aus und führt zu anhaltenden vegetativen Fehlsteuerungen. In ihrem Gehirn spielt sich ein biochemisches Chaos ab. Vernünftiges Denken ist Erika S. bei solchen Turbulenzen im Kopf unmöglich. Sie sind so heftig, dass die

Psychiaterin zunächst mit einer ausgetüftelten Medikation für ausreichende Beruhigung der Nerven sorgen muss. Welche Prozesse genau im Gehirn ablaufen und wie sie zu beeinflussen sind, erklären wir in dem nachfolgenden Kapitel. Hier nur so viel: Erika S. erhält eine Kombination von Neuroleptika (Medikamente gegen Energie- und Antriebslosigkeit, Gefühls- und Motivationsverlust, das Unvermögen soziale Situationen als positive Stimulation zu erleben), Anxiolytika (angstlösende Mittel) und Mood-Stabilizern (Medikamente, die Stimmungsschwankungen stabilisieren). Die Medikamente reduzieren die Hochspannung von Frau S. innerhalb von drei Tagen so weit, dass sie wieder ausreichend schläft und Appetit hat. Ihre Gedanken werden nicht mehr ausschließlich von anhaltender Übelkeit und der Angst, sie könne sich zu Tode hungern, bestimmt. Ihre Lage erscheint ihr, innerhalb doch relativ kurzer Zeit, nicht mehr als völlig katastrophal. Sie spürt Besserung, fasst neuen Mut. Der richtige Zeitpunkt, um mit psychologischem Angst-Coaching zu beginnen, mit ihr darüber nachzudenken, was sie in die scheinbar ausweglose Situation gebracht hatte.

Das Coaching setzt bei der aktuellen Situation an. Nicht irgendwo in früher Kindheit oder sonst ferner Vergangenheit. Es geht zunächst nicht um die Erforschung von Ursachen eines Problems, sondern um das Begreifen eines Problems. Wie beschreibt der Patient es? Wie stellt es sich für ihn dar? Was ist es wirklich? Coach (oder Psychotherapeut) und Patient reflektieren die kognitiven Strukturen, durch die Situationen, Aufgaben oder Erwartungen als Problem wahrgenommen werden. Diese Zusammenarbeit ist ausgerichtet auf eine klare Bestimmung und auf eine möglichst rasche Entwicklung von Strategien, mit denen die zentralen Probleme zu lösen sind. In der Psychologie heißen solche Strategien »Coping-Strategien«. Der Begriff Coping hat sich von Amerika aus als Fachterminus durchgesetzt; to cope: etwas bewältigen, mit einer Aufgabe, einem Problem fertig werden.

Der Psychologe strukturiert das Gespräch, sodass gesetzte Ziele auch wirklich erreicht werden. Angst-Patienten können oft ihre Gedanken nicht sortieren, sie sind fahrig, unkonzentriert, unstrukturiert, ihre Gefühle signalisieren ihnen Bedrohung, doch benennen können sie ihre Gefühle häufig nicht klar. Situationen, die Angst auslösen, erscheinen ihnen oftmals unübersichtlich, diffus. Der Coach muss sie deshalb immer wieder auf die Denkstrecke zurückholen, die zu bewältigen ist, um an das vorab fixierte Ziel zu gelangen. Die folgende Wiedergabe der Gespräche mit Frau S. geschieht in geraffter Form, ohne die tatsächlichen Gedankenschlenker und Umwege. Stark vereinfacht, reduziert auf das Wesentliche, als Konzentrat.

Auf die Frage, was sie meine, was ihr die größten Schwierigkeiten bereite, antwortet Erika S.: »Ich muss mich um viel zu viel kümmern. Ich werde damit nicht fertig. Es ist einfach alles zu viel.« Die Gedanken, die ihr dabei automatisch durch den Kopf treiben, verdichten sich rasch zu einer dunklen Wolkenwand. Über ihr brauen sich Gewitter zusammen. Sie schreckt davor körperlich zusammen, krümmt sich in ihrem Sessel, als müsste sie in Deckung gehen, als könnte sie jederzeit vom Blitz getroffen werden.

Der Psychologe bittet sie, die einzelnen Gedanken festzuhalten, aufzulisten, was sie meint, alles bewältigen zu müssen. Sie notiert eine lange Liste: arbeiten, einkaufen, die Wohnung in Ordnung halten, aufräumen, den Müll rausbringen, Rechnungen bezahlen, eigentlich alles, was zu einem normalen Alltag gehört. Ein Wust von Aufgaben. Jede Kleinigkeit erscheint ihr als Last, alle Aufgaben zusammen türmen sich in ihrer Vorstellung zu einer ungeheuren Überlastung auf, die sie meint, niemals bewältigen zu können. Das Gefühl lähmt sie, hindert sie daran, auch nur eines dieser Probleme anzugehen, und verstärkt ihren Eindruck, dass sie mit all den Anforderungen gar nicht fertig werden kann. Eine geschlossene Folge von negativen Gedanken, die eine Lösung unvorstellbar macht. An Coping ist nicht zu denken. Das Coaching zielt deshalb darauf, diese Kette negativer Gedanken zu öffnen.

Der Psychologe bittet Frau S. eine Rangfolge ihrer Schwierigkeiten anzugeben, die Frage zu beantworten: Was sind ihre drei wichtigsten Probleme? Es geht darum, in das verwirrende Durcheinander der Gedanken eine Struktur zu bringen. Erika S. zählt als ihre drei wichtigsten Probleme auf: die Wohnung, der Job, ihre Sehnsucht nach einer Partnerschaft. Mit dieser Reihenfolge bestimmt Frau S. ihre Prioritäten. Das Coaching folgt der Devise: Das Wichtigste zuerst. Also geht es zunächst darum, gemeinsam das Wohnungsproblem zu entschlüsseln. Die erste Frage dazu lautet: Was gefällt Ihnen an Ihrer Wohnung nicht? Was sind die entscheidenden Nachteile? Die Antwort: Sie ist zu klein, hat nur ein Zimmer, ist zu dunkel, gibt kaum Tageslicht, und Frau S. hat nicht einmal einen Mietvertrag. Der Coach fragt: Wenn Sie sich vorstellen, jetzt in Ihrer Wohnung zu sitzen, was denken Sie dann? Frau S. erzählt, dass sie gar keine Lust hat, irgendetwas in ihrer Wohnung zu machen. Dort zu kochen ist ihr zu mühsam. Freunde will sie nicht einladen. »Mein Wohnzimmer ist gleichzeitig mein Schlafzimmer, das ist mir unangenehm, außerdem ist alles viel zu eng. Wenn ich von der Arbeit nach Hause komme, gehe ich meist ins Bett und schaue fern. Sonst mache ich eigentlich nichts.« Der Coach nimmt die Emotionen auf, die ihre Antwort transportiert, und bemerkt verständnisvoll, dass eine enge und dunkle Wohnung wohl jeden bedrückt. In dieser emotionellen Verständigung kann Frau S. ihre Gefühle festhalten. Sonst ist es gar nicht so leicht für sie, ihre Gefühle genau zu beschreiben. Jetzt gelingt dies besser und sie erkennt, dass ihre in ihrer Wohnung aufkommenden Empfindungen von Enge, Lustlosigkeit, getrübter Stimmung nicht so schwer nachvollziehbar und nicht so außergewöhnlich sind. Das nimmt einiges von ihrer Dramatik.

Nächste Frage: Stellen Sie sich eine ideale Wohnung vor. Erzählen Sie, wie sieht sie aus? So genau, dass ich sie mir auch vorstellen kann. Frau S. beschreibt: zwei Zimmer, Altbau, hohe Decken, ein Balkon, kleine Küche, ein Badezimmer mit einer Badewanne. Bei der Vorstellung bekommt sie ein behagliches Gefühl. Der Coach erinnert sie daran, dass die Wohnung hell sein soll. Sie nimmt den Gedanken freudig auf. Die Gedanken gehen weiter. Was könnten Sie sich vorstellen, was Sie in dieser Wohnung gerne tun würden? Frau S. hat einige Ideen: ein Buch lesen, kochen, etwas Leckeres einkaufen und Freunde zu einem Essen einladen. Aktivitäten, an die sie gar nicht denken kann, wenn sie sich vorstellt, in ihrer jetzigen Wohnung zu hocken. Die Vorstellung eröffnet ihr Perspektiven und hebt deutlich ihre Stimmung. Als Nächstes geht es darum, wie eine Wunsch-Wohnung zu finden wäre. Am liebsten wäre es Frau S., jemand würde sie ihr besorgen. Doch sie weiß, mit einem Lächeln, dass das nicht passieren wird. Also geht es im Fortlauf des Gesprächs darum, praktische Schritte zu bestimmen wie sie zu einer Wohnung kommen kann: Inserate lesen, Makler kontaktieren, im Internet surfen, Freunde fragen und um Hilfe bitten. Erika S. realisiert in dem Gespräch, dass ihr all diese Möglichkeiten zur Verfügung stehen und gleichzeitig verfolgt werden können, ohne allzu große Anstrengung. Sie ortet eigene Ressourcen.

In ihrer angstbedingten Katastrophenstimmung war ihr die Kenntnis entglitten, dass sie eigene Stärken hat. Nun sieht sie, dass sie selbst über Ressourcen verfügt, intellektuelle, soziale. Sie sind da. Sie muss nur darauf zugreifen. Sie weiß, warum es ihr in ihrer jetzigen Wohnung schlechter geht, als es sein müsste. Das muss sie nicht schrecken. Sie weiß nämlich auch, wie eine Wohnung sein müsste, damit sie darin mehr Freude hätte und ihre Lust- und Antriebslosigkeit nachlassen würde. Sie spürt, dass sie aus dieser Vorstellung gute Gefühle, Motivation und Kraft schöpfen kann. Sie erkennt, dass es sich für sie lohnen würde, wirklich eine neue Wohnung zu suchen. Sie entdeckt, wie sie das Problem bewältigen kann. Ganz praktisch. Für jemanden, der ein solches Problem nicht hat, scheint die Sache banal. Für Erika S. ist sie es ganz und gar nicht. Sie merkt, dass sie durch Strukturierung ihrer Gedanken, dadurch, dass sie ein Problem eingrenzt und Coping-Strategien entwickelt, Lösungen in Sicht sind und sie in bessere Stimmung kommt.

Ihre automatischen Gedanken bauen sich nicht mehr zu einer dichten dunklen Wolkenwand auf. Das Gewitter verzieht, die Wolken lichten sich. Einige Sonnenstrahlen kommt bereits durch. Sie duckt sich nicht mehr, weil sie sich nicht mehr fürchtet, vom Blitz erschlagen zu werden. Sie kann sich vorstellen, bald schon in der Sonne zu sitzen, das Licht und die Wärme zu genießen. Gegen Ende der Sitzung rekapituliert sie noch einmal, was in der vergangenen Stunde abgelaufen ist: Wie sich ihre Sicht geändert hat, welche Ordnung sie in ihre Probleme bereits gebracht hat, durch Benennung, Eingrenzung, Identifikation von Prioritäten. Wo sie durch strukturiertes Fragen, was sie will, kann und meint nicht zu können, ihre Situation realistischer einschätzt, Lösungen sieht und eigene Kapazitäten, diese Lösungen herbeizuführen. Ihre Kognitionen sind nicht mehr ausschließlich von ängstlicher Erwartung bestimmt. Die Kette negativer Gedanken ist geöffnet. Frau S. merkt, wie das ihre Stimmung hebt und ihr neue Energie und neuen Schwung bringt. Zuerst dominierte Angst. Sie blockierte ihr Denken. Doch nach und nach ändert sich das Kräfteverhältnis von Angst und Verstand. Neu strukturiertes Denken, orientiert auf Problemlösung, drängt die Angst zurück. Immer ein Stückchen weiter. Bis sie nicht mehr so stark ist, dass sie lähmt. Bis sie nicht mehr die Herrschaft ausüben kann.

In der nächsten Sitzung geht das Gespräch, so wie Erika S. es sich wünscht, über ihre Arbeit. Zuvor wird noch einmal das Ergebnis des vorangegangenen Gesprächs festgehalten – um es auch wirklich *festzuhalten*. Bei der Beschreibung ihrer Arbeitssituation hat sie, nach kleinen gezielten Nachfragen, ein Aha-Erlebnis, als sie erklärt, ihr Problem bestehe darin, dass sie gar nicht wisse, wo sie bei all den Aufgaben, die sie zu erledigen habe, anfangen soll. So ähnlich hatte sie das erste Gespräch eröffnet, als sie ihre Lage allgemein beschrieb. Mit derselben Irritation und im gleichen Stil, mit derselben Klage und dem gleichen Gefühl, unter der vorgestellten Last zusammenbrechen zu müssen, hatte sie über ihre Wohnungssituation gesprochen. Im Coaching spielen Psychologe und Erika S. eine typische Arbeitssituation durch. Sie soll eine Aufgabe bewältigen, wie sie ihr tatsächlich schon einmal ähnlich gestellt worden war. Sie meint, dass sie sich selbst unter Druck setzt, indem sie Aufgaben vor sich herschiebt. »Weil ich nicht weiß, wo ich anfangen soll.« Zunächst erklärt sie, sie brauche offenbar »den Druck«. »Irgendwann«, meint sie jedoch, »brennt dann der Hut.« Auf die Frage, wie es ihr dabei gehe, wenn sie versuche, alles auf den letzten Drücker zu erledigen, gibt sie an: »Das hat mir schon immer Schwierigkeiten bereitet«. Auch früher schon äußerte sich ihre Angst, es dann doch nicht zu schaffen, in Übelkeit und Essstörungen. »Ein Berufsleben ohne Magenschmerzen«, erklärt sie, »kenne ich eigentlich gar nicht.« Der Coach fragt, ob dann nicht ihre Annahme, sie brauche den Druck, ein Irrtum sein könnte? Sie lächelt. Sie ist eine intelligente Frau. Sie erkennt, dass die Aussage nicht zusammenpasst mit dem Bekenntnis ihrer schon jahrelang bestehenden Schwierigkeiten.

Wieder geht es in dem Gespräch also um Prioritäten, die sie selbst festlegen kann, um eine Struktur in den Wust von Herausforderungen zu bringen, mit dem sie sich konfrontiert sieht. Nachdem Prioritäten bestimmt sind, brechen der Psychologe und sie die als zentral identifizierte Aufgabe herunter, zerlegen sie in Teilaufgaben und bestimmen, Schritt für Schritt, wie sie anzugehen sind. Erika S. entwirft Zeitpläne, mit denen sie ihre Arbeit noch genauer strukturiert. Gleichzeitig kann sie damit kontrollieren, ob sie die einzelnen Schritte in der erwarteten Zeitspanne zurücklegen kann. Deutlich wird durch ihre Beschreibung allerdings, dass ihre Probleme am Arbeitsplatz noch eine andere Dimension haben. Oft nämlich weiß sie nicht, wo sie anfangen soll, weil ihr die vorgegebene Aufgabe nicht

klar genug ist. Dann wieder wird sie frustriert, weil sie sich in etwas hineinstürzt und ihr Chef ihr später erklärt, dass nun doch alles ganz anders ist, die Aufgabe sich geändert habe. Der Chef, stellt sich heraus, ist einer, der oft nicht weiß, was er will, selbst unsicher ist, Vorgaben vage hält, sie von einem auf den anderen Tag ändern kann. Ein Ängstlicher, der mit einer Ängstlichen arbeitet. Das kann kaum gut gehen. Der Chef gesteht seine Ängstlichkeit nicht ein. Er schiebt sie ab auf Erika S., die ohnehin schon zu viel Angst hat. Sie stellt ihm keine Fragen, wenn sie etwas nicht ausreichend versteht, weil sie fürchtet, dann dumm dazustehen. Ihr bleibt unklar, was er will und was sie soll. Das wird für sie schnell zu einer unerträglichen Situation und der Coach gibt zu bedenken, dass sie, wenn das der Dauerzustand ist, womöglich den Arbeitsplatz wechseln muss, um sich aus dieser Klemme zu befreien. Trotzdem schlägt er ein Rollenspiel vor. Frau S. steigt auf den Vorschlag ein. Sie spielt sich selbst an ihrem Arbeitsplatz, er den Chef, der ihr ein vage Aufgabe stellt. Es kommt darauf an, durch Fragen den Chef dazu zu bringen, präziser zu sagen, was er sich vorstellt und was am Ende dabei herauskommen soll. Das, meint der Coach, sei die Aufgabe von Chefs.
Erika S. arbeitet als »Event-Managerin«, also ist das Ziel im Rollenspiel, einen Event vorzubereiten. Der Coach wirft ihr die Idee hin, sie soll für die Mitarbeiter einer Firma ein Familienwochenende in einem Hotel organisieren, an dem es für alle etwas zu erleben gibt. Der Auftraggeber, die Firmenchefs, wünschen sich, dass ihre Mitarbeiter anschließend davon noch lange schwärmen werden. Frau S. zwingt ihren »Chef« durch beharrliches Nachfragen, ihr genauer zu erklären, was er von ihr erwartet. Sie will wissen: Für welche Firma organisiere ich das, was für Leute kommen dort hin, in welchem Alter, mit welchen Interessen, mit wie vielen Kindern? Wie wichtig sind Gruppenaktivitäten? Welches Budget steht zur Verfügung? Sie macht das ganz gut. Der Chef kommt mit luftigen Erklärungen nicht weiter. Sie erkennt, dass sie durchaus das Talent hat, sich aus unklaren Situationen heraus zu fragen und sich Orientierung zu verschaffen. Das Rollenspiel hat ihr Spaß gemacht. Sie ist guter Laune. Sie kann sich vorstellen, es in einer wirklichen Arbeitssituation so ähnlich anzugehen wie im Rollenspiel. Sie weiß nun, wie sie versuchen kann, in ihrem Job selbst gemachten Druck von sich zu nehmen und Beschwernisse abzuschütteln, die ihr Chef ihr durch unklare

Aufgabenstellung immer wieder auferlegt. Sie erkennt, dass sie ihm gegenüber nicht hilflos ist. Sie muss sich nicht schrecken lassen. Sie sieht Lösungsstrategien.
Darauf kommt es immer wieder an, die Fähigkeit zu entwickeln, Lösungsstrategien zu entwerfen. In folgenden Sitzungen arbeiten Erika S. und ihr Coach die Liste ihrer Probleme Punkt für Punkt ab. Immer wieder mit dem gleichen Ziel. Dabei wird ihr deutlich, wie tief gehend ihre Kognitionen von ängstlichen Erwartungen geprägt sind.

Gelernte Angst

Schon als Kind hat sie durch die Ängstlichkeit ihrer Mutter immer wieder gelernt, vor neuen Situationen und Aufgaben Angst zu haben. Die Mutter sah in allem Gefahr und aufziehende Katastrophe. Sie vermittelte der Tochter, dass überall Bedrohungen auf sie warteten. Angst schnürte Erika S. früh den Magen zu. Vor jeder Prüfung in der Schule empfand sie schmerzliche Anspannung. Als sie mit einem Skikurs beginnen wollte, spürte sie heftigen Brechreiz. Immer wieder. Skifahren hat sie deshalb nie gelernt. Nach dem Schulabschluss ging sie nicht zu Bewerbungsgesprächen. Ihr war davor immer übel. Sie bekam trotzdem Job-Angebote, über Beziehungen des Vaters, aber sie konnte sich lange nicht entscheiden, eines der Angebote anzunehmen, weil sie fürchtete, die falsche Entscheidung zu treffen. Die Mutter hat sie in solchen Befürchtungen bestärkt, schon dadurch, dass sie der Tochter klagte, welche Sorgen sie sich mache.
Für alles in der Schulzeit war noch die Mutter zuständig. Für das Leben danach beanspruchte der Vater, entscheiden zu können, was die Tochter tun und an wen sie sich zu wenden habe. Der Vater pflegt ein dichtes Netz von Beziehungen. Er sagt ihr noch immer genau, in welche Werkstatt sie ihr Auto bringen oder zu welchem Arzt sie gehen soll. Wenn sie seinen Rat nicht annehmen will, reagiert er sehr ungehalten. Er meint, alles besser zu wissen und auch die Bedürfnisse seiner Tochter besser zu kennen als sie selbst. Meist gibt die Tochter seinen Ratschlägen nach. Konflikte werden in der Familie nicht besprochen. Die Eltern verhalten sich so, als könnten sie Probleme totschweigen. Wenn die Familie zusammensitzt, dann läuft – noch heute – meist der Fernseher. Gesprochen wird über das, was dort zu sehen

ist. »Oder wir sprechen über andere Leute«, sagt Erika S. »Bevorzugt darüber, welche Missgeschicke anderen passieren.« Für die Eltern offenbar eine Bestätigung, dass sie selbst alles richtig machen.
In ihrer letzten Partnerschaft war Erika mit einem Mann zusammen, von dem sie sagt, er habe ihr »immer die Richtung vorgegeben«. Offenbar aus der Sehnsucht, über ihr Leben selbst nicht entscheiden zu müssen. Im Laufe des Coachings wird ihr allerdings klar, dass er ihr tatsächlich keine Entscheidungen abgenommen, sondern lediglich für sich entschieden hat. Sie musste anschließend sehen, wie sie damit fertig wird. In die gleiche Stadt zu ziehen wie er, sich dort einen Job zu suchen. Verantwortung wollte ihr Freund nicht übernehmen. Er ist selbst ein ängstlicher Mensch. Einer, der seine Angst hinter gespielter Coolness versteckt. Über Konflikte wollte er nie reden. Sie konnte ihn nie dazu bringen. Wenn sie mit Problemen kam oder wenn ihre Probleme sie überkamen und ihr nur noch übel war, hielt er ihr vor, sie solle doch »positiv denken«. Ein gern verwendetes Postulat, das eher quält als hilft. Wer es ausspricht, spart sich nämlich die Mühe, darüber nachzudenken, warum welche negativen Gedanken die Stimmung verdunkeln, aus welchen kognitiven Mustern sie entstehen und wie diese Muster aufzubrechen sind, damit die Wahrnehmung von Problemen, das Empfinden und das Verhalten geändert werden kann.
Mit ihrer Partnerschaft war Erika S. nur in ein neues Angst-Verhältnis geraten. Ängstliche suchen und finden sich und halten sich mit ihren Ängsten nur allzu leicht gegenseitig in Schach. Sowohl Erika als auch ihr Freund wollten beim jeweils anderen Stärken erkennen, wo tatsächlich, unter dem von sich selbst kreierten Image, Unsicherheiten und Schwächen lagern. Gegen die Einsicht mobilisierte jeder für sich emotionalen Widerstand. Darüber nachzudenken und zu sprechen, hatten beide nicht gelernt. Schatten der Kindheit.
Kognitive Psychologie dringt im Fortgang des therapeutischen Prozesses tiefer ein in die persönliche Geschichte. Geleitet allerdings von den akuten Problemen ihrer Patienten. Stets orientiert auf akute Lösungen für diese Probleme. Das Coaching soll Patienten helfen, sich größere Klarheit darüber zu verschaffen, wie die Kognitionen entstanden sind, die sie immer wieder in eine Angst-Falle schicken. Psychologische Hilfe zielt auf die Erkenntnis der kognitiven Strukturen. Richtig zu begreifen ist Angst nur als soziale Relation. Aus

den tatsächlichen zwischenmenschlichen Beziehungen, in denen sie entsteht und verläuft. Ohne die Analyse des persönlichen sozialen Umfeldes sind die individuellen Koordinaten der Angst nicht ausreichend zu bestimmen.

Ängstliche Menschen neigen dazu, Gefahren systematisch zu überschätzen. Sie nehmen Gefahren falsch wahr. So aktivieren sie der tatsächlichen Situation unangemessen ihr Angst-Programm. Das geschieht automatisch und blitzschnell. Reflexartig ausgelöst durch die Amygdala, den Mandelkern in den tiefen Schichten des Gehirns. Diese Reflexe setzen unseren Körper in Alarmzustand. Das Herz schlägt schneller, um die Muskeln mit mehr Blut zu versorgen. Der Adrenalin-Spiegel steigt. Wir fahren unsere Antennen aus, um möglichst jedes Signal zu empfangen, das von weiterer Gefahr kündet. Das Angst-Programm fragt uns: Kämpfen oder fliehen? In Urzeiten nutzte dieser einfache Mechanismus unseren Vorfahren enorm. Von Wildnis bedroht und selbst Wilde, half er ihnen zu überleben. Unsere Umwelt ist heute weitaus weniger gefährlich. Wir müssen nicht mehr fürchten, von Raubtieren angefallen zu werden. Wir haben gelernt, uns besser vor Unwettern zu schützen, vor Hunger und Durst, vor Gewalt anderer Menschen. Der primitive Angst-Reflex in unserem Hirn besteht jedoch unverändert.

Kognitiv orientierte Psychologen arbeiten mit ängstlichen Menschen daran, Gedanken, Bilder, Interpretationsmuster von Situationen, die sie als bedrohlich erleben, zu identifizieren. Die Annahme lautet: Wenn wir herausfinden, dass diese Schemata geprägt sind von falschen Unterstellungen, Vermutungen oder Übertreibungen, können die Kognitionen und die an sie gebundenen Emotionen verändert werden. Zuvor als gefährlich eingestufte Situationen und Ereignisse werden dann als weniger bedrohlich, unter Umständen sogar als harmlos wahrgenommen. Wovor wir Angst empfinden, so die Einsicht, haben wir »gelernt«. Wir mögen vergessen haben, wie und wann es geschah. Doch das einmal entwickelte Empfinden, das Verständnis, wo Gefahren lauern, die damit programmierten Gedanken, die immer wieder automatisch auftauchen, bestimmen – unreflektiert – die Wahrnehmung, die Art und Weise, wo und wie wir Bedrohungen orten, welche Angst wir dabei fühlen.

Wie einfach wir Angst lernen können, haben zwei Psychologen, John Watson und Rosalie Raynor, schon 1920 gezeigt. Mit einem klassi-

schen Experiment. Auch sie berichteten von einem kleinen Jungen, ihr Protagonist hieß »Little Albert«. Sie hatten ihm beigebracht, eine pathologische Angst vor Ratten zu haben. Als Albert zum ersten Mal eine Laborratte sah, fand er sie putzig, griff sie an, spielte mit ihr. Er erschreckte jedoch und bekam Angst, durch einen unerwartet lauten Knall, den die Forscher hinter seinem Rücken auslösten. Heftig schlugen sie auf eine Eisenstange. Diesen angstauslösenden Schlag führten sie genau in dem Moment aus, als sie Albert die Ratte vorführten und der Junge seine Hand ausstreckte, um das Tier zu streicheln. Nachdem sie diesen Effekt einige Male wiederholt hatten, stellten sie fest, dass der Kleine schon beim Anblick der Ratte einen gehörigen Schrecken bekam. Er hatte »gelernt«, dass höchst Unangenehmes folgt, wenn sich das Tier nähert. Um Albert zu ängstigen, brauchten Watson und Raynor nicht mehr den ursprünglichen Angst-Auslöser, den Knall, verursacht durch den Schlag mit der Eisenstange.
Zu vermuten ist, dass wir viele unserer Ängste auf ähnliche Weise lernen: Durch Koppelung zweier Reize, Stimuli, Ereignisse. Die einen werden zunächst arglos erlebt. Mit den gleichzeitig eintretenden zweiten kommt der Schrecken und heftet sich an die zuvor als harmlos wahrgenommenen Erlebnisse. Der Fall von Klein-Albert und der erlernten Tierphobie ist einfach nachzuvollziehen und erklärt weitere Angst-Ausprägungen. Albert übertrug im Laufe der Studie seine gelernte Angst vor Ratten auf Personen mit weißen Haaren, wie der Versuchsleiter sie hatte. Er stellte gedanklich einen Zusammenhang her. Solche Assoziationen können unbewusst erfolgen. Unbewusst im Sinne von unreflektiert, in ihrer Entstehung nicht nachvollzogen.
Angst, von anderen gering geschätzt zu werden, kann ebenso gelernt werden. Durch mangelnde Zuwendung oder dauernde Kritik, die das tief sitzende Gefühl begründet, alles falsch oder zumindest nicht genügend zu machen, nichts wert zu sein. Solche Botschaften hören Kinder in Familien und Schulen allzu oft. Vorgesetzte behandeln Mitarbeiter häufig auf diese Weise. So entstehen negative automatische Gedanken, in Bildern konservierte Erlebnisse, die mit den empfundenen Emotionen verknüpft bleiben und gelernte Ängste leicht wachrufen. Die Gedanken können sich zu einem Gedankensystem verknüpfen, zu Schemata, dominierenden Grundannahmen. Aus oft erlebter Ablehnung in einzelnen Situationen entsteht so das Schema: »Keiner liebt mich wirklich.« Bei Menschen, die von generalisierter

Angst gepeinigt werden, transportieren diese Grundannahmen latente Zweifel, ausreichend kompetent zu sein, akzeptiert zu werden und kontrollieren zu können, was passiert. Wie weitgehend diese Grundannahmen unser Selbstverständnis bestimmen, ist uns meist gar nicht klar. Auch unsicheren, verängstigten Menschen läuft nicht bei jeder Zurückweisung eine Leuchtschrift mit dem Satz durch den Kopf: »Ich bin ein Versager. Ich bin nichts wert.« Dass dies jedoch tatsächlich die Grundannahme ist, wird deutlich aus der Beschreibung verschiedener Situationen, in denen Ablehnung erlebt wird. Zum Beispiel, wenn schon kleine Gesten oder Unaufmerksamkeiten als sicherer Hinweis dafür gedeutet werden. Jemand, der Angst hat, vor einer Gruppe zu sprechen, und sieht, dass während seines Vortrages einige tuscheln, grinsen oder aus dem Fenster schauen, denkt schnell: »Die interessiert nicht, was ich sage.« »Die halten mich eh für einen Trottel.« »Ich kann das überhaupt nicht, was die von mir erwarten.«

Ängstliche nehmen Kleinigkeiten viel dramatischer wahr. Ihnen schießen ihre negativen Gedanken wie flüchtige Fetzen durch den Kopf. Sie ändern aber sofort das Grundgefühl und starten das Angst-Programm mit all seinen körperlichen Reaktionen. Das macht es für sie noch schwieriger, die Situation zu bestehen. Steigt der Angst-Pegel so an, dass das Herz zu rasen beginnt, der Schweiß rinnt, der Mund trocken und die Stimme brüchig wird, die Knie schlottern und die Hände zittern, am Hals rote Flecken aufscheinen, verstärkt die Angst so sehr sich selbst, dass die Katastrophe unabweislich erscheint. Und diese sich einkrallende Vision führt wirklich zum Versagen. Solche Erlebnisse speichert das Gedächtnis genau, registriert sie als Bestätigung für die schon bestehenden negativen Gedanken, verleiht ihnen noch mehr Gewicht. Das ist in der nächsten Situation als zusätzliche Last mitzuschleppen.

Wer Panikattacken erlebt hat, bei dem können bereits bestimmte körperliche Symptome wie Kurzatmigkeit, Herzklopfen, Schwindel Alarm auslösen. Paniker richten ihre Aufmerksamkeit nach innen, suchen nach körperlichen Sensationen, die ihnen als weitere Anzeichen aufsteigender Gefahr erscheinen. Wer angestrengt in sich hineinhorcht, findet schnell etwas, das ihm nicht normal erscheint. Testen Sie es aus. Die Entdeckung steigert bei ängstlichen Menschen die Angst, was wiederum das körperliche Angst-Programm speist.

Der teuflische Zirkel ist geschlossen. Angst-Gefühle übernehmen die Herrschaft. Sie treiben die fixe Idee an, zu kollabieren, ohnmächtig zu werden oder einen Herzanfall zu erleiden. Panik regiert. Die nächste Attacke scheint unmittelbar bevorzustehen. Oft reicht diese Vorstellung, um Situationen zu vermeiden, wie eben einen öffentlichen Auftritt, die den letzten Kick geben könnten.
Auf ein angstbedingtes Gedankenschema verweisen auch alle Bekenntnisse zum Perfektionismus. Sie kommen oft in verschlüsselter Form daher. Jeder würde den Satz unterschreiben: »Keiner ist perfekt.« Der Anspruch ist nicht zu erfüllen. Viele wehren ihn intellektuell ab, um ihn auf der Gefühlsebene doch wieder einzulassen und dann doch zu denken: Wenn nicht ganz perfekt, dann zumindest fast. Den Maßstab der Perfektion legen sie so weiterhin an sich an. Das kann sie erheblich blockieren. Ein Student, der meint, sein Professor akzeptiere sein Examensarbeit nur, wenn sie »fast« perfekt ist, wird sie womöglich nie beenden. Der Professor, der glaubt, die wissenschaftliche Zeitung, für die er schreibt, akzeptiere seinen Aufsatz nur, wenn sie an ihm nichts auszusetzen findet, mag bei seinem Studenten autoritär den angsterregenden Anspruch fördern, aber sein eigenes Papier genauso wenig zu Stande bringen.

Eigene Stärken und Auswege erkennen

Kognitive Psychologen fragen, welche automatischen Gedanken das Denken bestimmen, um herauszufinden, wo sie systematisch zusammenlaufen und verhindern, dass ihre Patienten ihre Ziele erreichen. Das geht nur in vertrauensvoller Zusammenarbeit. Als gemeinsame empirische Forschung. Der Anspruch ist ernst zu nehmen. Der Therapeut kann nicht sogleich Antworten geben. Alle schon gar nicht. Negative Gedanken werden durch Fragen aufgespürt. Was ging Ihnen durch den Kopf? Als Sie Angst hatten, was dachten Sie, würde Ihnen passieren? Patienten halten ihre Vorstellungen oft für so selbstverständlich, dass sie den Inhalt gar nicht aufmerksam registrieren. Es können Gedanken oder Bilder sein, die mitunter nur für den Bruchteil einer Sekunde aufblitzen. Wie häufig, wie systematisch ist ihnen nicht bewusst. Die Gedankenbilder festzuhalten kann Angst auslösen. Deshalb zögern Patienten, darüber nachzudenken. Sie geben nur sehr vage an, dass sie etwas beunruhigt: »Ich weiß nicht genau, was. Irgendwas.« »Ich denke gar nichts Bestimmtes. Ich fuhl mich einfach schlecht.« Solche Aussagen sind nicht fassbar und bringt nicht richtig weiter. Manche Gedanken können ihnen peinlich sein. Von Freunden oder Familienmitgliedern haben sie vielleicht schon öfter gehört, dass ihre Gedanken »verrückt« sind. Sie fürchten, sich zu blamieren, wenn sie darüber sprechen. Auch das macht es schwer, sie hervorzuholen.

Schlichte Fragen helfen womöglich nicht weiter. Fällt es schwer, automatische Gedanken in Worte zu fassen, kann es nutzen, nach der persönlichen Bedeutung von Ereignissen zu fragen. Es kann sinnvoll sein, Patienten zu bitten, sich mit ihrer Fantasie in die Situation, die ihnen Angst bereitet hat, zurückzuversetzen, sie in der Vorstellung noch einmal zu durchleben. Manchen fällt es leichter, Bilder zu beschreiben als Geschichten zu erzählen. Mit den Bildern steigen auch die an sie geknüpften Gefühle auf. Der therapeutische Zugang muss persönlich, stets individuell sein. Wenn es sich um Ängste handelt, die in zwischenmenschlichen Beziehungen entstehen, kann es helfen, Konflikte in Rollenspielen zu reinszenieren.

Die automatischen Gedanken werden als Hypothesen behandelt. Um zu prüfen, ob sie in angemessener oder unangemessener Weise Situationen fassen. Zu welchem Grad die Annahmen womöglich zutreffen. Ob sie helfen, Ängste zu bewältigen oder sie nur anscheinend in Schach halten und dazu verleiten, die eigentlichen Herausforderungen zu vermeiden. Danach ist zu fragen, welches Schema ihnen zu Grunde liegt. Therapeutische Sitzungen finden in der Regel einmal pro Woche statt. Ein Ende der Therapie muss von Anfang an sichtbar, Zeitaufwand und Kosten sollen überschaubar sein. Kognitive Psychologen gehen davon aus, dass eine Behandlung bei einfachen Phobien etwa fünf Sitzungen dauert. Bei sozialer oder generalisierter Angst 20 bis 25 Wochen. In komplizierteren Fällen mag auch ein Jahr erforderlich sein. Von längeren Zeiträumen geht aber niemand aus. Die Effektivität ist dann nicht mehr zu steigern.

Jede Sitzung muss strukturiert sein. Psychologe und Patient legen zu Beginn ein Ziel fest. Zum Schluss der Sitzung wird überprüft, ob dieses erreicht wurde. Das Ergebnis wird festgehalten. »Hausaufgaben« sollen dem Patient helfen, aus sich heraus mehr Klarheit zu gewinnen. Zum Beispiel indem er aufschreibt, welche Gedanken ihm in Angst-Situationen durch den Kopf gehen, welche Antworten er darauf geben könnte. Er kann ein Angst-Tagebuch führen, notieren, wie es ihm im Laufe eines Tages geht, wie er zu welcher Zeit, bei welcher Gelegenheit seine Angst bewerten würde, etwa auf einer Skala von Null (nicht vorhanden) bis Zehn (extrem). Dazu sind ebenfalls automatische Gedanken, Gefühle und rationale Überlegungen festzuhalten, auch Vorstellungen, wie er künftig mit ähnlichen Situationen umgehen könnte. Sitzungen mit dem Therapeuten kann der Patient auf Tonband aufnehmen und zu Hause nochmals durchhören. So checkt er, ob tatsächlich die für ihn wichtigsten Anliegen behandelt wurden. Er schätzt den therapeutischen Prozess besser ein, kann den weiteren Verlauf stärker mitstrukturieren und ihn insgesamt erheblich beschleunigen. Er ist nicht nur »ein zu Behandelnder«. Er vergrößert seinen Nutzen, spart Zeit und Geld.

Kognitive Psychologen umhüllen ihre Arbeit nicht mit Mystifikationen. Sie forschen nicht jahrelang nach frühen Kindheitstraumen. Solche Suche lindert nicht die Symptome. Sie kann Patienten sogar demoralisieren. Weil sie viel Zeit und Anstrengung auf sich nehmen, ohne dass dabei für sie spürbar etwas herauskommt. Kognitive Psychologen legen ihrer Therapie keine Theorie zu Grunde, mit der sie Allgemeingültigkeit beanspruchen, danach die Patienten einordnen und schließlich von ihnen fordern, die Theorie zu akzeptieren, um geheilt zu werden. Sie streben möglichst rasche Linderung der Angst-Symptome an. Je nach Bedürfnis und akuter Aufnahmefähigkeit geben sie Patienten Informationen über »die Natur der Angst«. Sie weisen auf mögliche Zusammenhänge von Angst und anderen vordergründig nicht zusammengehörenden Schwierigkeiten hin: Schlafstörungen, Müdigkeit, Grübelei, Zögerlichkeit, Schwierigkeiten, Entscheidungen zu treffen. Sie machen klar, dass wer Angst hat, nicht verrückt ist. Vor allem: Dass Angst selbst Menschen, die geborene Grübler, notorische Zweifler oder ständig Verstreckte zu sein scheinen, nicht ständig regiert und sie deshalb nicht fürchten müssen, immer in gleicher Weise darunter zu leiden. In Phasen akuter Angst-Störung mag das so erscheinen. Doch selbst für Menschen, bei denen eine generalisierte Angst zu diagnostizieren ist und die über lange Jahre darunter leiden, trifft das nicht zu. Auch sie sind mal besser, mal schlechter drauf. Automatische Gedanken, die sie Situationen als gefährlich wahrnehmen lassen, bestimmen sie nicht in stets gleichem Maße. Sie neigen dazu, frühere Erfolge zu vergessen oder abzuwerten. Auf diese Neigung hinzuweisen, hilft ihnen zu erkennen, dass sie mehr Ressourcen haben, ihre Schwierigkeiten zu bewältigen, als sie spontan meinen. Sie müssen sich nicht mehr völlig hilflos fühlen. Hilflosigkeit ist das Gefühl, das Angst den stärksten Auftrieb verleiht. Wer von sich selbst glaubt, einer Bedrohung nichts entgegensetzen zu können, erliegt der Angst. Wer sich erinnert, wie er ähnliche Situationen schon gemeistert hat, nicht untergegangen ist, sich seiner Fähigkeit bewusst wird, wie er Angst bestehen und überwinden konnte, schreckt sich weniger. Er versetzt sich in die Lage, über Angst-Bewältigungsstrategien nachzudenken. Über wirksame Maßnahmen gegen die Angst. Das Bewusstsein, aus sich heraus etwas bewirken zu können, steigert das Selbstbewusstsein. Das ist immer ein gutes Mittel gegen Angst. Angst-Vermeidungsstrategie verhindern solche Erfahrungen. Sie bestätigen eher das Grundgefühl: »Ich konnte das noch nie. Ich schaff das sowieso nicht.« Angst-Vermeidungsstrategien konservieren Angst. Auf Dauer wird die Angst dadurch nur hartnäckiger.

Jeder sollte verstehen lernen, welche aktuellen Stressfaktoren zusätzlich belasten, mehr oder weniger stark, und tiefer liegende angstbeladene kognitive Schemata aktivieren. Zum Beispiel: akute finanzielle Sorgen, Mobbing in der Arbeit, Verlust einer Beziehung, Krankheit. Schon eine Grippe kann ausreichen, um eine sonst wirksame Angst-Bewältigungsstrategie außer Kraft zu setzten. Weil sie den Körper angreift, auslaugt, die eigene Handlungsfähigkeit tatsächlich eingeschränkt. Lässt der dadurch verursachte Stress, die eben nicht mehr erträgliche Zusatzbelastung nach, geht es dem Gefühlsleben insgesamt wieder besser. Mit solcher Einsicht gewinnen verunsicherte Menschen wieder Perspektive. Sie können die Ansprüche, die sie an sich selbst stellen, zeitweilig ein wenig tiefer hängen. Dann empfinden sie ihre in dieser Lebensphase eingeschränkten Angst-Bewältigungsmöglichkeiten nicht als Versagen oder grundsätzliche Unfähigkeit. Sie können überlegen, welche Korrektur ihrer Lebensumstände möglich und hilfreich ist: Mehr auf die eigene Gesundheit achten, weniger Kaffee und Tee trinken, das Rauchen aufgeben, große Anschaffungen lieber sein lassen, auf eine teure Reise, ein neues Auto oder ein eigenes Haus verzichten, sich nach einer anderen Arbeit umschauen, wo kein Chef drangsaliert. Solcher Kontext korrigiert die womöglich fatalistische Sicht: Es ist alles so schrecklich, und daran ändert sich nie etwas.

Ändern lässt sich eine Menge. Auf vielfältige Weise. Und nur so kann es geschehen. Denn die Lösung gibt es nicht, nicht den Schalter, mit dem Angst einfach abzuschalten wäre. Auch nicht die Pille, die aller Sorgen enthebt. Natürlich können, wie beschrieben, kognitive Schemata verändert, unangemessene Wahrnehmungen von Gefahren oder übertriebene Erwartungen an sich selbst korrigiert werden. Ebenso die irrige Vorstellung, im Voraus überschauen zu können, welche unserer Entscheidungen welche Folgen hat. Bei aller sorgfältigen Abwägung: Mit solchen Unsicherheiten müssen wir leben.
Es kann nutzen, sich den schlimmstmöglichen Ausgang vorzustellen, und dann festzustellen, dass selbst das keine Katastrophe ist. Wer zum Beispiel von Prüfungs-Angst geschüttelt ist, sollte sich ruhig ausmalen, wie es ist, wenn er tatsächlich durchfällt, und daran denken, dass er die Prüfung auch wiederholen kann. Hilfreich können zusätzliche Entspannungsübungen sein. Wer es schafft, dadurch die körperlichen Symptome der Angst zu reduzieren, die innere Unruhe zu dämpfen, bringt sich sogleich in eine wesentlich bessere Position: Er kann sich besser konzentrieren, schläft besser, fühlt sich fitter, um Aufgaben zu meistern. Wer Sport treibt, besonders Ausdauersportarten wie Laufen, Schwimmen, Radfahren, verringert ebenfalls innere Erregung und tankt zusätzliche Kraft. Durch Entspannung oder Sport erzielte Effekte geben außerdem das angenehme Gefühl, eine gewisse Kontrolle über die körperlichen Symptome zu gewinnen. Ablenkung hilft. Wenn sie meinen, vor einer Panikattacke zu stehen, zählen sie laut alle Gegenstände auf, die in dem Raum sind, wo sie sich befinden. Eine andere Möglichkeit: Tun sie etwas, das Ihnen Spaß macht, Ihre Aufmerksamkeit neu ausrichtet, weg von ängstigenden Gedanken. Es nutzt nichts, sich selbst zu ermahnen: Hör auf darüber nachzudenken. Wer zu sich sagt, hör auf, an violette Elefanten zu denken, denkt noch immer an violette Elefanten. Das Gleiche gilt für die absurden Befehle, nicht mehr über eventuelle Schulden, mögliche Krankheit oder aufziehende Gefahren zu grübeln. Zu Angst neigende Menschen meinen oft, sie sollten über eventuelle Gefahren intensiv nachdenken, im Geiste alle Möglichkeiten durchspielen und sich so wappnen. Damit versuchen sie, alles unter Kontrolle zu halten. Ein gravierender Irrtum. Wenn irgendetwas in ihrem Alltag anders läuft, als sie es gewohnt sind, bringt sie das leicht aus dem Konzept und schließlich aus der Fassung. Mit ihren Gedanken drehen sie sich im

Kreis, rutschen rasch in eine sie immer weiter runterführende Denkspirale. Alles wird nur schlimmer. Natürlich auch die Stimmung. Tritt dann die erwartete Katastrophe doch nicht ein, ziehen sie daraus den irrigen Schluss, ihr ständiges Grübeln, ihre stete Wachsamkeit habe sie davor bewahrt.
Dem kleinen Albert wäre übrigens vermutlich einfach und schnell zu helfen. Schlichte Phobien, wie die Angst vor Tieren, Ratten, Spinnen, Hunden können gut durch schrittweise Gewöhnung beseitigt werden. Es dauert meist nicht mehr als fünf bis sechs Trainingsstunden. Albert könnte damit beginnen, sich Bilder von Ratten anzuschauen. Das macht er so lange, bis die dadurch ausgelöste Angst erträglich ist. Das kann sehr rasch gehen. Dann schaut er sich vielleicht eine zahme Ratte in einem geschlossenen Käfig an. Beim nächsten Schritt schiebt er ihr Futter in den Käfig, dann schaut er zu, wie sie in einer offenen Kiste rumläuft. Kann er das ertragen, mag er versuchen, sie zu streicheln. Graduell wird er seine Angst verlieren. Fette Straßenratten muss er trotzdem nicht appetitlich finden. Er könnte sich seine Phobie auch weiter leisten. Viele Menschen haben irgendeine Phobie, doch das beeinträchtigt sie in ihrem Alltag so gut wie gar nicht. Dann lassen sie es eben dabei. Na und?
Tun Sie etwas, wenn es Sie stört. Wenn Angst vor Hunden Sie hindert, Freunde zu besuchen oder gar auf die Straße zu gehen, setzen Sie sich Situationen aus, die sie Schritt für Schritt ent-ängstigen. Sie können zunächst in einem Raum sein, in dem ein Freund einen Hund fest an der Leine hat. Nach einer Zeit lernen Sie, seine Gegenwart auszuhalten. Dann wagen Sie sich näher heran. Der Hund bleibt an der Leine. Sie schauen zu, wie Ihr Freund das Tier streichelt. Sie setzen sich neben den Freund. Sie stellen dem Hund Futter hin. Achtung! Jede dieser vorsichtigen Annäherungen so lange wiederholen, bis die Angst auszuhalten und ein nächster Schritt zu wagen ist. Jetzt: den Hund streicheln, die Hand lecken zu lassen, ihn von der Leine nehmen ... Glauben Sie uns, es funktioniert.
Mit Hilfe, in der konkreten Situation, die sie besonders belastet, können Sie viel lernen. Zum Beispiel, wenn sie allein damit Schwierigkeiten haben, mit dem Bus oder der U-Bahn zu fahren. Sie können das trainieren. Beginnen Sie nicht in der Hauptverkehrszeit, wenn die Waggons mit Fahrgästen voll gestopft sind. Gehen Sie es Schritt für Schritt an. Beginnen Sie mit einem Freund und fahren gemein-

sam eine Station. Wenn das gut geht, wagen Sie eine längere Fahrt. Anschließend riskieren Sie eine Station allein. Der Freund erwartet Sie. Zwei Stationen allein ... Eh klar, oder? Helfen kann in solchen Situationen auch der Coach/Therapeut, wenn Ihnen das lieber ist. Bei kognitiven Psychologen und Verhaltenstherapeuten gehört solches In-vivo-Training zu ihrem Programm dazu.
Um Angst zu reduzieren, ist es entscheidend, sich den Unterschied zwischen Möglichkeit und Wahrscheinlichkeit klar zu machen. Auch das ist ein kognitiver Prozess. Anstatt zu unterstellen, die Katastrophe stünde unmittelbar bevor, sollte man Informationen sammeln, die dagegen sprechen. Wenn Sie unter Flug-Angst leiden, und die kann einen in Freizeit und Beruf erheblich einschränken, überlegen Sie: Wie groß ist tatsächlich die Wahrscheinlichkeit, dass ein Flieger abstürzt? Sie erkennen: Geringer, als dass ich vor meiner Haustür vom Postauto überfahren werde. Achten Sie darauf, wie sich Ihre Angst-Wahrnehmung ändert, je näher der Zeitpunkt einer geplanten Flugreise rückt. Bei Buchung ist die Angst geringer als bei der Fahrt zum Flughafen. Beim Einchecken scheint sie dramatisch angestiegen. Im Flugzeug ist sie schon eminent und nimmt mit jedem Meter zu, den die Maschine vom Gate zur Rollbahn zurücklegt. Die Katastrophe scheint unmittelbar mit dem Takeoff einzutreten. Schon darüber nachzudenken, wie Katastrophenstimmung aufgebaut wird, hilft, ihr gegenzusteuern. Oft. Leider nicht immer. Es ist nicht ungewöhnlich, dass jemand intellektuell versteht, dass seine Angst unbegründet ist, dass er eine Gefahr maßlos überschätzt und trotzdem von dieser Angst nicht loskommt. Entspannungsübungen oder Ablenkung, angewendet für wenige Minuten, bleiben noch immer, um Angst besser in den Griff zu bekommen.
Mit dem Versprechen, Hilfe zu leisten, bieten auch diverse Heilpraktiker ihren Rat an. Ein spezifischer Nutzen ihrer Dienste ist allerdings nicht nachgewiesen. Mancher Hilfesuchende fühlt sich besser, ganz einfach, weil sich jemand um ihn kümmert. Der Effekt kann durch Zuwendung und Mitgefühl auch von Laien erzielt werden. Mit einer besonderen Behandlungsmethode hat das freilich nichts zu tun. Einen Beweis, dass Musiktherapie wirksam wäre, gibt es genauso wenig wie für Kräuter-, Aroma- oder Kristalltherapie.
Kognitive Therapie, kognitives Coaching ist die Nicht-Medikamenten-Therapie, welche die größte Wirkung verspricht. Noch bessere

Effekte lassen sich freilich durch eine Kombination von kognitiver Therapie und modernen Medikamenten erzielen. Mit unserem Fallbeispiel von Erika S. haben wir gezeigt, dass unter Umständen der Zustand eines Patienten zunächst durch Medikamente verbessert werden muss, um mit kognitiver Therapie beginnen zu können. Es kann auch nötig sein, die Medikamente über einen längeren Zeitraum zu nehmen, länger als das psychologische Coaching dauert. Zuerst einen Psychiater zu konsultieren ist immer sinnvoll. Wer sich ärztlicher und psychologischer Hilfe bedient, erzielt größeren und länger anhaltenden Nutzen. Trotz Therapie: Es kann immer wieder Rückschläge geben. Doch auch dann hilft die Kombination aus kognitiver Therapie und vernünftiger Medikation am besten, zurück auf ruhigere Bahnen zu kommen. Neuste Studien in Amerika und England konnten nachweisen, dass kognitive Therapie für einen Gutteil von Patienten die positive Wirkung über lange Jahre behält (Dugas et al., 2003, und Durcham et al., 2003). Und es gibt mittlerweile eine Reihe von Medikamenten, die gezielt gegen Angst eingesetzt werden können. Mancher hegt, aus Unwissen und Vorurteil, dagegen Bedenken. Das führt dazu, dass Medikamente nicht, nicht ausreichend oder nicht über den vorgeschriebenen Zeitraum genommen werden. Dann können sie selbstverständlich nicht wirken. Wer schon öfter die falschen Psychopharmaka verschrieben bekommen hat, weil viele Ärzte sich leider nicht richtig auskennen, wird in Zukunft Vorbehalte haben. In dem folgenden Kapitel legen wir dar, warum es dennoch grundsätzlich sinnvoll ist, solche Vorbehalte und Vorurteile zu überwinden. Zum eigenen Vorteil.

Wie kommt die Angst ins Hirn?

Was wir von der Welt, in die wir geboren worden sind, zu erwarten haben, lernen wir sehr früh. Schon unsere allerersten Erfahrungen beeinflussen, mit welchen Grundgefühlen wir an unser Leben gehen. Wenn alles gut geht, beginnt es so: Als Neugeborene lernen wir durch körperliche Nähe, durch Hautkontakt, freundliche Ansprache, durch Riechen und Saugen, dass diejenigen, die in der Nähe sind, für unser Wohlgefühl sorgen und uns Gutes verheißen. Es geht nicht nur darum, satt zu sein! Saugen, spüren, riechen, hören, ins Gesicht schauen – das sind die ersten sozialen Interaktionen, die Sicherheit geben und Vertrauen schaffen. Eltern, Geschwister, andere wichtige Personen setzen emotionale Koordinaten. Damit liefern sie gleichzeitig Daten und Informationen über die Umwelt, die das Gehirn aufnimmt, verarbeitet und so die Entwicklung des neuronalen Netzwerkes beeinflusst. In den Schaltkreisen dieses Netzwerkes kommunizieren und interagieren die verschiedenen Komponenten der Gefühle. Das Netzwerk installieren allerdings nicht allein die wichtigen Bezugspersonen. Im Gehirn müssen die Kapazitäten und die Baupläne dazu bereits angelegt sein. Das gehört zur notwendigen genetischen Grundausstattung. Anders ausgedrückt: Um Daten und Informationen aufnehmen zu können, die Gefühle von Sicherheit und Vertrauen schaffen, müssen die Anlagen der Netzwerke im Gehirn intakt sein. Sonst kommt es von Anfang an zu Funktionsstörungen. So etwa wie bei einem Computer, der in der Hardware einen Konstruktionsfehler hat und der deshalb die ihm eingegebenen Software-Programme nicht richtig auf der Festplatte speichern und nutzen kann.

Das Schwungrad der Angst in unserem Kopf

Autisten werden nie vertraut mit anderen. Sie haben (nachweisbar) einen »Konstruktionsfehler« in der Amygdala, dem Mandelkern des Gehirns. Er gehört zum limbischen System. Das limbische System liegt unter der Kuppel des Neokortex. Es ermöglicht sinnvolles Reagieren auf die Umwelt und Interaktion mit anderen. In dieser Hirnregion entstehen positive und negative Gefühle: Unzufriedenheit, Wohlbefinden, Sicherheit, Glücksgefühle, Unsicherheit, Angst. Die Amygdala ist so etwas wie das Schwungrad der Angst. Wenn der Mandelkern beschädigt ist, beeinträchtigt dieser Schaden die Fähigkeit, Furcht und Angst bewältigen zu lernen. Die Amygdala hilft zum Beispiel zwischen Freund und Feind zu unterscheiden, Bedrohung aus Gesichtern zu lesen, Neues zu beurteilen. Sie beeinflusst, ob wir etwas mit interessierter Neugier betrachten oder ob wir mit abwehrender Angst reagieren. Um eine Situation zu bewerten, konsultiert der Mandelkern andere Regionen des Gehirns, etwa den Hippokampus und die entorhinale Hirnrinde. Amygdala und Hippokampus, der ebenfalls zum limbischen System gehört, arbeiten zusammen, um Erinnerungen hervorzubringen. Die wesentliche Funktion des Hippokampus besteht darin, Informationen zu integrieren und zu speichern. Erinnerungen können schnell präsent sein und uns helfen, Situationen einzuordnen. Sie können uns allerdings auch, ohne das wir merken wie, einen Mechanismus in Gang setzen, der überwältigende Schrecken auslöst. So erscheinen uns Gesichter entweder als vertraut, freundlich, böse oder – noch schlimmer – als ausdruckslos. Auch mit Gegenständen können wir Gefühle verbinden, mit ihnen gute oder böse Geister wachrufen. Autisten gelingt solche Unterscheidung nicht. Sie können ihre Umgebung nicht nach möglicher Gefährdung absuchen.

Das heißt: Normales Verhalten, soziale Klarheit, also auch emotionale und soziale Intelligenz sind daran gebunden, dass die Angst-Kreisläufe im Gehirn »geschmiert«, funktional ablaufen. Bedrohung muss erkannt und bewertet werden können, um angemessen darauf zu reagieren – auf geringe Bedrohung mit kleiner Angst, auf massivere Bedrohung mit größerer Angst. Es ist wichtig, zu lernen, Ängste auch zu meistern. Auch schon sehr früh. Wie Kinder, die lernen, eine Zeit lang die Abwesenheit ihrer umsorgenden Eltern auszuhalten und zu begreifen: Sie sind trotzdem da, denn bald schon kommen sie wieder, sind wieder zu fühlen, riechen, hören, zu begreifen. Später setzen sie sich von selbst, sogar mit Lust, Ängsten aus: Im Kasperltheater, wenn sie Gruselgeschichten hören, sich verstecken und versteckte Eltern, Geschwister oder Freunde finden müssen. Wenn sie das erste Mal auf

Rollschuhen oder Skiern stehen, mit einem scharfen Messer schneiden, vom Beckenrand und später vom Dreimeterbrett ins Wasser springen, ohne Stützräder mit dem Rad fahren, zum ersten Mal alleine zur Schule oder in ein Ferienlager gehen. Um sich auf die Unsicherheit einlassen zu können, müssen sie wissen: Die Großen lassen es zu, dass sie sich ausprobieren und sie helfen, falls es für sie alleine doch einmal zu schwer sein sollte. So ist Lernen immer auch soziales Lernen. Es funktioniert nur, wenn Angst erfahren, also wirklich erlebt (!), ausgehalten, bewertet und verarbeitet werden kann. Wo nötig, mit sozialer Unterstützung. Nicht lückenlose Sicherheit, die es ja auch gar nicht geben kann, schafft Vertrauen, sondern die Bewältigung von Unsicherheit, die Begegnung mit Neuem und immer wieder auch Unbekanntem. Nur neue Herausforderungen bringen weiter. So bauen wir Vernetzungen in unserem Gehirn aus, verbessern die Schaltkreise, erhöhen ihre Kapazität, unsere Kompetenz. Nur so können wir die Welt angemessen erfahren, lernen, Bedrohungen auszuhalten, mit Ängsten fertig zu werden, uns die Welt Stück für Stück zu erobern.

Der innere Angst-Kreislauf muss also intakt sein. Der Mandelkern muss richtig reagieren, Informationen aufnehmen, mit dem Hippokampus interagieren, Antworten weitergeben an den Frontal-Kortex und die Steuerungen, die über monoamin-geregelte Nervenverbindungen laufen, richtig einstellen. Das Gehirn ist ein komplexes System, das alle möglichen Daten aufnimmt, transportiert, verarbeitet, speichert, abruft. Es steuert unsere Wahrnehmung, unser Denken, Erinnerungen, Gefühle, Funktionen des Körpers. Das geschieht auf verschiedenen Wegen, durch Nerven und Nervenverbindung, durch das Zusammenspiel verschiedener Areale des Gehirns. Durch Kommunikation, Reaktion, Interaktion. Durch Nerven und Nervenverbindungen jagen elektrische Impulse, fließen Informationen. An Ablauf und Steuerung wirken chemische und hormonelle Prozesse mit. Die Nervenverbindungen, die Synapsen, sind besonders kritische Stellen. Sie bestimmen wesentlich, ob unser Gehirn gut funktioniert. So gesehen bilden die Synapsen die Atome unseres Selbst.

Verkehrsexperten kommen besser voran

Um vom Funktionieren des Gehirns und von möglichen Funktionsstörungen eine bessere Vorstellung zu bekommen, denken Sie an eine komplex und diffizil entwickelte Infrastruktur. Sie besteht aus verschiedenen Verkehrssystemen, Straßen-, Schienen-, Wasser- und Flugverbindungen. Schon das Straßensystem ist hoch differenziert. Da gibt es Autobahnen, Schnellstraßen, Landstraßen, Ortschaften, verkehrsberuhigte Zonen, Umgehungen, freie Fahrt und Tempo-Limit, Abkürzungen, Umleitungen, Zeiten mit hohem und niedrigem Verkehrsaufkommen. Es gibt zähflüssigen Verkehr, Staus, gute und schlechte Verbindungen, zeitweilige Störungen, Unfälle, Baustellen, Vorfahrt- und Stopp-Schilder, grüne Ampeln, rote Ampeln, Einflüsse des Klimas und des Wetters, Auflösungen des Asphalts durch dauernde Hitze, spiegelglatte Fahrbahnen durch Frost und Schnee. Es gibt Verkehrsregeln und Regelungen des Verkehrs und Verkehrsberichte. Sie können gelegentliche Turbulenzen nicht verhindern. Aber sie sollen immerhin dazu beitragen, ein Verkehrschaos zu vermeiden. Wie Sie vorankommen, egal ob Sie spazieren fahren oder zu ein bestimmtes Ziel ansteuern, hängt unter anderem von dem Auto ab, mit dem sie unterwegs sind. Über wie viel PS Sie verfügen, ob Sie einen Allrad-Antrieb lenken, wie weit eine Tankfüllung reicht, ob technisch alles in Ordnung ist, die Elektronik, das Öl, die Hydraulik, die Reifen, das ABS oder die Schlupf-Blockierung. Und entscheidend ist natürlich ihr fahrerisches Können. Das hängt ab von natürlichem Talent, von Ausbildung und Erfahrung, Nervenstärke, Reaktionsfähigkeit und Übersicht. Ähnlich kompliziert verhält es sich also mit unserem Gehirn. Wie es funktioniert, hängt von vielen Faktoren ab. Manche entziehen sich unserer Kontrolle. Eine Vielzahl jedoch können wir beeinflussen, wenn wir wissen, dass es diese Faktoren gibt und wie sie wirken. Wir wären gut beraten, wenn wir über unser Gehirn so viel wüssten wie Auto-Narren über ihre Karosse, das Automobil an sich und das Verkehrssystem, durch das es zu lenken ist. Dann wäre uns selbstverständlich, wie wir es zu pflegen und zu warten haben, damit es gut, lange und zuverlässig »läuft«. Bei einer technischen Störung wüssten wir, an wen wir uns wenden müssten. Ein Auto mit Motorschaden bringen wir nicht zum Heilpraktiker. Mit Nervenleiden kommt so mancher auf die Idee. Oder meint, damit müsse er selbst fertig werden. Das Vertrauen in Autowerkstätten, ADAC und ÖAMTC scheint weit größer als – wenn es darauf ankommt – in Psychiater, Psychologen und Psychotherapeuten.

Wenn wir nicht mit einem »Konstruktionsfehler« auf die Welt kommen, der uns Einsicht und Erkenntnis blockiert, müssen wir Verantwortung übernehmen für unsere Funktionsfähigkeit, für Körper und Hirn und unser Seelenleben. Unsere Möglichkeit, Vertrauenswürdigkeit in Gesichtsausdrücken zu erkennen, Gefahren zu orten und soziale Erkenntnis zu lernen, sind an den gesunden neuronalen Angst-Kreislauf geknüpft. Wenn der funktioniert, funktioniert nicht nur soziales Lernen. Das nämlich verschafft uns zusätzlichen Gewinn. Es stärkt die zelluläre Immunität, verringert die Krankheitsanfälligkeit, fördert die Ausbildung natürlicher Killer-Zellen gegen schlechte Krebs-Zellen oder Infektionen – durch die richtige »Verkodung« von Daten, Information, Gefühl, Erfahrung. Genetisch kann einiges schief gehen. Genetisch sind einige Falschmeldungen möglich. Obwohl das Gen der pathologischen Angst noch nicht identifiziert ist, wissen wir, dass Menschen ein stärker angstgesteuertes Verhalten haben, bei denen ein bestimmtes Transporter-Gen für Serotonin defekt ist. Ihre genetische Struktur erzeugt eine höhere Amygdala-Aktivität und damit eine Hyper- und Überreaktion auf Umwelteinflüsse. Die hohe Amygdala-Aktivierung bleibt in einem multifunktional vernetztem Gehirn nicht isoliert, sondern löst weitere Fehlsteuerungen aus. Sie erzeugt eine lokale Serotonin-Überfunktion, Serotonin ist eine chemische Überträgersubstanz. Sie modifiziert den GABA-Anteil, der immer auf einem bestimmten Niveau sein muss. GABA (Gamma-Aminobuttersäure) ist ein Überträgerstoff mit hemmender Funktion innerhalb des Zentralnervensystems. Das wiederum Dopamin in der Amygdala beeinflusst. Dopamin ist ebenfalls eine Überträgersubstanz, eine Vorstufe von Noradrenalin und Adrenalin. Beide Stoffe sind Hormone und wirken als Neurotransmitter, chemische Überträgerstoffe im Zentralnervensystem und an den peripheren Nerven, die Erregung weiterleiten. Dopamin wiederum schwächt die beruhigend wirkenden GABA-Neuronen. So kommt über den Nervenkreislauf eine Angst-Generierung zu Stande, die pathologisch ist. Vereinfacht gesagt: Chemisch messbar ist Angst-Empfindlichkeit in einem zu geringen Serotonin-Niveau bei gleichzeitig erhöhtem Dopamin-Niveau.

Tückische Gene

Wissenschaftliche Studien weisen nach, dass es für Angst-Empfindlichkeit eine genetische Disposition gibt. Festzustellen ist die bei immerhin jedem vierten Kind (Cloninger, 1987, Kendler et al., 1993, Kupfer et al., 1989, Stein et al. 1999). Diese Kinder zeigen im Falle einer kurzfristigen Trennung von der Mutter pathologisches Verhalten. Sie weinen mehr als andere Kinder, verlieren Interessen, Energie und auch Appetit, sind wesentlich unruhiger und gewöhnen sich eher merkwürdige Ticks an. Unterschiedliche Verhaltensmuster, wiesen Forscher in Versuchen mit Affen nach, werden von unterschiedlichen Genen programmiert. Wie das alles genau bei Menschen funktioniert, wissen wir noch nicht. Wir können freilich vermuten, dass wir den Affen nicht ganz unähnlich sind. Klar scheint: Verschiedene Netzwerke im Gehirn sorgen für eine Verarbeitung von Angst. Störungen in verschiedenen Teilen dieser Netzwerke führen zu unterschiedlichen Störungen im Angst-Verhalten.
Verschiedene Verhaltensmuster werden vermutlich von verschiedenen Genen programmiert. Auf welche Weise und wie die unterschiedlichen Gene zusammenspielen, muss noch erforscht werden. Klar ist, dass eine pathologische Reaktion dort vorliegt, wo Anlass und Wirkung nicht zusammenpassen. Wenn Kleinkinder angstvolle Überreaktionen zeigen, folgen häufig Angst-Attacken, die über sich selbst hinaus auf eine auch später problematische Entwicklung hinweisen. Frühe Angst-Attacken begünstigen spätere Entwicklungen in eine Psychose und eine mögliche Suizidalität. Außerdem sind kindliche Angst-Erkrankungen oft auch mit depressiven Erkrankungen kombiniert. Je jünger die Betroffenen, desto klarer der Hinweis, dass schon andere Familienmitglieder an diesen genetischen Faktoren leiden und GAD, Panik, Sozialphobie oder eine andere Phobie in der unmittelbaren Verwandtschaft zu finden sind.
Solche Kinder geraten leicht in eine fatale Angst-Spirale, die sie immer tiefer in die Angst-Störung führt: Ihr Rückzug begünstigt erneute Schreckhaftigkeit, erneuter Schrecken provoziert weiteren Rückzug. Erwachsene in ihrem Umfeld, Eltern, ältere Geschwister, nahe Verwandte, die den Spiralweg schon vorgegangen sind, nicht gelernt haben, mit ihrer Angst umzugehen, geben ein schlechtes Vorbild ab. Durch die Art, wie sie die Welt wahrnehmen, nämlich als erschre-

ckend und bedrohlich. Wie sie sich in dieser Welt verhalten. Was sie wagen, mehr noch: nicht wagen. Sie bestimmen Stimmung und Klima in der Familie. Die Kommunikation. Richtiger: Die Unfähigkeit zur Kommunikation, die sie durch die eignen ängstlichen Rückzüge nur verstärken. Von ihnen ist nichts zu lernen, außer der Angst vor der Angst. Mit ungünstigen genetischen Voraussetzungen fügen diese Kinder sich in ein soziales Umfeld, das die geerbten Defizite noch verstärkt, die Entwicklung von Selbstständigkeit, Kompetenz, sozialer und emotionaler Intelligenz und von Strategien blockiert, die der Lösung von Problemen dienen können. Gestörte Erwachsene stören die Entwicklung ihrer Kinder. Das Resultat steht nicht von vornherein fest. Die besondere Ausprägung der genetischen Disposition spielt eine Rolle. Veränderungen im sozialen Umfeld variieren die Variablen. Das kann immer wieder geschehen. Je später freilich, umso ungünstiger. Im ungünstigen Fall, wenn die Kinder nicht über ausreichende Rest-Resistenz verfügen und von woanders her Hilfe bekommen, packt auch sie irgendwann die Angst-Störung.
Ja, Medikamente können helfen. Der Ratschlag wird bei vielen Abwehr hervorrufen. Weil sie Bedenken gegenüber Psychopharmaka hegen, womöglich grundsätzlich, oder gegen deren Verwendung bei jungen Menschen, aus der Angst, das könnte sie zu sehr verändern, sich selbst entfremden, sie wie von Drogen abhängig machen. Die Bedenken sind heute unbegründet. Wenn ein qualifizierter Psychiater die Medikation verschreibt, kontrolliert und individuell auf den Patienten abstimmt. Antidepressiva können binnen 14 Tagen dazu beitragen, dass die fatale Neigung zum Rückzug verschwindet. Erfolg kann sich längerfristig allerdings nur einstellen, wenn es in der Therapie gelingt, auch das soziale Umfeld zu erreichen. In solchen Fällen hilft Einzelbehandlung nur sehr bedingt. Wenn Angst-Störungen mit von der Familie hervorgerufen und von der Familie mitgeschleppt werden, muss die Hilfe sich auf die Familie insgesamt richten.
Was also sollte die erste Konsequenz sein? Medikamente bereits im frühsten Kindesalter? Schon für alle, die oft weinen? Vorsicht! In Übertreibung macht Dummheit es sich behaglich. Wer meint, schlichte Zauberformeln parat zu haben, macht alles falsch und ruft Zauberlehrlinge auf den Plan, die den Unfug ins Unermessliche treiben. Allerdings wollen wir nicht grundsätzlich ausschließen, auch sehr jungen Menschen ein Medikament zu empfehlen. Dann, und nur

dann, wenn bei klarer Diagnose, trotz sozialer Förderung, trotz gezielter Ermutigung, kontrollierter Exposition, positiver Verstärkung es einem Patienten nicht möglich wird, seiner Angst zu begegnen. Wenn ihn die Botschaft »Du kannst es«, »Du bist in der Lage, du eroberst die Welt,« nicht erreicht. Weil die Bedrohung zu sehr in den Knochen, nein falsch, im Mandelkern und den neuronalen Angst-Kreisläufen sitzt und nicht im Denk-Hirn verarbeitet und modifiziert werden kann. Dann raten wir: Lieber ein Medikament als gar keine Hilfe. Lieber das zur akuten Unterstützung und als Prävention, um ein Lernprogramm umschreiben zu können, das unkorrigiert soziale Kompetenz und emotionale Intelligenz beschränkt, Fähigkeiten zum Coping blockiert und auf abschüssiger Bahn in die Abgründe von Generalisierter Angst-Störung, Sozialphobie, Panik und Depression führt. Wo dann plötzlich und dramatisch das ganze Ausmaß der Fehlentwicklung zu Tage tritt und nur noch schwerer in den Griff zu kriegen ist.

Die Amygdala spielt also eine entscheidende Rolle in der Verarbeitung von Angst und Furcht. Das lässt sich in einfachen Experimenten demonstrieren. Der Mandelkern wird zum Beispiel aktiv, wenn wir Bilder sehen, die ängstliche, wütende oder bedrohliche Gesichter zeigen, und wir den Gesichtsausdrücken die entsprechenden Gefühle von Angst, Furcht oder Wut zuordnen. Das Angst-Netzwerk hat, neben anderen wichtigen Stationen und Verbindungen, einen Link zu dem Zentrum im frontalen Denk-Hirn, das unumgänglich ist für ein abstraktes Erfassen von Gefühlen. Wenn wir zum Beispiel ein Gefühl benennen wollen, müssen wir dieses Areal im Frontalteil des Gehirns einschalten. Und es muss funktionieren. Interessant dabei: Je aktiver dieser schlaue Teil des Gehirns ist, desto geringer die Aktivität im Mandelkern. Was das heißt? Wenn wir Angst gedanklich fassen, sie denken, zugeben, dass wir sie haben, sie benennen und begreifen, dämmen wir sie schon ein! Daher kann es im Umgang mit der Angst helfen, sich beängstigende Situationen vorzustellen, wiederholt in der Fantasie durchzuspielen, sich dabei freilich nicht von ihnen beherrschen zu lassen, sondern sie bewusst zu machen und zu reflektieren, sie zu benennen, über sie zu reden, sich mit ihnen auseinander zu setzen.

So bearbeitet der schlaue Teil des Gehirns die ängstigenden Vorstellungen, die mit ihnen auftretenden automatischen Gedanken und verringert die Energie und Umdrehungsgeschwindigkeit im Angst-Automaten der Amygdala. Wir können solche Aktivierungen und Deaktivierungen mit MRT (Magnet-Resonanz-Tomografie) und PET (Positions-Emissions-Tomografie) beobachten und messen. Sie sagen uns, wie und warum kognitive Therapien in der Angst-Behandlung wirken. Sie versichern uns: Kognitive Therapie basiert nicht auf einem theoretischen Konstrukt. Sie greift ein in neuronale Prozesse. Sie wirkt tatsächlich. Wir können es sogar sehen. Daraus können wir schließen: Um Angst wirksam zu bekämpfen, muss man wissen, welche Furcht einen umtreibt, was die persönliche Angst ist. Dann findet man Zugang zu den, bildlich gesprochen, Hebeln und Knöpfen, die den jeweiligen Angst-Automatismus auslösen, und zu denen, mit deren Hilfe wir ihn neu justieren können. Aus zunächst diffuser Angst entsteht zumindest eine gewisse Klarheit, die es möglich macht, einen individuellen Plan zu erstellen, um die Angst wirksam zu bekämpfen.

Damit wird auch klar, dass Training, Auseinandersetzung, Übung für den Ernstfall und Benennung der gefühlten Emotionen tatsächlich etwas Wesentliches bewirkt. Das heißt: Wir können die Anatomie der Angst beeinflussen, indem wir auf das plastische neuronale Netzwerk unseres Gehirns einwirken, die Aufnahmen, den Fluss und die Verarbeitung von Informationen und Daten verändern – und zwar sowohl durch Überlegungen, Gedanken, Imagination, Training als auch durch Medikamente –, die Neurotransmitter – die chemischen Überträgerstoffe im Zentralnervensystem – stimulieren oder inhibieren. Je besser wir wissen, wo und wie wir eingreifen können, je mehr Faktoren wir gleichzeitig beeinflussen, desto größer der Effekt: Wir können unsere Angst besser regulieren, sie bändigen, wo sie sonst zur Bestie mutiert, Frau oder Herr im Haus unserer Gefühle und Gedanken werden.

In Top-Forschungs-Zentren, die über modernste MRS-Technik (ein Magnet-Resonanz-Spektroskop) verfügen, können Spezialisten, ohne in das Gehirn eindringen zu müssen, den Stoffwechsel der Hirnzellen in den Arealen messen, die mit Angst befasst sind. Auf diese Weise

stellen sie fest, ob dieser Stoffwechsel normal, also störungsfrei, verläuft. Sie messen zum Beispiel die Konzentration von N-Azetyl-Aspartat (NAA). Der Stoff ist ein Marker, der Auskunft gibt, ob Nervenzellen ausreichend ernährt und regeneriert werden. Dieses Verfahren wenden Neurologen bei verschiedenen Hirnerkrankungen an, etwa bei der Multiplen Sklerose, um den weiteren Verlauf der Krankheit prognostizieren zu können. NAA liefert Rohstoffe für zahlreiche Acethyl-Gruppen, die wiederum die Bausteine liefern zur Fett- und Eiweiß-Erzeugung. Mit diesen Fetten und Eiweißen bildet das Gehirn neue Nervenzellen. Geschieht das nicht oder nicht in ausreichendem Maße, schrumpft das Gehirn. Weil ständig Nervenzellen absterben und erneuert werden müssen, um die Hirnkapazitäten zu erhalten.
Eine reduzierte Aktivität von NAA zeigt Neuronen(Nervenzellen)-Verlust mit seismografischer Genauigkeit an, schon bevor eine Schrumpfung des Hirns auf Bildern sichtbar ist, die mit einem MRT aufgenommen werden können. Das MRS schafft also die Möglichkeit, frühzeitig Hirnfitness nachzumessen.
Ähnlich wichtig: Cholin ist messbar. Cholin ist eine Kombination aus den Überträgerstoffen (Neurotransmittern) Glutamat und GABA. Über die Schaltstellen der Nerven (Synapsen) geben Überträgerstoffe Impulse weiter, die Hirn- und Körperfunktionen steuern. »Wenn mehrere Nervenzellen zur selben Zeit einem Impuls erhalten, der sie veranlasst, zu »feuern«, dann beginnen sie mehr und mehr synaptische Verbindungen miteinander zu teilen. Man könnte dies vermenschlichen und sich die Nervenzellen als eine Gruppe von Freunden vorstellen, die Erinnerungen teilen und sich allmählich zu einer Art neuronalem System von Kumpeln zusammenschließen« (Andreasen, 2002). Cholin gibt Auskunft über den Sauerstoff-Stoffwechsel im Gehirn, Signale in den Nervenzellen und darüber, ob der Hormonhaushalt sich im Normalbereich bewegt. Untersuchungen zeigen auch, dass Stress zum Beispiel das Glutamat erhöht und ein hoher Glutamat-Spiegel zur Neurotoxizität (Vergiftung von Hirnzellen) beiträgt. Psychosozialer Stress kann sich im Gehirn niederschlagen in einer Verringerung von NAA und Cholin. Auch das wirkt neurotoxisch, als Gift für Nervenzellen, und führt dazu, dass Neuronen absterben und die Regeneration von Nervenzellen nicht so funktioniert wie es sein sollte. Experimente mit Frauen, die

als Mädchen sexuell missbraucht wurden, konnten zeigen, dass der Missbrauch zu einer Verkleinerung des Hippokampus führte, ausgelöst durch erhöhte Stresshormone, in die Anatomie des Gehirns engrammiert. Stress ist auch oft der Auslöser für eine Überaktivität des Mandelkerns, die zu einem dauerndem inneren Alarmzustand führt. Auch diese anhaltende innere Aufruhr kann bewirken, dass der Hippokampus schrumpft.

Gewalt macht dumm! Gesunde Watschen gibt es nicht!

Jüngste MRT-Studien an Kindern haben gezeigt, dass posttraumatische Syndrome nach Missbrauch und/oder Gewalt im Gehirn eine verringerte NAA-Produktion und damit geringere neuronale Netzwerke bedingen. Die Analysen solcher Prozesse im Gehirn werden immer umfassender und genauer. Uns steht eine Ära bevor, in der wir immer mehr soziale und kognitive Stimuli auf ihre neuronalen Effekte untersuchen können, herausfinden, was sie an Positivem und Schützendem und was sie an Negativem und Schädigendem bewirken können. Dazu müssen wir nicht einmal Blut abnehmen, schon gar nicht Löcher in den Schädel bohren, sondern einfach die Stoffwechselprodukte im Gehirn mit ihren Hinweisen auf ihre Funktion beobachten und mit Therapiemaßnahmen verändern, um so deren Erfolg auch wirklich nachweisen zu können. Auf diese Weise lässt sich dann auch ergründen, was tatsächlich auf psychosoziale Stressoren und was auf prädisponierende Faktoren zurückzuführen ist. Auch wie sich etwas im Gehirn auf- oder abbaut und schleichend zu einer funktionalen Störung führt, die erst viel später im Leben ausbricht, aber im Gehirn schon lange vor diesem Ausbruch angezeigt wird. Zu einem Zeitpunkt, wo medizinisch dagegen noch viel wirksamer etwas zu tun wäre, wo die Neurochemie, die Stoffwechsel, das neuronale Netzwerk noch veränderbar sind.
Diese aufregenden Resultate der Hirnforschung sind am deutlichsten in der Erforschung kranker Kinder. Kinder, die an einer posttraumatischen Störung leiden, haben, wie wir grundsätzlich schon lange wissen, eine grausame Geschichte von Vernachlässigung, Gewalt, sexuellem Missbrauch und emotionaler Abweisung hinter sich. Später haben wir mit ihnen junge Erwachsene vor uns, die an chronischen

seelischen Leiden ein Leben lang laborieren. Das allein ist entsetzlich. Außerdem sind die sozialen und wirtschaftlichen Kosten enorm. Diese Kinder reagieren auf Gewalt, Bedrohung und Gefährdung mit intensiver Angst, Horror, Hilflosigkeit und unorganisiertem, aggressivem Benehmen. Die hohen Raten von Angst-Erkrankungen dieser Kinder sind sowohl psychosozialen als auch genetischen Ursprungs. Beide Faktoren spiegeln sich in dysfunktionalen Familien wider, in denen gestörte Erwachsene sich gestört benehmen, sowohl ihre Veranlagung als die daraus entstandenen Defizite weitergeben. Salopp gesagt: Mit ihrer Verrücktheit tragen sie in ihrer Umgebung dazu bei, Störungen in der sozialen Matrix zu verursachen, sie stricken mit an einem sozialen Netz, das grobmaschig und zu löchrig ist, um die aufzufangen, die aus Angst vor dem Leben abstürzen. Deutlich wird der genetische Faktor, wenn aus einer dysfunktionalen Umgebung ein Zwilling herausgenommen wird, der dann nicht mehr der Gewalt und der Vernachlässigung ausgesetzt ist und dennoch mit hoher Wahrscheinlichkeit eine ähnliche Erkrankung entwickelt wie das weiter psychosozial gefährdete Geschwisterkind. Zahlreiche Studien haben dafür den Nachweis erbracht. Sie bestätigen, welch große Belastung durch die vererbte neurobiologische Stoffwechsel übertragen werden. Amerikanische Studien haben festgestellt: Sechs Prozent der Kinder sind so angstgestört, dass sie dringend massive Hilfe brauchten (Shaffer et al., 1996). Genetisch/familiäre Dispositionen machen diese Kinder zu später angstkranken Individuen, die sich nicht kontrollieren können, die immer unter Druck stehen, immer im Stress sind, wenig Chancen haben, sich weiter zu entwickeln, die oft die Schule abbrechen, in keiner Arbeit zurechtkommen, der Umwelt destruktiv begegnen und selbstzerstörerisch sind. Wenn wir funktionelle Schäden nachweisen können, bevor die Menschen krank sind, wäre das eine Revolution in der Medizin. Wir sind auf dem besten Wege. Nachweisbar ist die Gefährdung dann in allen neurobiologischen Systemen der Angst.

Wir haben es schon lange geahnt, aber wir konnten es bisher nicht wissenschaftlich beweisen: Gewalt macht dumm. Jetzt bestätigen intensive Studien an Kindern diese Annahme. Gewalt macht dumm und meist geht sie von dummen Menschen aus. Täter, die Kinder mit Gewalt traumatisieren, sind meist selbst Gezeichnete. Sie sind häufig angst- oder sonst affektiv krank. Auch ihnen mangelt es an sozialer und emotionaler Intelligenz. Je jünger die Opfer und je länger die Dauer der Gewalt, umso schwerer und anhaltender sind sie in ihrer Entwicklung behindert. Ihre Gehirnvolumina sind sieben bis acht Prozent kleiner als normal. Sie haben einen niedereren IQ. Ihre Aufmerksamkeit und Merkfähigkeit ist geringer. Vermindert ist die Fähigkeit, ihren Alltag zu bewältigen. Der Hirnschwund, der Verlust von Neuronen, ist durch schweren Stress entstanden, auf den männliche Kinder noch empfindlicher reagieren als weibliche. Stress verstehen wir ausdrücklich nicht umgangssprachlich. Stress nach medizinisch-psychologische Verständnis meint sehr spezifisch seelische Belastungen. Stress ist keine produktive Stimulierung. *Stressoren*, das sind alle Erlebnisse, Zustände und Erwartungen, die nur unter Strapazen ausgehalten und oft gar nicht bewältigt werden können. Was bei einzelnen in dieser Weise als Stressor wirkt, ist individuell recht unterschiedlich. Es hängt ab von schon zuvor bestehenden Verwundbarkeiten und von den persönlich verfügbaren Strategien, mit Problemen fertig zu werden. Stichwort: Coping. Es gibt allerdings Belastungen, wie körperliche und seelische Gewalt, die, wenn sie in gehöriger Massivität aufkommen, keiner einfach wegstecken kann. Dennoch: Stress ist immer nur zu begreifen als persönliche Relation des einzelnen auf Konfrontationen mit seiner Umwelt.

Das eingeschränkte Gehirnwachstum bei Gewaltopfern hat womöglich zwei gleichzeitige Ursachen: Die Kinder von gewalttätigen Eltern, die selbst dysfunktional sind, können bereits Defizite in ihren neurobiologischen Strukturen geerbt haben. Ihre soziale Weitsicht ist dann also schon durch ihre neuronale Grundausstattung beschränkt. Ihnen fehlt tatsächlich etwas, um das Verhalten von Mitmenschen angemessen interpretieren zu können. Es fehlt ihnen an sozialer Intelligenz, mit der sie soziale Informationen adäquat verarbeiten könnten. Emotionen wie Wut und Ärger, für andere sichtbar im Gesichtsausdruck, verstehen sie nicht richtig, weil der Mandelkern, dessen neuronale Projektionen und der präfrontale Kortex nicht richtig verkodet sind. Zusätzlich können gewalttätige Eltern ihren Kindern das Leben schwer machen, weil sie ihnen nicht als Vorbild dienen, wie Konflikte sozialverträglich zu lösen sind. Zuerst lernen die Kinder von ihnen, dass Gewalt das nahe liegende Mittel ist, sich gegen das zu wehren, was einem nicht passt. Erlebte Gewalt und soziale Inkompetenz fördern eine Hyperaktivierung von Stress-Reaktionen. Stress bedingt, unter anderem, eine erhöhte Ausschüttung von Cortisol und Stoffwechselprodukten dieses Hormons – Adrenalin und Noradrenalin. Je stärker die Stressoren, umso mehr Hormone werden produziert und umso größer die physischen und psychischen Verhaltensstörungen. Die erhöhte Ausschüttung dieser Hormone ist auch bei depressiven, vernachlässigten Buben und bei sexuell missbrauchten Mädchen deutlich nachweisbar. Sie setzt eine Kettenreaktion in Gang und führt schließlich zum Verlust von Nervenzellen, geringerem Wachstum des Gehirns und damit zu einer Minderung der Intelligenz. Dummheit schlägt dumm. Gestresste Kinder reagieren mit Depression, Suizidgedanken, merkwürdigem Benehmen, Aggression und Asozialität. Kognitive und emotionale Intelligenz bleiben zurück. Cortisol, ein Hormon, das in angemessener Dosierung hilft, Stress zu bewältigen, wird in Überproduktion, wenn Stress nicht aufhört, zu einem Gift für Körper und Geist.

Stress macht krank

Stress macht aggressiv. Und egoistisch. Und gefühlsblind. Dauerstress ist sozial unverträglich. Und macht krank. Auf körperliche Symptome, wie Kopfschmerzen, hoher Blutdruck, Muskelverspannung, Übelkeit, Schlafstörungen oder Rückenbeschwerden, folgen psychische Symptome wie Angst, Irritationen, verlangsamtes Denken, Gefühle von Hilflosigkeit, Zorn und Wut, die sich mit der Zeit zu heftigeren mentalen Störungen verdichten können. In Familien, in denen Gewalt eine häufige Reaktion auf Drucksituationen und Konflikte ist, treten solche Folgen mit besonderer Konzentration auf. Familiengenetik und soziale Inkompetenz destabilisieren womöglich gleichzeitig die zwischenmenschlichen Beziehungen. Angst breitet sich leichter als psychische Störung aus. Es wäre wichtig, gerade für solche gefährdeten und gefährdenden Familiengefüge Hilfe zur Verfügung zu stellen. In Zukunft mag das leichter sein, wenn die genetischen Faktoren genauer erkannt werden, und dann sogar Vorsorge möglich wäre, frühzeitige Unterstützung vor allem für die betroffenen Kinder angeboten werden könnte. Schon jetzt ginge das in Kindergärten, die für Kinder einen stressfreien Raum schaffen, in dem sie nicht, wie zu Hause, unter dauernder Hochspannung stehen müssen und in dem sie soziale Interaktion lernen können. So könnte der chronische Stress für Opfer wie Täter abgebaut und die neurobiologischen Defizite besser ausgeglichen werden. Die Kinder bekämen Starthilfe für ein besseres Leben, gelöst von Angst. Ohne für sie unkontrollierbare Sorgen. Ängstliche Menschen sind oft unfähig, sich Neuem zuzuwenden, weil neue Herausforderungen sie in einem solche Maße stressen, dass sie den inneren Druck nicht aushalten. Stress leistet weiterer Störung Vorschub: einer schweren Angst-Krankheit, Sozialphobie und schließlich Depression, Drogen- und Alkohol-Missbrauch. Dieser Teufelskreis jedoch könnte aufgebrochen werden.

Desensibilisierung und Entspannungstraining gehören noch immer zu den gepriesenen Techniken, um Angst zu reduzieren. Zu recht. Allerdings: Nur bis zu einem gewissen Schweregrad der Angst. Das zeigt uns klinische Erfahrung. Man kann sich bei massiver akuter Bedrohung nicht fürchten und gleichzeitig entspannen. Mit Entspannungsübungen kann man bei moderater Angst die körperlichen Stressreaktionen reduzieren, die das Angst-Empfinden sonst noch steigern. Schwere Angst zu entspannen, das funktioniert jedoch leider nicht. In ihrer Reichweite ebenso beschränkt sind die positiven Effekte von Gewöhnung an Angst, indem man sich Stimuli oder Situationen aussetzt, die Angst auslösen. Bei einfachen Phobien gelingt das oft recht gut. Steckt mehr Angst dahinter, rückt Erfolg in weitere Ferne. Deshalb liegt die Erfolgquote, die optimistische Studien zu diesen Interventionen liefern, in aller Regel auch nie über 50 Prozent. Es ist einen Versuch wert, auszutesten, wie weit man im jeweiligen Fall mit Desensibilisierung und Entspannung kommt. Wenn nicht von vornherein alle Zeichen darauf hindeuten, dass es sich um eine gröbere Angst-Störung handelt. Wer von seiner Angst überrannt wird, dem helfen solche Techniken nicht wieder auf die Beine. Es ist doch klar: Wer weniger gestört ist, dem ist eher zu helfen. Und der kann sich auch leichter selbst helfen. Das klingt nicht sehr akademisch, sondern fast wie eine Bauernweisheit. Wahr ist es trotzdem.

Erfolgreicher sind Konzepte, die darauf zielen, Selbstwirksamkeit, die eigene Effizienz, zu erhöhen. Kompetenzen im Umgang mit sich selbst zu vergrößern. Dadurch das Gefühl aufbauen, mehr Frau oder Herr der Lage zu sein. Dabei hilft auch Beobachtung. Lernen durch Nachahmung. Zunächst kann man andere beobachten, wie sie das hinkriegen. Dann selbst üben. Schließlich sich über Erfolge freuen.

Das ändert eine Selbstwahrnehmung, die angsttypisch ist: Erwartet wird oft die Katastrophe. Dagegen spricht – bei gutem Training – die eigene vollbrachte Leistung. Dabei sollte das Prinzip gelten: Augen auf! Und durch! Je weniger ein Ängstlicher bereit ist, Training als Herausforderung zu betrachten, desto weniger wirksam ist diese Methode. Erfolg verlangt: Gefühlsaufwallung und Reflexion. Das ist anstrengend. Mitunter ist es harte schweißtreibende Arbeit. Anders jedoch ist mit dieser Methode nichts zu erreichen. Dem Training folgt die Analyse, die Aufzeichnung, das Nachdenken und die erneute Exposition. Physiologische Reaktionen der Angst müssen genau registriert, protokolliert und verstanden werden. Wie gesagt: Augen weit auf. Mindestens eins. Am Anfang. Dann alle beide. Mit dem zweiten sieht man besser! Dabei ist wichtig zu erkennen, dass Gedanken heftige emotionale und körperliche Reaktionen hervorrufen können, die womöglich panikgleich sind. Diese zusätzliche Reflexion gilt es zu schaffen: durch nochmalige Analyse der Gedanken, durch Ordnung. Die selbst ausgelöste Panikreaktion muss in Ursache und Verlauf verstanden und als adäquat akzeptiert werden. Es hilft nicht, Gedanken unterdrücken zu wollen. Selbst wenn es gelänge, würden sie sich damit nicht in nichts auflösen. Sie kreisten nur weiter im Kopf. Wie ein Flugzeug, das keine Landeerlaubnis erhält. Die Fluglotsen mögen sich vom Radarschirm abwenden. Der Flieger dreht weiter seine Schleifen. Bis der Treibstoff ausgeht. Dann stürzt er unkontrolliert ab. Ein Crash, der natürlich Panik auslöst. So wie der unkontrollierte Gedanke, der so blitzartig in unserem Bewusstsein aufschlägt, dass das Bewusstsein ihn nicht festhalten und begreifen kann. Der Gedanke entgleitet wieder. Die Panikattacke, die er auslöst, scheint grundlos. Aber sie ist es nicht.

Wir reden nicht der Grübelei das Wort. Ganz und gar nicht. Grübeln, das ist ein unreflektiertes Herumwälzen von Gedanken. Eine Mühsal. Keine Analyse, die neue Perspektiven eröffnet und befreit. Kognitive Intervention zielt auf Kompetenz, Verständnis von Situationen und Problemen, auf Kontrollgewinn, der zu aktivem Verhalten ermutigt und neuen Erfolg verspricht. Grübeln führt nur in inneren Gedankensumpf. Je weiter man dort hineinmarschiert, umso leichter bleibt man in diesem Sumpf stecken. Und versinkt. Deshalb: Raus da! So schnell wie möglich. Die Richtung wechseln. Angst zulassen. Angst erleben. Angst begreifen. Die Gefahr nicht überschätzen. Die eigenen

Fähigkeiten nicht unterschätzen. Das nämlich geschieht nur allzu oft. Weg also mit Katastrophenszenarien. Sie sind übertrieben. Sie lähmen nur. Wer es schafft, Angst auszuhalten, gewinnt Bewegungsfreiheit. Er trivialisiert zudem die Angst. Sie kann nicht mehr ihre eigenen Dramen inszenieren. Übernehmen wir die Regie. Inszenieren wir. Dann können wir sogar Vergnügen daran finden, uns zu fürchten. Vor neuen Herausforderungen. Weil wir erkennen, dass hinter ihnen nicht die Katastrophe lauert. Überschaubare Furcht kann in uns Kreativität und Energie freisetzen, mit der wir mehr leisten, als wir zu glauben wagen. Kleine Kinder lieben es, erschreckt zu werden. So lernen sie, Schrecken auszuhalten. Und Schrecken auszuhalten, das könnten doch Erwachsene von ihnen lernen.

Denken als Medikament

Exzessives zielloses Grübeln über Probleme, die eine unbestimmte Zukunft bringen könnte, und das gedankliche Aufbauschen von vorgestellten Schwierigkeiten zu Katastrophen, Prozesse also, die direkt in die Angst treiben, sind im Gehirn präfrontal nachzuweisen und sogar zu messen. Menschen, die an Angst leiden, haben in diesem Areal des Gehirns eine zu geringe Aktivität im Vergleich zu ihrer überaktiven Amygdala. Das bedeutet: Ihr Alarmsystem reagiert überempfindlich und gleichzeitig sind die Prozesse gestört, die Erkennen und Wissen steuern, und dazu gehören auch die Prozesse des Wahrnehmens, Denkens, Erinnerns, Schlussfolgerns und des Entscheidens. Das therapeutische Ziel besteht deshalb darin, das angstverstärkende Leistungsdefizit des Denk-Hirns anzugehen. Therapie muss die kognitiven Fähigkeiten stimulieren und die Leistungsfähigkeit des Denk-Hirns erhöhen. Es muss besser in der Lage sein, so zu funktionieren, wie es seiner eigentlichen Konstruktion entspricht, nämlich zu analysieren und zu verstehen, zu erinnern und zu entscheiden. Dafür müssen zuerst die dysfunktionalen Konzepte und Denkprozesse als dysfunktional verstanden werden. Dann beginnt die Neuordnung. Neues Verstehen. Es ersetzt die alten Denkschemata. Dieser Prozess der kognitiven Restrukturierung muss sehr fokussiert erfolgen. Als gemeinsame Leistung von Patient und Therapeut. Dann sinkt der Angst-Pegel. Kognitive Therapie ist in diesem Fall, offensichtlich, das beste »Medikament«. Die Möglichkeit, dieses »Medikament« zur Behandlung zu nutzen, kann möglicherweise aber erst entstehen, wenn der überaktive Mandelkern so weit zur Ruhe gebracht ist, dass er nicht mehr dauernd Alarm und Stress auslöst. Da ein überaktiver Mandelkern kognitiver Therapie unzugänglich ist, wir mit ihm nicht reden und seine Funktion nicht kognitiv restrukturieren können, empfehlen wir dafür ein Pharmakon. Das nämlich kann es. Darauf wäre nur unter besonders günstigen Bedingungen zu verzichten. Wenn durch die Therapie eine ideale Situation ausreichender Beruhigung hergestellt wird. Oder wenn das andere günstige Anlässe oder Ereignisse bewirken. Es kann durchaus ein Urlaub, eine neue Freundschaft oder eine Partnerschaft sein.

Katastrophenszenarien entstehen aus einer Abfolge unangemessener automatischer Gedanken. Dagegen hilft oft eine kognitive Restrukturierung des in die Panik treibenden Gedankenschemas. Wenn kognitive Interventionen und Verhaltenstherapien nicht ausreichen, den Angst-Pegel so weit zu senken, dass Angst nicht überflutet, können Medikamente helfen. Sie können Aufregung stoppen. Zum Beispiel, indem sie die nervenberuhigenden Neurotransmitter (GABA) stärken. Das können Benzodiazepine, Tranquilizer oder Beruhigungsmittel ganz gut. Auch die Substanzen in Tiagabin, Clonidin und Anti-Depressiva. Wirksam vor allem: die SSRI's, Spezifische Serotonin-Reuptake-Inhibitoren, und SNRi's, Serotonin-Norepinephrine-Reuptake-Inhibitoren. Darauf gehen wir in dem Kapitel »Im Dschungel der Medikamente« noch ausführlicher ein.

Angst- und Gemütsstörungen, wie Depression, sind viel mehr miteinander verwandt, als die meisten von uns (bisher) glauben. Depressionen, Zwangsstörungen, Sozialphobie, Generalisierte Angst-Störung, Posttraumatischen Stressstörung: Allesamt sind sie mit den gleichen Medikamenten behandelbar. Weil sie offenbar durch ähnliche Prozesse und Funktionsstörungen im Gehirn beeinflusst sind und meist nicht isoliert auftreten, sondern zu zweit oder zu dritt, als so genannte Komorbiditäten – gleichzeitig bestehende Erkrankungen. Deshalb ist es nur scheinbar paradox, dass wir in Experimenten zwar Kranke von Gesunden unterscheiden können, nicht aber Krankheiten von Krankheiten. Zum Beispiel ist es möglich, durch Hyperventilation bei Gesunden genauso wie bei Panikkranken oder Depressiven eine Panikattacke auszulösen. Allerdings unterscheiden sie sich in ihren

Reaktionen: Gesunde wundern sich, was da passiert, sie sind neugierig. Kranke erleben eine Katastrophe.

Angst-Management

Die neuere Forschung zeigt uns eindeutig, dass ein Gegeneinander von Psychiatrie und Psychologie Patienten nur schadet. Leider geben in beiden Bereichen noch sehr stark Ab- und Ausgrenzer den Ton an. An wechselseitiger Geringschätzung lassen sie keinen Zweifel. Viele Psychologen und Psychotherapeuten pflegen eine grundsätzliche Abneigung gegenüber Psychopharmaka. Und sie machen Stimmung. Sie stimulieren die Angst, Medikamente könnten abhängig machen, durch eine Art chemischer Gehirnwäsche die Persönlichkeit verändern, manipulieren, verdummen. Tatsächlich hat die Angst vor Psychopharmaka historisch begründete Ursachen. Die alten Medikamente haben aus Menschen »Zombies« gemacht, mit merkwürdig veränderter Bewegung, tropfendem Speichel, irrer Mimik und Gestik. Das ist freilich lange her. Die alten Neuroleptika und Antidepressiva sind heute obsolet.

Vorbehalte gegenüber Medikamenten werden allerdings auch durch Mediziner verstärkt, die mitunter sehr medikamentengläubig sind. Sie meinen, nichts anderes helfe Patienten als das, was sie verschreiben. Dabei kennen sie oft nicht einmal die neuste Entwicklung in der Medikation. Sie meinen, ihre Patienten würden alles schlucken, was ihnen ein Arzt verordnet. Selbst wenn er ihnen nicht richtig erklärt, was das Medikament bewirken soll, welche Nebenwirkungen es womöglich hervorruft, wie lange es eingenommen werden muss, um überhaupt anzuschlagen, und wie lange, damit es dauerhaft heilt und der Patient keinen Rückfall erleidet. Wenn solche Erklärungen nicht gegeben werden, sei es aus Unkenntnis des Arztes oder weil er meint, das könnten sowieso nur Mediziner verstehen, dann fühlen Patienten sich nicht ernst genommen und in ihrer Würde verletzt. Völlig zu Recht. Dann halten sie sich noch weniger an die Verordnung. Und die Wirkung des Medikaments wird umso fraglicher. Ein hausgemachtes Dilemma, das vermieden werden kann und muss.

Psychopharmaka, richtig eingesetzt, verändern Persönlichkeit nicht und führen auch nicht in eine Medikamenten-Abhängigkeit. Selbst wenn sie über sehr lange Zeiträume, mitunter sogar Jahre, genommen werden müssen. Sie wirken weder sedierend noch euphorisierend. Sie decken keine Konflikte zu, trüben nicht das Bewusstsein. Sie rauben nicht das kritische Urteilsvermögen. Keiner fliegt mehr über ein Kuckucksnest. Viele Psychotherapeuten und -analytiker wissen das nicht. Weil sie an altem Denken hängen, an dem kleben, was sie einmal gelernt haben, was vielleicht früher einmal eine akzeptable oder zumindest interessante Hypothese lieferte, aber heute keinen Bestand mehr haben kann. Die medizinische Forschung geht mit einem rasanten Tempo voran. Sie aber beharren lieber auf ihren Vorurteilen, pflegen ihr Unwissen, sind womöglich stolz auf ihre Ahnungslosigkeit und propagieren umso verbissener, seelische Störungen könnten allein in Psychositzungen oder womöglich nur durch die jahrelange Aufarbeitung des Unbewussten, vornehmlicher früher Kindheitserlebnisse, behoben werden. In einzelnen Einwänden mag ein Körnchen Wahrheit liegen. Wir wollen es nicht übersehen. Dogmatiker allerdings sind gefährlich. Weil Patienten unter Dogmen leiden. Ihnen wird nicht so geholfen, wie es möglich wäre. Das ist schlimm genug. Obendrein plagen sie oft Schuldgefühle. Sie sehen sich als Versager, wenn sie Medikamente brauchen, weil sie trotz anstrengender Psychoarbeit keine Linderung ihrer Leiden erreichen konnten.

Medikamente können immer nur eine Ergänzung verschiedener therapeutischer Bemühungen sein. Sie sind nicht in jedem Fall erforderlich. Sie sind kein Allheilmittel. Oft jedoch sind sie eine notwendige Ergänzung. Sie können bei schweren Störungen das Mittel sein, auf das am stärksten gesetzt wird. Es ist eben so, dass Störungen in tiefen Arealen des Gehirns, im limbischen System, unser Denken und unseren Willen beeinflusst, aber mit Denken und Wille die Störung im Gehirn nicht einfach abzustellen ist. In den Arealen des Gehirns ist nicht Magie, sondern Chemie am Werk. Wenn sich eine Störung also bemerkbar macht in »chemischem Durcheinander«, kann es geboten sein, zuerst chemisch das Chaos im limbischen System zu behandeln. Zum Beispiel mit Psychopharmaka, die einwirken auf bestimmte Neurotransmitter und für eine bessere chemische Balance sorgen. Dadurch kann das Großhirn, das denkt, interpretiert, versteht, besser funktionieren, mehr Kontrolle übernehmen und den Ablauf auch des therapeutischen Prozesses besser steuern.

Medikamente, die Psychiater aus Verantwortung gegenüber Patienten verordnen, erlauben Patienten selbst mehr Verantwortung zu übernehmen. Deshalb bevorzugen Psychiater übrigens auch den Begriff »Patient«. Er kommt aus dem Lateinischen, stammt von dem Wort »patients«, das heißt: einer, der leidet. Klient stammt dagegen von »cliens«: einer, der abhängig ist. Neue Abhängigkeiten wollen wir aber nicht schaffen. Ganz im Gegenteil. Deswegen muss sich auch niemand schämen, ein Patient der Psychiatrie zu sein. Er entscheidet sich nämlich mit der Behandlung dafür, sein Leiden abzustellen und nicht mehr abhängig zu sein – weder von seinem Leiden noch von seinem Psychiater. Medikamente dienen also dem Management einer Krankheit. Manager sind die Patienten. Psychiater und Psychotherapeuten sind Management-Berater. Anders funktioniert Heilung nicht. Sie braucht die Autonomie von Patienten.

Nur autonom können Patienten beurteilen, ob die Empfehlungen ihrer Berater sinnvoll sind und ob sie ihnen wirklich folgen wollen. Die Berater, Psychiater und Psychotherapeuten sollten bedenken: Wenn Sie wollen, dass Patienten auf ihren Rat hören, müssen sie gute Argumente haben. Sie müssen Fachleute sein, auf der Höhe des in ihrem Fach verfügbaren Wissens. Wenn sie etwas nicht wissen, müssen sie zumindest wissen, wo oder bei wem sie finden, was sie nicht wissen. Sie müssen in der Lage sein, sich selbst kollegialen Rat zu suchen. Zum Beispiel ein Psychiater bei einem Psychotherapeuten. Und in jedem Fall ein Psychotherapeut bei einem Psychiater. Wenn sie vernünftig raten und auf Autonomie von Patienten hinarbeiten, dann müssen sie nicht mehr fürchten, dass so viele aus der Therapie aussteigen, bevor sie zu Ende ist. Das nämlich ist eines der zentralen Probleme in unserem System psychosozialer Versorgung. In der Fachsprache der Mediziner heißt es: Compliance. Ein Begriff aus dem Englischen, ins Deutsche übernommen, weil es hier keinen so griffigen Terminus gibt. Er meint: Die Bereitschaft, einem empfohlenen Behandlungsverlauf zu folgen, also nicht nur am Anfang oder dann und wann, sondern über die ganze Strecke. Weil dauerhafter Erfolg eben nur erreicht werden kann, wenn ein Patient die ganze Strecke geht. Das Ziel ist das Ziel. Der Weg ist der Weg. Nicht der Weg ist das Ziel.

Gelegentlich ertappen wir uns dabei, zu Hause, in unserem privaten Umfeld, selbst Dinge zu tun, über die wir »im Dienst«, in der Praxis als Psychiaterin und als Psychologe, nur den Kopf schütteln würden: Wir suchen die Schuld für eigene Unzulänglichkeiten bei anderen, wenn etwas schief geht oder nicht so klappt, wie wir es uns vorstellen. Unseren Verstand nutzen wir in aller verfügbaren Schärfe, um Erklärungen zu erfinden, die solche Schuldzuweisungen plausibel machen. Das alles, damit wir den Schein aufrechterhalten können, selbst unbeteiligt zu sein und von unseren Vorwürfen nicht mehr runtersteigen müssen. Die Pannen, den Ärger, das Leid in unserem Alltag – so hätten wir es gerne – verursachen nur die anderen. Minderleister, Begriffsstutzige, Egoisten und Narzissten, Aufdringliche, Distanzlose, Unverschämte, Rücksichtslose. Wären sie doch nur alle so wie wir. Die heilige Ordnung wäre gerettet. Unsere Ordnung. Wir merken oft gar nicht, wie sehr eigne Rigidität, die Erwartung, dass alles genau so und nur so zu geschehen habe, wie wir es uns vorstellen, uns in Kalamitäten treibt. Mit uns selbst und mit anderen. Wir werden nämlich für sie unerträglich. Sie müssen sich uns vom Halse halten, um nicht Opfer unserer Schuldanschläge zu bleiben. Oder unserer Vorstellung von Perfektion. Eigentlich ist sie ja auch für uns selbst unerträglich. Umso willkommener, wenn wir jemand anderem die Verantwortung dafür zuschieben können, dass wir die angestrebte Vollkommenheit doch nicht erreichen. Eigentlich ein kindisches Verhalten. Aber so sind wir. Manchmal. Eigentlich: zu oft.

Wie faule Ausreden uns gefangen nehmen

Bei Kindern nehmen wir es hin. Es gehört zu ihrer Entwicklung. Wenn ein Baby seine Mahlzeiten nicht rechtzeitig bekommt, wird es unleidlich und schlägt Alarm. Was soll es auch anderes tun? Hunger ist unangenehm. Er macht auch Erwachsene verdrießlich. Später kann das Kind sprechen, sagen was es will. Wir müssen keine Gedanken mehr lesen. Aber wenn es größer ist und sprechen kann, will das Kind noch lange nicht, was für es selbst das Beste wäre. Es will zum Beispiel nicht schlafen gehen, obwohl es dringend Schlaf brauchte. Es wehrt sich mit Händen und Füßen dagegen, ins Bett geschickt zu werden. Es erkennt nicht, dass es müde ist. Seine schlechte Laune scheint ihm woanders herzukommen. Weil das Essen nicht passt oder das Spielzeug, weil es nicht aufstehen, sondern lieber auf dem Boden

sitzen bleiben will und sich schon gar nicht ausziehen oder die Zähne putzen lassen möchte. Schuld am Ungemach sind die Erwachsenen. Oder die Geschwister. Der Mangel an Zuwendung. Doch selbst die kann ihre Knatscherei nicht immer abstellen. Weil die Kleinen ihre eigenen Gefühle nur unvollständig erkennen. Wir versuchen, sie zu überlisten: »Die Puppe will schlafen.« »Der Teddy gähnt.« »Die Schuhe sind müde.« Mit solchen Vorwänden kommen wir ihnen. Bis sie sich dann doch irgendwann einfühlen und sich »gnadenhalber« ins Bett bringen lassen. Beim nächsten Mal ist das Theater wieder das Gleiche.
Dabei können wir von Glück reden, dass wir überhaupt die menschliche Fähigkeit haben, uns einzufühlen in unsere lieben Nächsten. Autisten können das nicht. Weil sie unfähig sind, die eigenen Gefühle und die Gefühle anderer zu erkennen, geht es ihnen schlecht. Sie verstehen sich selbst und andere nicht. Sie fühlen sich beängstigt und bedroht. Welches Gen für diese Störung verantwortlich ist, können Forscher vermutlich bald entschlüsseln. Noch sind sie nicht ganz so weit.
Die soziale Entwicklung bleibt sehr oft, besonders bei Angst-Gestörten, irgendwo im Halberkennen stecken. Kinder dürfen noch sagen: »Ja schon, der Teddy ist müde. Aber der Teddy ist mir egal.« Schwieriger wird es, wenn sie später in der Schule einen Freund kränken, ihn vor anderen bloßstellen, sich über ihn lustig machen und nicht verstehen wollen, warum er sich gekränkt fühlt. Ihn dann auch noch blöd schimpfen, wenn er sich zurückzieht. »Dann ist er nicht mehr mein Freund.« Das eigene Verhalten wird nicht erkannt als Auslöser der Verletzung und die Verletzung nicht als Grund für den Rückzug des Freundes. Dass ein anderer Abstand braucht, um seine Wunden zu heilen, kommt nicht in den Sinn. Vielmehr wird der Rückzug des Freundes als eigene Zurückweisung erlebt, die schmerzt und für die soll der Freund, »nicht ich«, verantwortlich sein. Mitgefühl müssen Kinder lernen. Es beginnt damit, dass sie die eigenen Gefühle erkennen, sie benennen und darüber sprechen können. Das gehört zu ihrer Individuation, zum seelischen Wachstum, in dessen Verlauf sich ein Mensch als Person wahrnimmt, die sich von anderen unterscheidet und lernen muss, mit diesen anderen sozial zurechtzukommen. Das ist schwer genug und geht nie ganz ohne Angst. Weg mit der Illusion. Die Aufgabe von Eltern besteht deshalb gerade darin, die natürliche

Angst ihrer Kinder anzuerkennen, sie nicht zu ignorieren, sie nicht wegreden zu wollen. Sie sollen vielmehr durch Hilfe und Ermutigung dazu beizutragen, dass ihre Kinder sich selbst verstehen, nicht nur fleißig in der Schule lernen, sondern emotionale und soziale Intelligenz entwickeln und so, mit zunehmender Kompetenz, selbstständiger und sicher in ihr Leben gehen.
Schwer haben es Kinder und junge Menschen, wenn sie das nicht lernen. Dann verstehen sie sich selber nicht. Wie sollen sie da andere verstehen? Sie kommen mit sich selbst nicht zurecht. Wenn sie ihre Gefühle und Bedürfnisse nicht begreifen, muss sie das irritieren und ihnen Angst machen. Das beschäftigt sie sehr, wühlt sie auf. Es strengt sie an und nimmt ihnen Kraft, sich auf andere einzulassen. Die Angst, mit sich nicht zurechtzukommen, trübt ihre soziale Sehschärfe. Sie erkennen nicht, was in anderen vorgeht. Sie können sich auf andere nicht richtig einstellen, nicht einlassen. Um das zu lernen, dürfen sie sich nicht um ihr Leben und nicht vor ihrem Leben fürchten müssen. Sie dürfen vor ihrer Angst nicht wegrennen. Und dabei mit Finger auf andere zeigen, damit man es selbst nicht zugeben muss und auch sonst keiner merkt. Angst bewältigt nur, wer sich selbst neugierig betrachtet, versucht herauszufinden, was mit ihm los ist, was er entgegenzusetzen hat, wie andere auf ihn reagieren und wie er auf andere reagiert. Ans Ziel gelangt nur, wer aktiv sein soziales Umfeld, die soziale Matrix für eigene Entwicklung mitgestaltet.
Wer zu sehr in seiner Angst stecken bleibt, sich nur auf sich selbst konzentriert, schafft das nicht. Angst isoliert. Angst macht blind. Angst macht egoistisch. Angst ist ein Gefängnis. Ein Gefängnis, das mitunter aus scheinbar logischen Erklärungen gezimmert ist und in dem Angst einen anderen Namen bekommt, weil es schon zu beängstigend ist, Angst zuzugeben. Angst kann dann »Rückzug« heißen. Oder »Vorsicht«. Dann kann man sich sagen: »Ich zieh mich ja nur zurück, weil die anderen so blöd sind, so unbegabt, so aggressiv.« »Ich bin ja nur so vorsichtig und halt mich zurück, lass mich nicht ein, weil ich mich auf die anderen nicht verlassen kann.« Angst macht seelenblöd.
Wie fängt der ganze Wahnsinn an? Mit der Ungeduld und Ignoranz der Mutter, die ein Kind nicht ordentlich füttert? Oder mit dem Alleinsein im Kinderzimmer, wenn keiner das Weinen hört? Oder ist der erste Auslöser ein genetischer Defekt? Dafür kann keine Mutter

allein verantwortlich sein. Der genetische Code des Kindes ist zur Hälfte auch der des Vaters und das neue Individuum in jedem Fall ein ganz einmaliges Exemplar. Menschen werden nicht in Serie hergestellt. Die genetische Programmierung ist nicht kontrollierbar, auch nicht unter Laborbedingungen. Was dabei herauskommt, bestimmt das Leben. Das Angst-System ist Teil des angeborenen Netzwerkes, das Wahrnehmen, Denken und Gefühl, wenn es optimal läuft, so steuert, dass Furcht im Einklang mit der drohenden Gefahr ist. Die Aktivierung der Furcht funktioniert dann so, dass unser psychisches Wohlbefinden sonst erhalten bleibt, eben nicht latent gestört wird. Bei Patienten, die an Angst leiden, ist daher anzunehmen, dass ein Fehler in dieser Konstruktion sie irritiert und Angst-Alarm auslöst, wenn es eigentlich gar nicht nötig wäre.

Furcht ist wahrscheinlich das grundlegendste und wichtigste Gefühl. Es entsteht, wenn wir ein Signal wahrnehmen und durch diesen Stimulus eine potentielle Gefahr einschätzen. Gleichgültig ob die Gefahr real oder vorgestellt ist, die Konsequenz ist die gleiche: Das System, das dafür da ist, dass wir mit Gefahr zurechtkommen, wird aktiviert, und zwar blitzschnell. Wir müssen entscheiden, wie wir uns verhalten sollen. Schon Cannon (1914) brachte es auf den Punkt: Flucht oder Kampf. Richtiger sollte es, nach heutigem Wissensstand, heißen: Lähmung–Kampf–Flucht. Manche Angst-Auslöser sind bei Menschen und verwandten Primaten in die Gehirn-Basisvernetzung programmiert. Diese Angst muss nicht gelernt werden. In Experimenten konnte es nachgewiesen werden. Schlangen rufen Furcht hervor, auch wenn wir noch nie eine gesehen haben. Wir wissen auch so: Was sich da am Boden schlängelt, verheißt nichts Gutes. Unser Gehirn hat das auf der Festplatte. Wir müssen diese Angst nicht lernen. Es ist einfach für ein menschliches Gehirn, Schlangen als Gefahr zu erkennen. Die genetische Programmierung kann durch Erfahrung verändert werden. Die einen entwickeln eine Phobie, andere werden Schlangenbeschwörer. Die unterschiedlichen Varianten im Verhalten sagen uns: Die Auseinandersetzung mit der Gefahr ist das Entscheidende. Das Beispiel lehrt, dass Reize, die das Gehirn wahrnimmt, nicht zwangsläufig die gleichen Gefühle hervorrufen. Erfahrung, Lernen, Erinnern und Gedächtnis nehmen Einfluss. Das bedeutet auch: Stimuli, die ursprünglich neutral sind, können – durch gedankliche Verknüpfung mit einem zweiten Stimulus – als bedrohlich gespeichert werden. Sie erinnern sich an das Beispiel vom kleinen Albert, der, zunächst arglos, auf diese Weise lernte, Angst vor Ratten zu haben. Schon der Anblick des Tieres löst die Furchtreaktion aus: Die Herzfrequenz steigt, dadurch auch der Blutdruck, die Augen weiten sich, der Lidschlag wird schneller, Adrenalin und Cortisol schießen in die Blutbahn. Ein Reflex, wie wir ausführlich beschrieben haben, automatisch ausgelöst im Mandelkern des Gehirns, gelegen an der Schädelbasis, im Bereich alter Hirnstrukturen, die alle Säugetiere haben. Ratten haben ähnliche Strukturen wie die Menschen. Daher ist die Reaktion von Säugetieren und Menschen vergleichbar und in Modellen zu studieren. Die weitere Verzweigung der Netzwerke legt die Verbindung ins Zwischenhirn. Auch diese Konstruktion ist bei Säugetieren ähnlich. Beim Menschen und beim Affen reicht das Netzwerk bis in den großen Hirnmantel. Anders als bei anderen Lebewesen.

Das Angst-Hirn – immer schneller als das Denk-Hirn

Wir reagieren auf zwei grundsätzlich voneinander unterschiedenen (und zu unterscheidenden) Wegen auf äußere Reize: Der sehr schnelle Weg führt vom Ohr, der Nase, dem Auge über den Hirnstamm zum Thalamus und zum Mandelkern. Die Reaktion führt über das limbische System, und zwar so schnell, dass wir im ersten Moment gar nicht wissen, was los ist. Descartes irrte, als er meinte: »Ich denke, also bin ich.« Eher sollten wir es mit Shakespeares Hamlet halten. Was uns zuerst bewegt, ist die Frage: Sein oder Nicht-Sein. Der zweite, längere, verzweigtere und langsamere Weg führt über Thalamus-Großhirn und Mandelkern. Dies ist der Weg, auf dem wir »behirnen«, was los ist, und dann erst langsam herausfinden, warum wir reagiert haben. Das benötigt die dreifache Zeit. Das Gehirn benutzt diese beiden Routen gleichzeitig. Die Erkenntnis jedoch ist immer langsamer als die spontan ausgelöste Reaktion. Deshalb erkennen wir manchmal erst im Nachhinein, dass zum Beispiel ein Blinklicht oder ein Ton nicht die Bedrohung angezeigt haben, die unser Gehirn wähnte.

Wenn es etwa im Flugzeug wackelt, weil es durch Turbulenzen fliegt, packt uns das Gefühl, wir würden fallen. Meist warnt die Crew uns vorzeitig. Dank moderner Technik weiß sie, durch welches Wetter und durch welche Luftschichten wir müssen. Da wir heutzutage ja alle Vielflieger sind, haben wir gelernt: Wenn das Signal »Bitte anschnallen« aufleuchtet, es dazu dezent klingelt und der Kapitän mit beruhigender Stimme zu uns spricht, dann kann es etwas wackelig werden, wir fallen vielleicht in ein Luftloch, sacken ein paar Meter ab. Aber das verträgt der Jet. Wir stürzen nicht ab. Trotzdem empfinden wir: Wir fallen. Die Empfindung passt zu dem Gefühl, das wir aus Situationen am Boden kennen. Wenn wir uns im Kino setzen, der Sitz aber, als wir kurz aufgestanden sind, nach oben geklappt ist und wir hektisch nach einer Stütze greifen. Oder wenn die Straße rutschig ist und wir versuchen, mit rudernden Armen das Gleichgewicht wieder herzustellen. Im wackelnden Flugzeug reagieren wir als unerfahrene Passagiere ähnlich: Wir halten uns am Sitz fest, was natürlich völlig sinnlos ist. Es ist nämlich schwer, mit dem Gefühl im Bauch einfach ruhig weiter die Zeitung zu lesen und lediglich besonnen den Orangensaft festzuhalten, denn den könnten wir verschütten und so unser Gewand versauen. Das will gelernt sein. Wenn wir das Anschnallzeichen oft genug gesehen haben, uns der Klingelton nicht mehr alarmiert, weil wir aus Erfahrung bereits genug Vertrauen gewonnen haben, dann muss uns die ruhige Stimme des Kapitäns gar nicht mehr beruhigen. Wir wissen schon: Aha, unruhige Luft. Orangensaft festhalten. Flugzeug reagiert wie es soll! Der Kapitän weiß, was er tun muss. Wir haben gelernt, Reize, Daten, Informationen anders zu verarbeiten, und es so geschafft, den Ablauf unserer Gefühle neu zu programmieren. Irritiert reagieren wir jedoch, wenn bei weiteren Flügen dieses Programm mit den äußeren Abläufen nicht mehr so korrespondiert, wie wir es uns beigebracht haben. Wenn der Kapitän vergisst, das Anschnallzeichen frühzeitig genug aufleuchten zu lassen oder er uns gar unverhofft in ein Luftloch plumpsen lässt. Mit einiger Erfahrung können wir jedoch auch das aushalten.

Das ist eine entscheidende Leistung: Wir haben jahrelang gelernt, etwas als gefährlich wahrzunehmen und auf diese Gefahr mit einem bestimmten Muster zu reagieren. Doch wir lernen: Es geht auch anders. Viele neue Muster müssen wir immer wieder lernen, damit sie uns in unserem Verhaltensrepertoire erhalten bleiben. Vor allem, wenn alltägliche Routine nicht von uns verlangt, sie abzurufen. Viele Muster lernen wir für das Verhalten im Notfall, zum Beispiel in Erste-Hilfe-Kursen. Wir kennen Phänomene von Massenpanik, etwa

wenn irgendwo ein Brand ausbricht. In solchen Situationen denkt keiner zuerst nach. Automatisch kommt, nach der Schrecklähmung, die Fluchtreaktion. Der Mandelkern gibt seine Direktiven schneller als das Großhirn. Alle rennen zu einem Notausgang und blockieren den Fluchtweg, statt überlegt nach einen zweiten Ausschau zu halten. Auf Hilfe wartet schon keiner. Es sei denn ohne Absicht, weil er in der Lähmungsphase stecken geblieben ist.
Bei Angst-Kranken kulminieren in Situationen, die ihnen Angst machen, mehrere Probleme: Der »unbehirnte« Alarm ihres Mandelkerns und die daraufhin automatisch ablaufende Reaktion setzt falsch und zudem überaus heftig ein. Sie schließen, bildlich gesprochen, die Augen. Sie nehmen nichts anderes mehr wahr als die vermutete Gefahr. Sie wagen es nicht, das Großhirn einzuschalten und mit dessen Kapazitäten zu checken, was wirklich das Problem ist. Sie fürchten sich so sehr, dass sie im Bett liegen bleiben, wenn im Nebenraum ein Fenster knallt, weil sie überzeugt sind, dass da nur ein Einbrecher sein kann. Obwohl sie wissen, dass Einbrecher eigentlich nicht mit Krach, sondern auf leisen Sohlen kommen. Wenn sie mühsam gelernt haben, eine als übertrieben erkannte Angst-Reaktion einigermaßen in den Griff zu bekommen, reicht oft eine negative Erfahrung oder auch nur ein eindringlicher Bericht von einer negativen Erfahrung, um den ganzen Lernerfolg über den Haufen zu werfen. »Man kann eben bei Nacht nicht durch einen Park gehen. Gerade erst ist irgendwo wieder jemand angefallen worden.« Es bedarf immer wieder neuer Denkleistung, um Fehler aus dem Angst-Programm zu streichen, das Programm so zu schreiben, dass es angemessener reagiert.
Nicht nur von außen, aus der Umwelt, kommen Reize, die das Gehirn aufnimmt. Auch über die Haut, von Füßen, Händen, Organen können Information über Hitze, Kälte, Schmerz über die Nervenverzweigungen ins Hirn gelangen. Wenn nicht klar ist, was von innen oder außen kommt, kann diese Unklarheit zusätzlich bedrohen. Die Ortung ist noch schwieriger und damit beängstigender. Schmerz ist immer schneller als das Wissen um seine Ursache. Zuerst tut es weh. Wir reagieren schnell. Die Erkenntnis holen wir nach. Wenn möglich. Aha, eine Stechmücke hat uns gestochen. Wir haben sie schon erschlagen, bevor wir wissen, dass es eine Stechmücke war. Oder wir haben unser Auge schon zugemacht, ehe wir wissen, welcher Fremdkörper wehtut. Das Hirn speichert solche Ereignisse. Es lernt eine

Menge Wenn-dann-Erlebnisse und legt sie ab im »Aktenschrank«. Das dort archivierte Material nutzen wir für weiteres Verhalten. Es ist Erfahrungs- und Wissensfundus. Das Sirren der Stechmücken warnt uns vor drohender Unannehmlichkeit. Das Blinken der Ampel signalisiert Gefahr, das Warnlicht am Herd, das Kreuz vor den Bahngleisen, der aufgeblähte Windsack auf einer Brücke.

Mit Risiken leben

Als Erwachsene versuchen wir, den Kindern dieses Wissen, das wir in unserem Aktenschrank verwahren, weiterzugeben. Leider oft vergeblich. Die Kleinen legen ihren eigenen Aktenschrank an. Sie wollen nicht einsehen, dass sie aus dem Fundus der Alten schöpfen können. Häufig jedenfalls nicht. Erst wenn sie sich die Finger verbrannt haben, greifen sie nicht mehr auf die Herdplatte. Erst wenn sie beim Schlittschuh laufen frieren, ziehen sie sich freiwillig Mütze und Handschuhe an. Außerdem überzeugt das Erfahrungsmaterial, das die Alten ihnen offerieren, die Jungen oft nicht mehr. Es ist veraltet. Wovor sie warnen, erscheint lächerlich. Die Gefahren haben sich geändert. Tatsächlich oder nur scheinbar. Die Jungen versuchen es mit einer neuen Ordnung im Aktenschrank. Sie legen andere Daten ab oder speichern sie unter anderen Rubriken. Eigener Versuch und eigener Irrtum lassen Erkenntnis reifen. Manchmal auch die Einsicht, dass wohl doch nicht alles so blöd ist, was die Alten sagen. Vielleicht verwenden sie Winterschuhe erst, wenn sie auf glatter Straße oft genug ausgerutscht sind. Oder Sonnencreme, wenn die Sonne ihnen gehörig die Haut verbrannt hat. So ist das eben. Wir können es nicht ändern. So sehr wir uns als Erwachsene bemühen, unsere Kinder vor Gefahren zu schützen, so sehr bleibt unser Einfluss doch beschränkt. Jede Kontrolle, und wenn sie noch so penetrant ist, hat nur begrenzte Reichweite. Seien wir zufrieden, wenn es uns gelingt, Kinder vor dem größten Blödsinn zu schützen. Natürlich sollen sie nicht alles erst ausprobieren, um zu merken, dass auf leichtsinnigen Versuch schwerer Irrtum folgen kann. Oft genug sehr drastisch. Aber machen wir uns nicht vor, ihnen völlige Sicherheit geben zu können. Das ist eine Illusion. Weil es diese Sicherheit nicht gibt und weil sie selbst herausfinden müssen, wo Gefahren sind und wie sie damit umgehen können. Es ist ein Reiz. Sie müssen lernen, Risiken zu erkennen und abzuschätzen, welchen Gewinn und welchen Schaden es bringen kann, sich auf sie einzulassen. Kinder zielen auf Gewinn. Auf einen Zuwachs an Erfahrung, Können, Kompetenz und Zufriedenheit. So wachsen sie. Auch noch, wenn sie nicht mehr Kinder sind. Und geht es uns anders? Wohl kaum.

Bereits im Alter von fünf bis zehn Jahren kann sich eine Angst-Erkrankung manifestieren. Oft ist ein erstes Symptom ein extreme Empfindlichkeit auf Lärm. Im Kleinkindesalter ist es normal, sich vor Trennung zu fürchten. Im Schulkindalter ist es die Furcht vor körperlichen Verletzungen und gefährlichen Objekten, zum Beispiel vor Vulkanen und vor Feuer. Pubertierende fürchten sich normalerweise vor Blamage und mangelnder sozialer Kompetenz. Diese Ängste sind begleitet von vorübergehenden Perioden des Unglücklichseins. Häufig treten Stimmungsschwankungen auf. Sind die Trennungsängste ins Schulalter verschoben und die ängstigenden Objekte noch Thema in der Pubertät, weist dies auf tiefer liegende Angst-Störungen hin. Diese Hinweise sollten ernst genommen werden, weil sonst später leicht manifeste Angst- und Depressionserkrankungen auftreten können. Rechtzeitige Therapie kann vorbeugend wirken.

Aus Tierexperimenten wissen wir, dass mangelnde Zuordnung im sozialen Umfeld zu Stress führt. Wenn die eigene Position in diesem Umfeld nicht gewährleistet ist und die Tiere nicht wissen, wo sie im sozialen Ranking hingehören. Soziale Ordnung entlastet auch in menschlichen Gemeinschaften von Stress. Schon Kinder müssen wissen, wo sie hingehören. Dieses Bedürfnis verlässt Menschen ihr Leben lang nicht. Ängstliche reagieren feinfühlig auch auf schwache Signale, die ihnen Gefahr anzeigen. Ein wütendes Gesicht zum Beispiel nehmen sie schneller und genauer wahr als andere. Wird es nur sehr kurz gezeigt, reagieren gesunde Kind gar nicht darauf, angstgestörte sehr wohl. Das konnte einer Vielzahl von Studien nachweisen. Ängstliche nehmen mehr sie ängstigende Information wahr. Sie geraten dadurch leichter in Katastrophenstimmung.

Damit ein Furchtgedächtnis angelegt werden kann, braucht es Veränderungen in der Mikroanatomie des Mandelkerns und seiner nervlichen Vernetzung. Das läuft über eine synaptische Reaktion. Synapsen sind Schaltstellen im Hirn. Dort wird Erregung übertragen, von einem Neuron (einer Nervenzelle mit all ihren Fortsätzen) auf ein anderes oder auf ein Organ (zum Beispiel Muskelzellen). Die Übertragung erfolgt vor allem mittels biochemischer Überträgersubstanzen, den Neurotransmittern. Es handelt sich also um eine Reaktionskette. In deren Verlauf erzeugt das Gehirn Eiweiß-Substanzen, die in Speicherzellen gelagert werden. Eiweiße sind Bausteine des Lebens, Informationsträger und intelligente Boten zwischen verschiedenen Hirnarealen. Das Großhirn, der Hippokampus und der Mandelkern sind führend an diesen Interaktionen beteiligt. Die Areale kommunizieren durch elektrische Impulse (Ionenverschiebungen), chemische Reaktionen (Aktivierung des Glutamatsystems) und hormonelle Kommunikation (Ausschüttung z. B. von Cortisol und Adrenalin). Alle Systeme anatomisch, mikroanatomisch und netzintern, müssen funktionieren, damit es dabei zu keiner Störung kommt. Diese komplizierten Schaltkreise zu verstehen, ist nicht ganz leicht.

Transportstraßen verbinden die verschiedenen wichtigen Metropolen, Dörfer, Menschen, Gruppen, die mit verschiedensten Aufgaben befasst sind. Allerdings ist es sehr eng im Kopf und so müssen die zur Verfügung stehenden Straßen von unterschiedlichen Fahrzeugen genutzt werden. Von schnellen Sportflitzern und von Sattelschleppern. In anderen Regionen von Flugzeugen oder Schiffen. Je nach Anforderungen stehen im Hirn langsame Kanäle (Hormontransporte) oder Hochgeschwindigkeitstrassen (elektrische Transmission) zur Verfügung. Das Gehirn ist in der Lage, Weichen zu stellen und Transporte von einem Verkehrssystem auf ein anderes zu verlagern. Wenn Störungen auftreten, können falsche Furcht und die Angst-Signale gesendet werden und/oder Angst-Reaktionen ihren Sinn verlieren.

Biochemische Veränderungen, »Transportprobleme«, können stattfinden, durch ungünstige Umweltbedingungen eintreten. Dazu gehören zu wenig und/oder falsche Nahrung, Stress oder soziale Isolation. Bedrohungen kann den Cortisol-Spiegel hochtreiben. Das führt zu Fehlern in der Regulation von Feedback der wichtigen Netzwerke und kann ein höheres Angst-Niveau erzeugen. Cortisol ist ein wichtiges Stresshormon, das bei kurzfristiger Überbelastung ein Segen ist, weil es die Leistungsfähigkeit erhöht. Längerfristig löst der Stoff jedoch Überlastung aus. Der Organismus läuft zu hochtourig. Das führt zu Verschleiß von Kräften. Irgendwann ist dafür ein Preis zu zahlen.

Medikamente und Psychotherapie können helfen, dermaßen verschobene Gleichgewichte wieder ins Lot zu bringen. Wichtig zu wissen,

dass in allen Arealen des Gehirns andauernd Erneuerung stattfindet. Nie gibt es Stillstand. Das Gehirn regeneriert sich laufend selbst. Es verändert sich und kann in seiner Funktionsweise verändert werden. Das ist es, was Mediziner als Plastizität des Gehirns bezeichnen. So kann zu jeder Zeit Umgang mit oder Flucht aus der Angst neu gelernt werden. Neue Speicherzellen sichern neue Daten, neue Erlebnisse, neues Erinnern. Fatal sind nur fixe Überzeugungen, wie »einmal gefährlich, immer gefährlich«. Dann kann es keine neuen Erkenntnisse geben. Die langsameren Wege im Gehirn, auf denen sie transportiert werden könnten, bleiben ungenutzt. Wer in der Haltung verhaftet bleibt: »Ich hab mich gefürchtet. Es war schlimm genug. Ich will gar nicht wissen, warum«, der hat zu wenig Zutrauen zu den Fähigkeiten des menschlichen Gehirns. Fast sind wir versucht zu sagen: Es ist doch hirnlos, sein Hirn nicht richtig zu benutzen.
Der rasche Weg, auf dem Reize sofort in den Angst-Apparat strömen, dient auf wunderbare Weise dem Erhalt unseres Lebens. Wir erstarren vor Schreck. Dann reagieren wir, bevor wir noch wissen, was los ist. Oft genug allerdings auch falsch. Deshalb sollten wir uns nicht allein auf diese Super-Sofortreaktion verlassen, sondern auf den langsamen Weg über das Großhirn gehen und unsere Reflexe überprüfen. Die Kunst des Lebens besteht darin, den Angst-Apparat eines besseren zu belehren und dem Mandelkern beizubringen: Du bist zwar schnell, aber nicht gescheit. Deshalb machst du zu oft zu viel Getöse. Du leitest auf falsche Fährten. Du führst in die Irre. Du verbrauchst alle Energie. Du treibst Denken und Vernunft in die Enge. Aber du wirst es nicht schaffen, die Seele zu fressen. Nicht mit mir. Ich höre nicht auf zu denken. Das ist mühsam. Es geht langsam. Aber es befreit. Es erlaubt mir, mich anders zu verhalten. Mich nicht in die Irre jagen zu lassen. Ich kann meine Kraft nutzen, neue Möglichkeiten zu entdecken, die intelligenter sind, meiner Seele und meinem Körper gut tun, mir nicht unnötig Angst machen, sondern mir in meinem Leben mehr Gewinn verschaffen.«
Ein kleines Beispiel. Immer wenn Herr D. das schrille Läuten des Telefons hört, rechnet er damit, dass sein Chef an der Strippe ist und ihm mitteilt, er werde entlassen. Die Angst hat er, seitdem der Chef ihn einmal am Telefon zusammengebrüllt und ihm gesagt hat, auf Mitarbeiter wie ihn könne er verzichten. Inzwischen ist dieser Chef entlassen. Ein anderer hat das Sagen. Das macht Herr D. sich irgend-

wann klar. Er weiß auch, dass Vorgesetzte heutzutage ihre Untergebenen nicht mehr am Telefon anbrüllen sollen. Das gilt nicht mehr als in Ordnung, sondern als Mobbing. Mobbing kann einem Chef den Kopf kosten. Das schrille Läuten des Telefons sagt ihm nun: Ich kann eine schwierige Situation aushalten. Ich hatte schon einmal den längeren Atem. Ich habe den alten Chef ausgesessen. Mehr musste ich eigentlich gar nicht tun. Beim nächsten Mal wüsste ich sogar, mich anders zu verhalten. Wenn mich ein Vorgesetzter anbrüllt, würde ich ihn höflich darauf hinweisen, dass sein Verhalten mir nicht gefällt und ich es nicht akzeptiere.

Leider ist unsere Suche nach der Ursache der Angst oft nicht so gescheit, wie wir glauben. Einsicht geht in Stress unter. Die Symptome unserer Angst quälen uns weiter und meist schleppen wir dann jede Menge mit uns rum. Wenn sich die Gelegenheit bietet, versuchen wir ihn abzuladen, auf andere. Wir nehmen den Nächstbesten, der gerade im Weg steht, wenn uns das Kreuz schmerzt, und blöken ihn an, wenn er uns irgendeinen Vorwand liefert. Als Opfer willkommen sind auch Sekretärinnen am Telefon. Beamte, die nicht spuren. Krankenhauspersonal ist mit Alarmknopf am Bett zu terrorisieren. Einfach die Klingel drücken und Schwestern, Pfleger und Ärzte laufen lassen. Oder von zu Hause ab in die Notfallaufnahme, zum hundertsten EKG. Andere sollen Verantwortung für unsere Not, unsere Pein und unseren Ärger übernehmen und alle Seelenqual gefälligst entsorgen. Wir sind ohnehin langsam im Verstehen, die Angst aber verlangt Eile. Der Mandelkern will eine schnelle Lösung, nicht eine gescheite. Eine gescheite Lösung zu suchen, das verlangt, bei sich selbst nachzusehen, was der eigene Beitrag am Elend ist. Nicht das simple Nächstbeste kann uns helfen, sondern nur Überblick. Oft aber ist es so: Zwei streiten, und einer haut dem anderen auf den Kopf. Um wieder klar zu kommen, müssen beide zuerst ihre Lage schildern, dann verstehen, wie der Kampf begonnen hat. Was an eigener Ungeduld dazu beigetragen hat. Was an Unvermögen, Worte zu gebrauchen. Dann kann man sich wieder einigen. Das braucht Zeit, es braucht Abkühlung. Wenn wir das nicht begreifen, bereitet der Mandelkern schon den nächsten Schnellschuss vor. Das Großhirn ist zu langsam, um zeitgleich mitzuhalten. Es ist nie schneller. Wenn wir es gut im Training halten, kann es jedoch aufholen.

Es ist falsch zu sagen: »Was Hänschen nicht lernt, lernt Hans nim-

mermehr.« Um ständig Neues lernen zu können, müssen wir jedoch unser Gehirn intakt halten. Das geschieht nicht von selbst, sondern nur dadurch, dass wir es mit all seinen Fähigkeiten benutzen. Dann können wir auch in hohem Alter dazulernen, Gelerntes erinnern und abrufen. Angst muss keine lebenslange Krankheit sein. Korrektur ist möglich. Jederzeit. Dazu brauchen wir ein funktionierendes Arbeitsgedächtnis. Das wiederum verlangt ein funktionierendes vorderes Großhirn. Den Mandelkern brauchen wir, um Gefühle zu unterscheiden, um zwischen Angenehmem und Unangenehmem zu differenzieren. Der Hippokampus sorgt bei den Daten, die ins Gehirn strömen, für Kontext. Er sortiert, was wir im Gedächtnis speichern und in welchen Fächer unseres Aktenschrankes es landet.
Der Hippokampus dient als wichtige Schaltstelle. Er ist gefährdet bei Kopftraumen, Minderdurchblutung und empfindlich beim beginnenden Hirnabbau. Auch bei anhaltendem Stress, wenn zu viel Cortisol im Körper kreist. Muss der Hippokampus zu viel Cortisol »verdauen«, mindert das seine Funktionsfähigkeit und er altert frühzeitig. Doch auch der Hippokampus ist regenerationsfähig und erstaunlich plastisch. Nicht nur nachdenken hilft. Auch Bewegung, weil der Körper dadurch Stresshormone (Cortisol und Glucocortikoide) abbaut, die sonst den Hippokampus belasten. Der lohnt die körperliche Anstrengung mit Neuronenaufbau. Es ist also möglich, den Gehirnaufbau durch Sport zu fördern. Bereits die alten Römer wussten das: Mens sana in corpore sano, nur ein gesunder Körper hat einen gesunden Geist. Eine depressive Erkrankung, oft eine Folge von Angst-Störungen, lässt dagegen den Hippokampus schrumpfen. Daher haben depressive Menschen verstärkt das Gefühl, sich überhaupt nicht mehr zurechtzufinden. Antidepressiva sorgen wiederum dafür, dass im Hippokampus neue Neurone sprießen, fördern also seinen Wiederaufbau. Verschiedene andere Medikamente greifen in diese Neurochemie ein, wie Serotonin, NMDA-Blocker, regulieren die Ausschüttung von Glutamat, IGF-1-Stimulatoren, können Nervenzellschwund verhindern und sogar Zellen-Proliferation bewirken und Antiepileptika (Phenitoin) können zum Beispiel Glukocortikoiden gegensteuern, die Freisetzung von Glutamat blockieren, und damit einen Schutz gegen Stress bewirken. Auch Antidepressiva wie Tianeptine können das.
Angst-Zustände erschöpfen. Angst-Kranke sind oft nicht zu mehr in

der Lage, als diese Erschöpfung irgendwie auszuhalten. Sie legen sich oft nieder, suchen Schlaf, den sie jedoch häufig nicht finden, weil sie zu »aufgedreht« sind. Jede Kleinigkeit treibt sie an den Rand ihrer Belastbarkeit. Schon ein Telefonat kann die Energie verbrauchen, die sie für den Tag zur Verfügung haben. Früher Stress im Leben führt häufig zu anhaltenden körperlichen Folgeproblemen: Übergewicht, Bluthochdruck, Typ-II-Diabetes, Atherosklerose, Reizdarm. Wir erklären diese Störungen aus stressbedingter Überproduktion von Cortisol. Dies wiederum kann bewirken, dass Wachstumshormone nicht ausreichend freigesetzt werden und dann psychiatrische Erkrankungen wie Panik hervorgerufen werden. Gleichzeitig können neurotoxische Reaktionen auftreten, die wiederum das Hippokampusvolumen schwächen. Medikamente (Lithium, Antiepileptika, Antidepressiva) können schützend wirken. Um Tücken und Chancen psychopharmakologischer Therapie geht es in dem nun folgenden Kapitel.

Im Dschungel der Medikamente

Angst ist Stress. Es gibt aber, genau genommen, kein Medikament, das direkt in den Stress-Mechanismus eingreift. Es gibt kein Medikament, das nur in den Kreislauf des Mandelkerns eindringt. Das wird es auch nie geben, weil das Gehirn nicht regional begrenzt organisiert ist. Es ist mit einer hoch komplizierten Infrastruktur zu vergleichen. Das System vernetzt die verschiedenen Areale im Gehirn, sorgt für Daten und Informationsfluss und organisiert die Zusammenarbeit. Irgendwann wird es sicher ein Medikament geben, das in den Kreislauf der Stressentstehung eingreift, in das Feedback-System des Hormons Cortisol. Bisher sind die Versuche jedoch leider noch nicht erfolgreich gewesen.

Mein tägliches Medikament gib mir heute

Ein »Medikament«, das wir täglich zu uns nehmen, ist unsere Nahrung. Lassen Sie uns etwas weiter ausholen, um zu sehen, wo es bereits seinen schlechten Verlauf nehmen kann: Es beginnt mit der Muttermilch. Babys trinken nicht nur die Milch, sondern sie lernen dabei auch, welche Gefühle sie dabei entwickeln. Im Idealfall entsteht eine positive und lustvolle Beziehung zum Essen. Aber das ist nicht immer so. Vor allem, wenn es sonst in der Beziehung zur Mutter nicht stimmt. Mangelnde Aufmerksamkeit, Ungeduld, Unsensibilität gegenüber dem Kind kann die bedürftigen Kleinen sehr früh zu einem gestörten Essverhalten führen. Besonders wenn sie vornehmlich durch das Füttern Nähe finden. Essen und trinken kann ihnen dann schnell zum Dauertrostspender werden und ihre sonstigen sinnlichen Erfahrungen beschränken, eine gesunde Beziehung zum Leben erschweren. Mit Störungen beim Essen kann es anfangen, sie können weiterführen zu sozialen Störungen oder Komplikationen in der Sexualität. Nicht all diese Schwierigkeiten müssen in dieser frühen Zeit entstehen. Ein solches Muster kann sich auch später noch entwickeln.

Wenn Sättigung von Hunger gleichzeitig andere Bedürfnisse befriedigen soll, erwachsen aus der Kompensation immer auch andere Probleme. Wenn es zu Essen aus Frust kommt oder zu Essensverweigerung, resultierend aus Ablehnung, Enttäuschung, Trotz. – So oder so, die Gedanken kreisen dann ständig um das Thema Essen und können die Freude am Leben nehmen. Alles andere verliert an Bedeutung: Partnerschaft, Freundschaft, persönlicher Erfolg, Kreativität oder der Beruf. Wer Essen auf die notwendige Aufnahme von Nährstoffen beschränkt, setzt sich unter Stress. Das tun auch diejenigen, die versuchen, durch Essen Trost und Ersatz für entgangene Lebensfreuden zu finden. Essen gehört zu den elementaren Bedürfnissen. Gesundes Essen muss ein Wert sein, und das gelingt am besten, wenn es auch ein soziales Erlebnis ist. Dann ist es ein richtiger Spaß und wird zu einem umfassenden sinnlichen Erlebnis. Das bewusste Riechen, Schmecken, Schauen schafft Inspiration, belebt die Sinne und tut obendrein sogar der Verdauung gut. Viele Menschen lernen, in den hektischen und nachlässigen Zeiten, in denen wir leben, in denen alle Varianten von Fastfood zur Kultur erklärt sind, erst sehr spät, wie sie genießen können. Wer beim Essen nicht mit seinen Gedanken und all seinen Sinnen dabei ist, bringt sich selbst um den Genuss. Sich voll zu stopfen oder auszumergeln, oft als Reaktion auf Stress, führt nur zu neuem Stress.

Wird Essen oder Hungern zum Ersatz für entgangene Lebensfreuden, sollen dadurch Gefühle wie Angst, Wut, Trauer, Frust oder Langeweile weggegessen werden. Kurzfristig mag Linderung eintreten, langfristig sind beide Varianten der Essstörung schlicht ungesund. Die meisten von uns essen heute zu viel, vor allem zu viel vom Falschen. Fettleibigkeit ist, so die Welt-Gesundheits-Organisation (WHO), schon zur Epidemie des 21. Jahrhunderts geworden. Im Gegensatz dazu plagen viele sich mit dauernden Fastenkuren und Diät-Fanatismus. Es führt nur ein Weg aus dem Labyrinth angstgestörter Ernährung: Sensibilität für gutes und richtiges Essen, das Körper und Seele zusammenhält. Dafür müssen wir uns Zeit nehmen. Im Kreis der Familie, mit Freunden, in sozialer Gemeinschaft. Diese Art zu essen ist angstlösend. Dann ist Essen ein angstlösendes Medikament. Es gibt keine »an sich« guten oder schlechten Lebensmittel. Es kommt auf den richtigen Umgang an, und das ist im Wesentlichen eine Frage von Dosis und Ausgewogenheit. Mit unserem Essen beeinflussen wir

unser Leben. Positiv durch viel Obst, Gemüse, Hülsenfrüchte, Olivenöl, wenig Fleisch und viel Wasser. In Ordnung ist alles, solange alles in Maßen geschieht.
Die traditionelle Volksmedizin wusste, welche bedeutsame Rolle Kräuter, Pflanzen, Nahrungsmittel, Mineralien, Obst und Gemüse bei der Vorbeugung und Bekämpfung von Krankheiten spielen. Viel von diesem Wissen haben wir in unserem stressenden Alltag verloren. Auch dadurch steigen unsere Belastungen und es sinken unsere Abwehrkräfte. So werden wir anfälliger für körperliche und für seelische Leiden. Wir müssen uns verloren gegangenes Wissen zurückerobern. Wie viel Kummer wird noch immer mit einer großen Portion Kartoffelpüree bekämpft, mit Süßigkeiten oder einem Happy-Fast-Food-Meal. Männer beenden gerne ihre stressreichen Tage im Wirtshaus, Frauen greifen in die Keksdose.
Wir befinden uns ständig im Wettlauf mit uns selbst. Zum Teil findet dieser Wettlauf in unserem Gehirn statt. Unser gesamtes Denken, Handeln und Fühlen basiert auf dem ständigen Informationsaustausch zwischen den Nervenzellen. Alle diese Prozesse erfordern Energie. Obwohl es mehrere tausend verschiedene Arten von Nervenzellen gibt, transferieren sämtliche Nervenzellen ihre Signale auf ein und dieselbe Weise mittels elektrischer Erregung und chemischer Botenstoffe. Die Verbindungsstellen zwischen den einzelnen Nervenzellen brauchen Überträgersubstanzen, die Neurotransmitter. Die meisten Botenstoffe werden aus den Grundstoffen der Nahrung, vor allem aus Aminosäuren gebildet und am Nervenende in Warteposition gehalten, bis ein Impuls die Ausschüttung der Neurotransmitter auslöst. Diese chemisch-elektrische Interaktion findet ununterbrochen statt. Der wichtigste Antreiber im Gehirn ist das Glutamat, der wichtigste Dämpfer das GABA (Gama-Amino-Buttersäure). Beide Substanzen nehmen wir (auch) über Nahrung auf. Die Produktion der Botenstoffe in Gehirn beeinflussen wir auch durch Entspannung und durch körperliche Bewegung.
Glutamat dreht uns auf. Unter Stress überdreht es uns. Hätten wir Medikamente zur Verfügung, die als Glutamat-Antagonisten wirken, könnten wir damit direkt in die Stressregulation eingreifen. Leider gibt es sie noch nicht. GABA ist ein Stoff, der in Anxiolytika, so genannten Angst-Lösern, enthalten ist. GABA dämpft Angst-Empfinden, legt aber auch sonst lahm und schafft leicht Medikamenten-

Abhängigkeit. Damit kann es einem ähnlich gehen wie mit Alkohol, einem anderen Stressdämpfer. Auch Alkohol kann beruhigen oder Mut machen. Gegen ein Gläschen Wein ist nichts einzuwenden. Auch nicht, wenn es gelegentlich zur Entspannung getrunken wird. Wer sich freilich auf Alkohol verlässt, um Angst in Schach zu halten, kann irgendwann nicht mehr ohne ihn auskommen und löst die Angst damit doch nicht.

Neurotransmitter – die Botenstoffe der Gefühle

Angst, Trauer, Freude, Wut, Lust, Unlust, Aggression, Gefühle, die unser Leben ausmachen, werden allesamt über unser Gefühlshirn gesteuert. Dort regieren die Neurotransmitter. Es sind die Botenstoffe, die Gefühle in Chemie umsetzen oder über chemische Prozesse Gefühle erzeugen. Folglich kann eine Veränderung dieser Botenstoffe ein Gefühl verändern. Daher sind Medikamente, die das bewirken, in der Behandlung von Angst-Störungen bedeutsam. Erstmalig wurde diese Möglichkeit in der Behandlung von Depressionen entdeckt. Daher fasst man diese Medikamente sehr salopp unter dem Begriff »Antidepressiva« zusammen. Gemeint sind Medikamente, welche die Botenstoffe Serotonin und Noradrenalin beeinflussen. Außerdem haben sie einen mehr oder weniger großen Effekt auf die Neurotransmitter Dopamin, Acethylcholin, Histamin und zwar sehr unterschiedlich auf verschiedene Untergruppen dieser Botenstoffe, in verschiedener Zusammenstellung und Ausprägung.
Die reinen SSRIs (Specific Serotonin Reuptake Inhibitors) sind Medikamente, die hauptsächlich auf das Serotonin und dessen Untergruppen wirken. Serotonin kontrolliert den Schlaf-Wach-Rhythmus, das Hunger- und Sättigungsgefühl und unser Sozialverhalten. Ein Ungleichgewicht im Serotonin-Haushalt kann zu Schlaf- und Essstörungen, Depressionen, Panikattacken und/oder übertriebener Schüchternheit führen. Wir brauchen also ausreichend Serotonin für unsere Gehirnzellen, um uns ausgeglichen und psychisch stabil zu fühlen. Daher sind SSRIs geeignet, um negative Symptome zu behandeln. SNRIs zielen gleichzeitig auf Serotonin und Noradrenalin. Noradrenalin wird aus Dopamin gebildet. Noradrenalin wirkt stimulierend und stärkt das Gedächtnis. Adrenalin wiederum entsteht

aus Noradrenalin. Es ist das Hormon für den Notfall. Wenn uns Gefahren begegnen oder neue Herausforderungen, wenn es darum geht, zu kämpfen oder zu fliehen. Adrenalin putscht auf, mobilisiert Reserven, lässt uns in Krisensituationen schneller reagieren. Daher ist klar: Wenn Angst die Reaktionsfähigkeit einschränkt, die Konzentration mindert und das Gedächtnis lahm legt, muss im Gehirn die Produktion von Noradrenalin möglichst reibungslos funktionieren, um die negativen Effekte zu kontern. Acethylcholin ist ebenfalls wichtig für die Gedächtnisleistung. Außerdem fördert es die Aufmerksamkeit und entspannt trotzdem.

Aus diesen Beschreibungen wird deutlich, dass Antidepressiva nicht gleich Antidepressiva sind. Die verschiedenen Medikamente, auf dem Markt gibt es etwa dreißig, rufen in unterschiedlicher Weise Haupt- und Zusatzwirkungen hervor. Sie können Aktivität, Ruhe, Stressfähigkeit, Angst, Stimmung, Gedächtnis und Aggressivität beeinflussen. Sie heißen nur deshalb alle Antidepressiva, weil die Pharmaindustrie sie ursprünglich zur Behandlung von Depressionen entwickelt hat. Um die Zulassung für ein Medikament zu bekommen, müssen Pharmafirmen ihr Präparat in umfangreichen Untersuchungen testen. Zunächst im Labor, dann im Tierversuch, dann in zusätzlichen Sicherheitsstudien, in denen geklärt werden muss, ob negative Effekte auszuschließen sind. Schließlich muss das Präparat an Menschen getestet werden, die eine klar diagnostizierte Krankheit haben, um in diesen Studien zu beweisen, dass das Medikament tatsächlich zur Behandlung dieser Störung dient. Es muss in der Testsituation so wirken, wie in den Hypothesen formuliert – ohne gefährliche Nebenwirkungen.

Große Konzerne können es sich leisten, mit ihren Präparaten solche langwierigen Testreihen auch für andere Erkrankungen, für die das Medikament ebenfalls wirksam sein könnte, durchzuführen. Zum Beispiel: Für Zwangsstörungen, Panikattacken, Generalisierte Angst-Störung, Schüchternheit, Schlafstörungen, Übelkeit, Schmerzen. Es ist nämlich in der Entwicklungsphase keineswegs so eindeutig, wofür ein Medikament am besten zu verwenden wäre. So kann sich nach einer ersten Testreihe zeigen, dass ein Präparat gut gegen Depressionen ist, tatsächlich aber noch viel besser gegen Schüchternheit wirkt. Da aber die Forscher vorher nicht auf die Idee gekommen sind oder es sie nicht interessierte, dass dies so sein könnte, haben sie in dem

Zulassungsverfahren nicht angegeben, eine solche Wirkung testen zu wollen. Um die Zulassung zu bekommen, das Medikament auch gegen Schüchternheit anwenden zu dürfen, muss dann ein neues, ebenso aufwendiges Testverfahren eingeleitet werden. Selbst wenn ein Konzern dafür das Geld hat, investiert er es nur, wenn er sich ausrechnen kann, von dem später marktfähigen Produkt viel verkaufen zu können. Pharmakonzerne sind keine Wohltätigkeitsunternehmen. Wenn sie mit der Entwicklung eines Medikaments nicht den Profit machen können, den sie sich vorstellen, verzichten sie darauf. Sie leiten die erforderlichen Verfahren nicht ein, selbst wenn sie wissen, am Ende ein wirksames Medikament herstellen zu können.

Für einen Pharmakonzern muss die Nachfrage sich lohnen. Das ist für die Konzerne das oberste Credo. Der Bedarf an Antidepressiva ist enorm. Da lohnt sich ein Investment für sie schnell. Schüchterne Menschen sind dagegen nicht so gute Kunden. Mit ihnen kann die Industrie nicht so viel Profit machen. Deswegen können sie auf das für sie beste Medikament womöglich vergeblich warten. Es ist zwar auf dem Markt, aber für ihren Fall ist es nicht zugelassen. Sie erfahren auch nicht davon. Oft kommt erst mit jahrzehntelanger Verspätung raus, welches Medikament wem am besten hilft. Dafür ein kleines Beispiel: Wir haben eine Reihe von Antikrampfmittel zur Verfügung, die jetzt langsam als die Medikamente erkannt werden, die am besten für eine ausgeglichene Stimmung sorgen. Außerdem kann ein Präparat gegen Krämpfe ein ausgezeichnetes Anti-Migränemittel sein. Eine Reihe von Antidepressiva dagegen kann Migräne als so genannte Nebenwirkung erzeugen. Das Mittel gegen Krämpfe kann im besonderen Fall das bessere Medikament sein als ein zugelassenes Antidepressivum. Als Mittel gegen Depression ist es aber nicht zugelassen.

Die chemische Illusion – Vorsicht vor »Angst-Lösern«

Es gibt eine Gruppe von Medikamenten, die als angstlösend bezeichnet werden. Es sind die so genannten Anxiolytika. Die Bezeichnung führt allerdings eher zu einer Desorientierung. Diese Medikamente sind nämlich schlicht Beruhigungsmittel. Sie machen müde. Wenn jemand sehr aufgeregt, überdreht ist, kann diese Beruhigung als angenehm erlebt werden. Fatal ist jedoch, dass diese Medikamente auch das Gedächtnis, das Denken, die Aufmerksamkeit beruhigen und die Leistungen reduzieren. Im Beipacktext all dieser Mittel wird deshalb beschrieben, dass zum Beispiel die Sicherheit beim Autofahren oder beim Bedienen von Maschinen eingeschränkt sein kann. Die Texte raten – im Kleingedruckten – zur Vorsicht. Im Klartext heißt das: Die Medikamente sind weitgehend nicht alltagstauglich! Versicherungen müssen für Schäden, die bei Auto- oder Arbeitsunfällen nach Einnahme solcher Medikamente entstehen, nicht aufkommen. Außerdem darf man diese Medikamente nicht länger als 14 Tage nehmen, weil sonst die Gefahr einer Medikamenten-Abhängigkeit besteht. Nach 14 Tagen kann aber kaum jemand als geheilt gelten und das Medikament einfach wieder absetzen. Menschen mit einer Angst-Störung können es jedenfalls nicht.

Beruhigungsmittel verbessern den Schlaf, vor allem helfen sie gegen Einschlafstörungen. Der positive Effekt transportiert im Beipack allerdings einen erheblichen negativen Effekt: Weil die Mittel eben Reaktionsfähigkeit, Aufmerksamkeit und Gedächtnis beeinträchtigen. Die so genannten Angst-Löser sind bei akuten Ängsten, die sofort beruhigt werden müssen, also zum Beispiel während eines Herzinfarktes oder während einer Panikattacke, wirksame Helferlein. Aber für eine Angst-Therapie sind sie auf Dauer nicht geeignet.

Leider hat sich das nicht ausreichend herumgesprochen. Gerade Psychotherapeuten erlauben ihren Patienten Beruhigungsmittel. Patienten schlucken gern solche Medikamente, weil sie unmittelbar einen Effekt spüren. Aber die positive Wirkung lässt schnell nach und daher nehmen sie tagtäglich diese Pillen, ohne damit effektiv etwas gegen ihre Ängste zu tun. Sie halten sich in ihren Angst-Fallen gefangen. Sie gehen nicht zum Psychiater, der ihnen helfen könnte. Mit den Mitteln, die sie einwerfen, fühlen sie sich ruhiger, nur halt ein bisschen müde. Das sehen sie gern als Besserung. Tatsächlich handelt es sich um eine chemisch ausgelöste Illusion. Angst-Patienten bringt das natürlich nicht weiter, Aussicht auf Heilung bleibt ihnen versagt. Sie sind halt etwas beruhigter, oder objektiv gesehen: ein bisschen müde, ein bisschen in der Konzentration und im Gedächtnis beeinträchtigt, aber das erscheint vielen immer noch besser, als zum Psychiater zu gehen.

Die Pharmaindustrie fördert Desorientierung mit Aussagen über die Wirksamkeit von Anxiolytika bei Panikattacken und Angst-Zu-

ständen. Klar, das Zeug wirkt unmittelbar. Aber was passiert, wenn man das Medikament absetzt? Ganz einfach: Es hört zu wirken auf. Absetzeffekte sind außerdem heikel für Patienten. Die Mittel können Sucht erzeugen. Deshalb steht ja im klein gedruckten Beipacktext: Nicht länger als 14 Tage nehmen. Was aber soll der Patient danach machen? Die Frage bleibt unbeantwortet. Langfristig schaden die Mittel. Das ahnen viele. Nur ziehen sie daraus den falschen Schluss: Sie fürchten sich generell vor Medikamenten. Sie fürchten an ein Psychopharmakon zu geraten, das ihnen den Verstand, den Willen und die Persönlichkeit raubt. Die Pharmaindustrie erweist bedürftigen Menschen, und im Übrigen sich selbst, einen schlechten Dienst, wenn sie durch Werbung für »Angst-Löser« Eindrücke über eine Wirkung fördern, die ihre Präparate nicht haben können, und sie außerdem eventuell dramatische Nebenwirkungen herunterzuspielen sucht. Dadurch kann es nämlich leicht geschehen, dass auch die Mittel nicht mehr genommen werden, die besser helfen können.
Grundsätzlich empfehlen wir, Medikamente, die im Beipack Hinweise auf Suchtgefahr angeben, nur bei schweren akuten Problemen und nur unter Rücksprache mit einem Arzt zu verwenden. Eine dauernde Verordnung von Beruhigungsmitteln ist kein akzeptables Behandlungskonzept. Von Patienten ist deshalb zu verlangen, dass sie nicht einfach Pillen schlucken, sondern sich Gedanken machen über ihren Lebensstil und die Möglichkeit, Probleme zu lösen. Psychiater und Psychologen müssen ihnen Angebote machen, zusammen genau daran zu arbeiten.

Arme Grübler, Fantasten und schlechte Schläfer

Wenn ununterbrochen die gleichen ängstigenden Gedanken durch das Hirn schwirren und ständig bedrohliche Fantasien den Alltag belasten, sind oft Medikamente hilfreich, die solches Grübeln und solche Fantasiererei eindämmen. Das sind Medikamente, die eigentlich einen anderen Wirkschwerpunkt haben. Sie helfen gegen Übererregung, Halluzinationen und Denkstörungen. Entwickelt wurden sie ursprünglich zur Behandlung von Schizophrenie. Wir haben hier wieder ein Beispiel, dass die Wirkung eines Mittels nicht so eng begrenzt ist, wie es in der Präsentation eines Präparates erscheint. Dahinter

steckt der Wunsch, den Eindruck zu erwecken, als wüssten wir genau, welches Mittel wir in welche Hirn-Schublade geben müssen, um dort einen einzigartigen Effekt zu erzielen. Das menschliche Gehirn besteht aber nicht aus Schubladen. Weil Pharmafirmen ihr Medikament so oft und so einfach wie möglich verkaufen wollen, sind sie jedoch verführt, so zu tun. Eine Firma muss sich festlegen, für welchen Effekt es die Zulassung erreichen will. Die Industrie rechnet scharf: Krankenkassen zahlen Medikamente nur, wenn sie genau gegen die Störung verschrieben werden, für die das Medikament zugelassen ist. Mit anderen Worten: Wenn ein Arzt ein Medikament verschreibt, das für Schizophrenie zugelassen ist und er behandelt damit erfolgreich eine Angst-Fantasie, hat er nach dieser Logik einen Behandlungsfehler begangen und die Kassen zahlen nicht. Im Fachjargon wird das als »Off-label«-Verschreibung bezeichnet. Der Arzt/die Ärztin verschreibt das Mittel für etwas, für das es nach der offiziellen Beschreibung gar nicht hilft. Kassenärzten ist das strikt verboten. Nur Wissenschaftler, die auf ihrem Gebiet als führend anerkannt sind, Dozenten und Professoren, die ihre außergewöhnliche Behandlung mit ihrem Spezialwissen verteidigen können, dürfen Medikamente tatsächlich so benutzen, wie es im Einzelfall optimal ist und können Kassen dazu bringen, dass sie bei ihren Versicherten auch für solche Medikamente aufzukommen haben. Die anderen Ärzte müssen nach Schema F vorgehen.
Schlafmittel sind grundsätzlich nur für eine kurzfristige Anwendung geeignet. Denn auch Schlafmittel können abhängig machen. Schlafstörungen lassen sich jedoch ganz gut durch eine Reihe von Antidepressiva behandeln. Sie können den Schlaf verbessern, ohne von dem jeweiligen Medikament abhängig zu machen.

Welche Medikamente helfen?

Es gibt kein Medikament, das in jedem Fall geeignet ist. Besondere Vorsicht muss – wie beschreiben – gegenüber den so genannten angstlösenden Substanzen gelten. Wenn eine akute Panik einen Menschen aus dem Alltag wirft, kann ihre Anwendung sinnvoll sein. Dazu aber braucht es immer einen sehr beschlagenen Mediziner. Ärzte müssen sehr genau hinhören, wie die Angst sich bei einem Patienten körperlich äußert: eher im Magen, im Herzen, als Schmerzen oder als Migräne? Jeder Patient hat als besonderer Patient zu gelten. Der Arzt muss sich in der Medikation sehr gut auskennen und darf nicht schreckhaft sein, weil er oft etwas verordnen muss, das nicht den Normen der Schubladen-Pharmakologie entspricht. Nochmals: Vorsicht vor Anxiolytika. Ein Antiepileptikum kann wiederum ganz gut gegen Stimmungslabilität wirken, obwohl es dafür laut Indikation nicht vorgesehen ist. Medikamente, die mit der Aufschrift »Antidepressivum« verkauft werden, können als Schmerzmittel effektiv sein oder recht wirksam Übelkeit bekämpfen. Möglicherweise hilft gegen schwere Zwangsvorstellungen ein Medikament, das als Neuroleptikum im Handel ist. Aus wissenschaftlichen Studium und Erfahrung muss ein Arzt – individuell für jeden Patienten – die schlauste Medikation herausfinden. Am besten sind Ratsuchende bei einem guten Facharzt, also einem Psychiater oder einer Psychiaterin, aufgehoben. Er oder sie muss unter Umständen ein wenig probieren, Mittel und Dosierungen variieren, genau beobachten, wann im jeweiligen Fall der optimale Effekt eintritt. Ärzte, die allen immer nur dasselbe verschreiben, so als gäbe es für seelische Leiden das universale Mittel, denen ist zutiefst zu misstrauen.

Ärzte dürfen auch nicht maulfaul sein. Sie müssen nicht nur ihren Patienten geduldig und aufmerksam zuhören, sie müssen ihnen auch geduldig und nachvollziehbar erklären, was das Ziel der Behandlung sein soll. Zu erläutern ist, wofür sie welches Medikament empfehlen. Es darf nicht sein, dass jemand mit Panikattacken zum Arzt eilt und zum Beispiel kommentarlos ein Antidepressivum verschrieben bekommt. Antidepressiva entfalten ihre Wirkung erst nach drei bis vier Wochen. Am Anfang können sie Panik sogar verstärken und obendrein Übelkeit oder andere unangenehme Nebeneffekte hervorrufen. Arzt und Patient müssen sich einigen, was sofort in Ordnung zu bringen ist, welches Symptom den Patienten am stärksten belastet, womöglich gar zur Verzweiflung treibt. Darauf zielt die Behandlung zuerst, mit möglichst raschem Effekt. Bei dem einen kann das Herzklopfen sein, bei einem anderen Übelkeit, Durchfall oder das Gefühl, zu viel Speichel im Mund zu haben. Die Wirkung muss für den Patienten überprüfbar sein. Verordnungen helfen nicht. Oft machen Ärzte aber nichts anderes, als zu verordnen: »Nehmen Sie das mal.« Auf Nachfrage ringen sie sich den lapidaren Zusatz ab, »das hilft schon«.

Nur warum es helfen soll, erklären sie nicht. Sie nehmen Patienten so die Chance, Verantwortung für sich selbst zu übernehmen. Doch nur wenn Patienten bereit sind, Verantwortung mitzutragen, nehmen sie die nötigen Medikamente auch in der angemessenen Dosierung und über den erforderlichen Zeitraum. Noch einmal im Klartext: In der Zwei-Minuten-Medizin erhalten Menschen mit psychischen Problemen nicht die Unterstützung, die sie brauchen und auf die sie Anspruch haben. Husch-husch-Behandlung führt nur zu Katastrophen. Patienten gehen dann schließlich gar nicht mehr zum Arzt. Leider schlucken sie dann aber die Beruhigungspillen der Tante oder sie gehen zum Quacksalber und leiden.

Ein kleines 1x1 der Angst-Therapie

Es geht also nicht ohne ausgewiesene Fachkenntnisse. Hier nun für Sie eine Orientierung. Ein Überblick als erste Auswahl. Sie ist nicht »objektiv«, basiert auf viel Erfahrung, kann nicht in jedem Fall gelten, entspricht nicht unbedingt den Vorschriften und verspricht keine Garantie. Wir geben an, welche Substanzen wirken können, aber wir nennen im Folgenden nicht die Namen von Medikamenten.

• *Amisulprid:* Dieses Medikament kann sehr gut Angst und Spannung lösen und das Kreisen der Gedanken um unsinnige Dinge einschränken. Bei Frauen kann es die Regel durcheinander bringen, das Hormon Prolaktin erhöhen und damit den Verdacht auf eine Störung in der Hypophyse (der Hirnanhangdrüse) auslösen. Es ist hervorragend für einen kurzzeitigen Einsatz geeignet, solange bis ein Antidepressivum wirkt und Linderung schafft. In aller Regel macht es nicht müde. Es ist allerdings in der Angst-Behandlung nicht in wissenschaftlichen Studien untersucht.

• *Clonazepam:* Der Star unter den Tranquilizern. Ursprünglich als Antiepileptikum zugelassen, ist es besonders wirksam für völlig gestresste Angst-Patienten. Es wirkt sofort, ist allerdings kein Langzeitmittel, weil Suchtgefahr besteht. Clonazepam kann Müdigkeit und weiche Knie erzeugen und das Gedächtnis beeinträchtigen. Es gibt allerdings Patienten, die die Sicherheit brauchen, immer etwas bei sich haben zu können, auf das sie sich – im akuten Fall – verlassen können.

• *Clonidin:* Der so genannte α-2-Agonist verlangsamt die Schlagzahl des Herzens, senkt den Puls und in höheren Dosen den Blutdruck. Besonders bei akutem Stress, vor öffentlichem Reden, bei hoher innerer Anspannung oder vor Prüfungen kann Clonidin ein probates Mittel sein. Eine hohe Dosis und eine Daueranwendung ist sicher nicht sinnvoll. Als eigentliches Angst-Mittel ist es nicht zugelassen! Wegen möglicher Nebenwirkungen, wie Abfall der Blutdrucks, auch nicht zu empfehlen.

• *DHEA:* Es handelt sich um ein Hormon, das als Vorläufer von Sexualhormonen bezeichnet werden kann. Es kann bei der Regulation von Stress helfen, dazu beitragen, dass Stress kognitiv besser verarbeitet wird. Es liegen allerdings keine systematischen Studien mit Angst-Patienten vor. Zunächst muss DHEA aus andrologischer oder gynäkologischer Sicht noch als sicher eingestuft werden. Es muss definitiv ausgeschlossen werden, dass dieses Mittel nicht die Krebsgefahr erhöht. Wenn das geklärt ist, kann DHEA bedenkenloser auch in der Angst-Behandlung angewendet werden. Einzelne Berichte über gute therapeutische Erfolge liegen bereits vor.

• *Memantine:* Dieses Medikament hat zweifellos das Potential, anxiolytisch zu wirken, weil es ein NMDA-Antagonist ist und in die Angst-Regulation am Rezeptor der glutaminergen Transmission eingreifen kann. Allerdings fehlen Studien für die Indikation Angst. Memantine ist als Medikament zugelassen für die fortgeschrittene Alzheimer-Erkrankung. Dort erweist es sich als wirksam. In einzelnen Fällen gelang es, mit diesem Mittel auch sehr gut Angst zu reduzieren. Allerdings gibt es keine Erhebungen bei einer Vielzahl von Patienten und keine wissenschaftliche Untersuchung, die eine solche Wirksamkeit systematisch geprüft hätte. Auch bei Alzheimer-Patienten wurden keine Daten erhoben, die eine Angst-Reduktion belegen könnten.

• *Lamotrigin:* Dieses ursprünglich als Antiepileptikum geprüfte Medikament ist nun auch für bipolare affektive Erkrankungen zugelassen. Es ist in der Behandlung von Angst-Störungen nicht wirklich untersucht. Allerdings ist nachgewiesen, dass Lamotrigin als Stimmungsstabilisator wirkt und labilen Menschen helfen kann.

- *Phenitoin:* Dieses schon ältere Antiepileptikum kann für die Leber gefährlich werden. Eine Behandlung mit Phenitoin kann aber in Frage kommen, wenn sonst nichts hilft, weil es auf das Glutamat wirkt und einen Schutz vor Stress bewirken kann. So kann das sonst kein anderes Medikament, nicht nach heutigem Stand des Wissens. Unbedingt müssen jedoch Laboruntersuchungen gemacht werden, um zu kontrollieren, dass die Nebenwirkungen nicht die sonst positiven Effekte ruinieren.

- *Riluzol:* Auch dieses Mittel greift in die glutaminerge Neurotransmission ein. Es ist für die amyotope Lateralsklerose, eine seltene degenerative neurologische Erkrankung, zugelassen, als einziges bisher wirksames Medikament. Es ist extrem teuer. In Einzelfällen hat es schwer depressiven Menschen auch in ihrer Angst gut geholfen. Systematische Untersuchungen in der Indikation Angst fehlen.

- *Quetiapin:* Löst sehr stark Angst und Spannung und beruhigt. Es wirkt gegen Schlafstörungen. Das Problem kann allerdings sein, dass Quetiapin zu stark wirkt und zu Müdigkeit und Benommenheit im Laufe des Tages führt. Daher ist die individuell richtige Dosierung gefragt. Eigentlich ist das Medikament in der Behandlung von Schizophrenie etabliert. Erst im zweiten Schritt, in kleinen Dosierungen, wurde es als Mittel gegen Angst entdeckt.

- *Tianeptin:* Ein Medikament, das in den Serotonin-Stoffwechsel modulierend eingreift. Zugelassen ist es als Antidepressivum, aber es kann hervorragend gegen Angst wirken, weil es Aufregung stoppen und Schlaf fördern kann. Außerdem erzeugt Tianeptin kaum Übelkeit. Viele, die bei sonstigen Antidepressiva mit dieser Nebenwirkung zu kämpfen haben, vertragen dieses Medikament gut. Auch hat es eine weitere, viel gefürchtete Nebenwirkung der modernen Antidepressiva nicht: Es schränkt nicht die Libido ein.

- *Venlafaxin:* Es wirkt auf Serotonin und Noradrenalin und ist nach

14 Tagen meist schon erfolgreich. Es kann jedoch auch bis zu sechs Wochen dauern, ehe sich nachhaltigere Erfolge einstellen. Übelkeit, Schwitzen, Schwindel sind am Anfang oft ein Problem. Die richtige Dosis ist nicht leicht zu finden. Venlafaxin ist der Star unter den Antidepressiva. Schon in kleinen Dosen führt es häufig zu positiven Effekten. In höherer Dosierung ist es ein sehr wirksames Antidepressivum und in allen Dosen ein nachgewiesen wirksames Mittel gegen Angst und Panik. Venlafaxin ist als Angst-Medikament zugelassen! Bei Kindern und Jugendlichen ist Vorsicht geboten.

• *SSRIs:* Die meisten Serotonin-Reuptake-Inhibitoren sind auch für Angst-Störungen zugelassen. Welches Präparat im konkreten Fall am meisten hilft, können nur erfahrene und wissenschaftlich hoch qualifizierte Fachärzte entscheiden. Wir wollen hier keine große Lektion über Psychopharmaka erteilen. Wer sich dafür mehr interessiert, den verweisen wir auf das allseits anerkannte Fachbuch von Margot Schmitz, »Das große 1x1 der Psychopharmaka«, das der Steinkopf-Verlag vor kurzem in 4. Auflage publizierte.

Auf der Suche nach dem richtigen Medikament

Peter V. meldet sich auf eine Anzeige, dass im Psychosomatischen Institut ein neues Medikament gegen Angst getestet wird. Er ist ein junger Mann, 25, und hat in seinem Kampf mit der Angst schon eine anstrengende Odyssee hinter sich. Zu dem Vorgespräch bringt er eine lange Medikamentenliste mit. Rund 40 verschiedene Mittel hat er bereits ausprobiert, alle von Ärzten verschrieben, um seine dauernden Angst-Zustände in den Griff zu bekommen. Alles vergeblich. Ihm half kein Tranquilizer, kein Antidepressivum, kein Neuroleptikum. Er versuchte es mit Gesprächstherapie und Entspannungstechniken und autogenem Training. Ohne Erfolg. Die Psychotherapeutin, bei der er war, wusste, nachdem sie im Laufe von zwei Jahren alles ausprobiert hatte, auch nicht mehr weiter. Die Angst ließ Peter V. nicht aus dem Würgegriff. Sein Angst-Zentrum schlägt permanent Alarm. Er steht ständig unter Hochspannung. Als müsste er jederzeit bereit sein, vor unmittelbarer Gefahr zu fliehen. Seine Muskulatur ist deshalb dauernd schmerzhaft verkrampft. Nichts beruhigt ihn wirklich. Egal ob er joggen geht oder versucht, sich in sein Studium zu knien. Es nutzt auch nichts, wenn er mit Freunden etwas unternimmt, ins Kino oder in die Kneipe geht. Der junge Mann erinnert sich an einen einzigen Tag, vor fünf Jahren, an dem er einigermaßen ausspannen konnte. Es war nach einer langen Schicht auf dem Bau, nach stundenlanger schwerer körperlicher Arbeit. Das angenehme Gefühl hielt jedoch nur wenige Stunden vor. Seither hat es sich nicht wieder eingestellt. Medikamente wirken bei ihm nicht. Sie machen seinen Zustand eher schlimmer. Vor drei Jahren dachte er schon einmal, es habe alles keinen Zweck. Peter V. versuchte, sich das Leben zu nehmen. Durch einen Sprung in eine tiefe Gipsgrube. Doch er blieb mit seiner Kleidung an Haken in der Grubenwand hängen. Da entschloss er sich, wieder nach oben zu klettern. Der Gedanke an Selbstmord begleitet ihn seither jedoch ständig. Er hat sich vorgenommen, sein Studium abzuschließen: »Damit mir keiner nachsagen kann, ich hätte es getan, weil ich daran gescheitert wäre.« Er ist ein intelligenter Bursche. Die Prüfungen an der Universität nimmt er alle mit Erfolg. Er hat keine spezifische Angst vor Tests oder sozialen Begegnungen. Er ist beliebt bei seinen Kommilitonen und hat viele Freunde. Es ist dieser dauernde innere Alarmzustand, der ihn mürbe macht. Keinem von seinen Freunden vertraut er an, wie es ihm wirklich geht. Keiner scheint etwas zu merken. Seine Angst ist ihm nicht anzusehen. Nur die Mimik ist etwas verspannt. Es scheint, als könnte er den Mund nicht ganz aufmachen. Die Hände legt er etwas steif an den Körper. Sie sind stets kalt und etwas feucht. Die Untersuchungen, in der sich klären muss, ob er an dem Medikamententest teilnehmen kann, erwartet er mit Spannung. Er hat sich schon erkundigt, ob womöglich mit einem chirurgische Eingriff etwas gegen seine dauernde Angst zu machen wäre. Er würde alles tun, um aus diesem Zustand herauszukommen. Zeit gibt er sich noch bis zum Ende seines Studiums. An der Universität hat er Freiräume, die ihm erlauben, sich in Phasen besonders heftiger Angst zurückzuziehen, einfach zu Hause zu bleiben. Wie er einen geregelten Beruf mit 40 Stunden Arbeit in der Woche aushalten sollte, kann er sich nicht vorstellen. Freunde sind ihm wichtig. Obwohl sie nicht wissen, wie es ihm wirklich geht, spürt er von ihnen Beistand. Er ist ihnen nicht gleichgültig. »Trotzdem«, sagt er, »geht mir immer wieder die Begründung für das Leben aus.«

Peter V. scheint resistent gegen Therapie zu sein. Solche Fälle gibt es leider immer wieder. Er weiß, dass Angst ihn treibt. Dass sein Zustand nicht normal ist. Dass er eigentlich keinen Grund hat, sich so verrückt zu machen. Aber die Einsicht nutzt ihm nichts. Er kann sich von seiner Angst kognitiv nicht befreien. Sie hat die Herrschaft über sein ganzes Gefühlsleben übernommen. Weil Medikamente bei ihm nicht anschlagen, kommt er von seinem permanenten Alarmzustand nicht los. Er hofft auf neue Medikamente. Oder auf eine originelle Kombination von Mitteln, die ihm doch hilft. Seine Krankengeschichte freilich nährt Pessimismus. Sein Gedanke, es habe alles doch keinen Zweck, am besten sei es, endgültig Schluss zu machen, erschweren den therapeutischen Zugang. Zumal Peter V. nicht depressiv ist. Er glaubt einfach, die ständige innere Spannung nicht ewig aushalten zu können. Angst und Stress zermürben ihn. Wir wissen noch nicht, ob wir einen Weg finden, ihm das Leben leichter und erfreulicher zu machen. Den größten Anlass, die Hoffnung nicht aufzugeben, gibt uns seine Offenheit: Der Umgang miteinander ist ehrlich. Keiner in der Therapie macht sich oder dem anderen vor, es wäre leicht, einen Ausweg zu finden. Vielleicht bringt es das.

Prävention – Wie wir der Angst vorbeugen können

Angst plagt mehr Menschen, macht ihnen öfter und länger zu schaffen, als Erkältung und Grippe. Sie verursacht mehr seelisches Leiden, schränkt die Leistungsfähigkeit stärker ein und auch die Freude am Leben. Die Kosten für das Gesundheitssystem sind enorm. Der Ausfall an Arbeitszeit ist gigantisch. Der finanzielle Schaden geht in die Milliarden. Experten in Amerika schätzten, dass die Kosten von Angst-Störungen für die USA sich auf 42 Milliarden Dollar pro Jahr akkumulieren (Greenberg et al., 1999). Vermutlich sind sie seit dieser Berechnung weiter gestiegen. In Großbritannien, berichtet »The Economist«, haben Experten festgestellt, dass die Zahl der durch Stress, Depression und Angst verlorenen Arbeitstage von 6,5 Millionen im Jahr 1995 auf 13,4 Millionen im Jahr 2002 gestiegen ist. Andere Länder haben den Verlust bisher so genau nicht bestimmt. Aber wir dürfen davon ausgehen, dass wir mit den Erhebungen aus den USA und England, umgelegt auf die Bevölkerung, annähernd auch die Kosten in anderen Industriestaaten berechnen können. Es gibt genügend Gründe, mehr gegen Verängstigung zu tun: die mannigfachen Seelenqualen, die weit verbreiteten körperlichen Schmerzen, der enorme volkswirtschaftlicher Verlust. Es lohnte sich in jeder Hinsicht, mehr in Behandlung und Vorbeugung zu investieren. Zu Grippe-Impfungen werden wir regelmäßig angehalten. Da sind schon die Versicherungen und die Arbeitgeber hinterher, die eingesehen haben, wie teuer sie solche Erkrankungen kommen. Die Impfung gegen Angst gibt es nicht. Nichts kann vor Angst immunisieren. Das kann auch nicht das Ziel sein. Angst ist und bleibt eine normale menschliche Reaktion, die uns oft genug nutzt. Wir sollten das nicht vergessen. Zur Last wird sie, wenn sie im Übermaß auftritt. Wenn sie zum Seelenfraß wird. Dagegen kann viel getan werden. Beteiligen muss sich daran jeder selbst, dem die Angst zu nahe rückt. Auch die Familie hat ihren Beitrag zu leisten. Natürlich die Ärzte. Das Gesund-

heitssystem. Die Schulen. Die Medien. Die Gesellschaft. Es gäbe viel zu tun. Zu viel, um es anzupacken? Zu viel aufgeblasene Theorie, zu wenig Praxis? – Keine Angst.
Wir dürfen unsere Erwartungen nicht zu hoch schrauben. Aber wir sollten sie auch nicht, verschreckt von der Aufgabe, von Anfang an bei Null einfrieren. Wir könnten nämlich, mit geringen Kosten und großem Gewinn, einiges ändern. Wie die akute Behandlung, medizinisch und psychotherapeutisch, zu verbessern wäre, haben wir in den vorherigen Kapiteln beschrieben. Um angemessene Maßnahmen zur Vorbeugung vorschlagen zu können, müssen wir uns damit beschäftigen, welche Risikofaktoren die Verwundbarkeit durch Angst erhöhen. Dazu gehören biologische und soziale Faktoren, Konstellationen in der Familie, in Schule und Beruf, der besondere Umgang mit Problemen, das Maß sozialer Unterstützung, besondere Stressfaktoren, bedrohliche Erlebnisse.
Das DSM, das Manual der amerikanischen Psychiatrie, an dem sich die Fachärzte international orientieren, gibt – wie wir weiter oben schon genauer ausgeführt haben – Kriterien an, nach denen zu beurteilen ist, wann die Anzahl von Angst-Symptomen so groß ist, dass wir nicht mehr nur vage von Angst sprechen, sondern eine Angst-Störung diagnostizieren sollten. Diese Diagnose-Kriterien sind wertfrei. Sie fällen kein moralisches Urteil. Sie geben an, wann eine ärztliche Behandlung erfolgen sollte. Sie verhindern willkürliche Etikettierungen. Sie legen Schwellen fest, definiert durch eine Summe von Symptomen, die in einer variablen Kombination auftreten können. Ein gewisses Maß an Symptomen muss also erreicht sein, bevor wirklich von einer Störung gesprochen werden sollte.

Die Ängste von Kindern und Jugendlichen

Schon unterhalb dieser Schwellen können Ängste natürlich einiges durcheinander bringen und Lebensqualität erheblich einschränken. Entscheidend ist immer die Frage: Welche Möglichkeiten nimmt mir meine Angst. Wenn wir knapp unter die nach DSM festgelegte Störungsschwelle gehen, weniger Symptome heranziehen, um Angst zu lokalisieren, stellen wir fest, dass sie bei sehr vielen Menschen sehr intensiv vorhanden ist. Nicht so sehr, dass klinische Behandlung angeraten wäre, aber doch so ausgeprägt, dass es nicht ratsam ist, die Symptome einfach zu ignorieren. Das gilt besonders bei Kindern und Jugendlichen. Weil sie über geringere Ressourcen verfügen, allein mit ihren Ängsten fertig zu werden und weil ihre Erfahrung, das nicht zu schaffen, ihre Disposition erhöht, im weiteren Leben noch mehr mit Ängsten zu tun zu haben. Breton et al. (1999) schätzen, dass fast 70 Prozent der Kinder und Jugendlichen erhebliche Ängste haben. So sehr, dass sie sogar als Störung zu bezeichnen wären, wenn nicht mehr der strenge Maßstab einer unbedingt klinisch zu behandelnden Beeinträchtigung angelegt würde. Angst-Zustände sind mit großem Abstand die größten seelischen Probleme der Kindheit.

Sebastian ist von zu Hause abgehauen. Der 13-Jährige hat einen Abschiedsbrief zurückgelassen. »Ihr wollt mich nicht«, steht da. »Ich muss immer nur Aufgaben machen. Das ist Scheiße.« Das geht an die Mutter. Seiner älteren Schwester schreibt er, sie soll »scheißen gehen«, seiner kleinen Schwester, dass sie »cool« ist. Die Mutter ist außer sich. Sie ruft alle Klassenkameraden von Sebastian an, die sie kennt. Keiner weiß, wo er steckt. Sie telefoniert mit dem Vater, von dem sie seit acht Jahren geschieden ist, auch der hat keine Ahnung, wo Sebastian ist. Die Mutter wird immer panischer. Schreckliche Sachen stellt sie sich vor: Dass ihr Sohn sich vor einen fahrenden Zug wirft. Dass er es womöglich schon getan hat. Wenn das Telefon klingelt, zuckt sie zusammen, hofft, dass es Sebastian ist, und fürchtet, es könnte die Polizei sein, die ihr mitteilt, dass er schon tot ist. Oder sie denkt, ein Kinderschänder könnte ihn mitgenommen haben, ein Perverser, der ihn vergewaltigt und anschließend ermordet. Sie hat Angst verrückt zu werden. Sie weiß nicht, ob sie jetzt die Polizei anrufen soll, damit sie nach ihrem Sohn fahndet. Bisher zögert sie. Es ist kurz vor 22 Uhr. Als sie sich entschließt, anzurufen, klingelt das Telefon. Es ist Sebastian. Sie bricht in Tränen aus, schluchzt, stammelt: »Sebastian, ich liebe dich. Komm zurück. Bitte, bitte, komm zurück.« Der Junge legt auf. Die Mutter fürchtet, jetzt endgültig durchzudrehen. Ihr Mann, Sebastians Stiefvater, der auch nur noch nervös hin und her rennt, kann sie nicht beruhigen. Die ältere Schwester hockt auf der Couch im Wohnzimmer, sie sagt kein Wort. Die kleine Tochter kämpft mit den Tränen, streichelt den Arm der hemmungslos weinenden Mutter und sagt: »Mama, er kommt schon wieder.«

Fünf Minuten später klingelt erneut das Telefon. Diesmal lässt Sebastian mit sich reden. Seine Mutter sagt ihm immer wieder, dass sie ihn liebt. Sie muss ihm versprechen, dass sie nicht mit ihm schimpft, wenn er zurückkommt. »Hauptsache, du bist wieder da«, sagt sie. Aber sie weiß nicht, wie sie weitertun soll. Sie versteht eigentlich gar nicht, was für ihren Sohn in der Familie so unerträglich sein soll. Sie sucht Rat bei einem Psychologen.

In der Therapie wird deutlich, wie viel Angst in Sebastian steckt. Von der großen Schwester, die drei Jahre älter ist, fühlt er sich völlig missachtet. Schon seit Jahren. Als die kleine Schwester geboren wurde, hatte sie ihm gesagt, jetzt hätte sie ihn »natürlich nicht mehr so lieb, weil es jetzt das Baby gibt«. Sebastian hat damals ein paar Monate lang wieder ins Bett gemacht. Die große Schwester verspottet ihn lauthals dafür. Sie erpresste ihn immer wieder damit, Geheimnisse, die er ihr anvertraute, den Eltern zu erzählen. Zum Beispiel wenn sie von Ärger in der Schule gehört hatte. Damit zwang sie ihn, Hausarbeiten für sie zu erledigen, den Müll runterzubringen, oder sie entscheiden zu lassen, was im Fernseher läuft. Heute streiten sie sich andauernd. »Die kleine Schwester«, meint Sebastian, »darf alles, weil sie die richtige Tochter von meinem Stiefvater ist.« Er kommt sich oft »richtig doof« vor.

In der Schule hat Sebastian es schwer. Alle Lehrer bescheinigen den Eltern, dass er »sehr intelligent« ist, aber »faul«. Seine Leistungen sind in allen Fächern sehr mangelhaft. Hausaufgaben macht er nie. Ab und zu schmiert er vor der Stunde schnell etwas ins Heft. Das ist das Äußerste. Strafen, wie nachsitzen, ändern daran nichts. Außerdem hat Sebastian sich bei den Lehrern unbeliebt gemacht, weil er »ständig stört«. Er redet andauernd während des Unterrichts und macht irgendwelche Faxen. Für die Mitschüler spielt er den Klassen-Clown. Richtige Freunde hat er nicht. Er hängt öfter mit ein paar Jungs rum, aber wirklich freundlich sind die Beziehungen nicht. »Die verarschen mich andauernd«, sagt er selbst. Er hat »nicht die richtigen Klamotten«, er ist »nicht cool«. Er trägt gern »Loud-mouth-T-Shirts«, auf denen Sätze stehen wie »Jesus loves you. But everybody else thinks you are an asshole« oder »I have lots of friends. You just can´t see them«. Sein neuster heißt: »people = shit«. Er bevorzugt englische Aufschriften, weil er die »cooler« findet als deutsche. Sprüche eines einsamen jungen Menschen, der aus seiner Einsamkeit nicht rauskommt und

denkt, »wenn mich die anderen schon für einen Arsch halten, will ich wenigstens ein lustiger Arsch sein«. Er denkt über sich nach, glaubt aber an seiner Situation nichts ändern zu können und sich mit seiner Rolle abfinden zu müssen. Die anderen hänseln ihn, weil er mit seiner Familie in einer kleinen Wohnung wohnt. Sie haben alle mehr Taschengeld als er und wie er meint »immer all die coolen Sachen, zum Beispiel die neusten Handys, ein I-Pod, geile ›skate boards‹ und so«. Sebastian hat »nicht so viele coole Sachen«, weil er, wie die Mutter sagt, »andauernd alles kaputt macht oder verliert« und sie es nicht jedes Mal neu kaufen will und auch weil sie meint, »ein Kind muss nicht immer alles bekommen, was es sich gerade wünscht«.
Als Klassen-Clown erntet Sebastian von seinen Klassenkameraden immer ein paar Lacher. Dann denkt er, sie finden ihn doch »cool«. Er ist allerdings derjenige, der den Ärger mit den Lehrern kriegt. Kürzlich zum Beispiel, als die anderen ihn zu einer »Mutprobe« angestachelt haben. Da klaute er einem Lehrer das Handy und nahm die Chip-Karte raus. Irgendeiner hat ihn verpfiffen. Es gab großes Theater. Die Mutter wurde in die Schule bestellt. Zum wiederholten Male.
Mit Computern kennt Sebastian sich für sein Alter sehr gut aus. Er hat eine eigene Webseite gestaltet. Jeden Tag sitzt er stundenlang am Computer. Davon ist er nur schwer wegzukriegen. Vor kurzem erwischte seine ältere Schwester ihn, wie er unter dem Titel »Vandalismus« Bilder von sich und einem Klassenkameraden ins Internet stellte, auf denen zu sehen ist, wie sie Jogurt-Becher und Eier in ein offenes Fenster schmeißen, Einkaufswagen umwerfen und Hundekot auf Autos schmieren. In den Texten zu ihren Fotos beschreiben sie ihre Taten als »coole Aktion«. Wenn die Familie zu Hause beim Abendessen sitzt und sich unterhält, schaltet Sebastian oft innerlich ab. Dabei steht er trotzdem unter Hochspannung. Er kaut an seinen Fingernägeln und beißt sie runter bis aufs Blut. Er bekommt nicht mit, worüber die anderen reden. Das fällt ihnen auf, wenn er plötzlich irgendetwas fragt, das kurz vorher besprochen worden ist. Wenn die Mutter genervt von der Arbeit kommt, sie ist Redakteurin bei einer Zeitung und hat oft lange Tage, kann sie das »auf die Palme« treiben, »weil ich mir vorher sowieso schon anhören musste, welchen Ärger es wieder in der Schule gibt und er schon wieder seit Wochen keine Aufgaben gemacht hat«.
Solange Sebastian etwas abstreiten kann, das gibt er selbst zu, tut er

das. In der Schule, um Ärger zu vermeiden. Zu Hause, weil er nicht will, dass seine Mutter »wieder mal austickt«. Oft kommt aber doch etwas raus. Dann wird es schlimmer. »Wegen seiner Lügerei« hat er von seinem Stiefvater schon einige Male ein paar Ohrfeigen gekriegt. Davor hat Sebastian besonders Angst.
Verwickelte Zustände. Die Therapie muss das berücksichtigen. Eine Lösung ist nur mit Beteiligung der Eltern zu finden. In gemeinsamer Anstrengung. Das dauert eine Zeit. Dann treffen sie, im Beisein des Psychologen, eine Vereinbarung. Alle Beteiligten sagen, was sie sich von den anderen wünschen. Sebastians Mutter will von ihrem Mann das Versprechen, dass er den Jungen »unter keinen Umständen mehr schlägt«. Von Schlägen hält sie gar nichts. Der Mann meint, ab und zu könnte das nicht schaden, aber er verspricht, es nicht mehr zu tun. Darüber ist auch Sebastian froh, weil er sonst mit seinem Stiefvater »eigentlich ganz gut« auskommt. Sebastian wünscht sich von seiner Mutter, dass sie ihn »nicht dauernd so anschreit«. Sie meint, sie will sich bemühen und ihm »viel öfter sagen, wenn ich etwas gut finde«. Der Stiefvater möchte, dass der Junge die Wahrheit sagt, »wenn du einen Blödsinn gemacht hast«. Er verspricht dafür, ihn nicht gleich für alles zu bestrafen. Sebastian darf sich etwas wünschen, einen eigenen Laptop, wenn er bis zum Ende des Schuljahres seine Hausaufgaben macht und versetzt wird. Der Junge versichert, »ich werde mich bessern«. Der Stiefvater verspricht ihm, er werde bei der kleinen Schwester nicht mehr so viel durchgehen lassen, und er sagt: »Sebastian, ich hab dich lieb, genauso lieb wie deine Geschwister.«
Gute Vorsätze. Sie haben nicht gleich etwas genützt. Die Familie ist schnell in die alten Muster zurückgefallen. Aber sie hat es gemerkt und ist wiederholt in die Therapie gekommen, um darüber zu reden, warum es nicht klappt, was anscheinend alle wollen. Sie mussten feststellen, dass keiner sein Verhalten so schnell ändert. Dass es wirklich anstrengend ist, trotz guter Vorsätze. Dass alle sich gegenseitig unterstützen müssen. Dass es hilft, darüber zu sprechen, was schief läuft und sich gegenseitig daran zu erinnern, was das gemeinsame Ziel ist. Im Laufe der Zeit lernten sie, mit ihren Konflikten besser umzugehen. Für Sebastian gab es zwei wichtige zusätzliche Veränderungen: Er wechselte die Schule, weil er es dort, wo er war, nicht schaffen konnte, die Rolle des Klassen-Clowns loszuwerden. Dazu fehlte ihm die Kraft und vor allem die Unterstützung von seinen

Klassenkameraden und von seinen Lehrern. Aus den einmal vergebenen Rollen wollte keiner aussteigen. Für die Lehrer blieb er der faule Störer. Für die Mitschüler war er einfach der Clown, aber sonst nicht »cool«. Das änderte sich erst in einer neuen Schule, die von der Mutter sorgfältig ausgesucht worden ist. Dort herrscht ein anderes Klima. Die Direktorin, der die Mutter die ganze Vorgeschichte erzählt hatte, sprach mit allen Lehrern und bat sie, Sebastian besonders zu unterstützen. Das ist passiert. Außerdem fühlt der Junge sich zu Hause ernster genommen, seit er eine zusätzliche Verantwortung hat: Er muss seiner kleinen Schwester, die mittlerweile auch in die Schule geht, bei den Hausaufgaben helfen. Er muss dafür sorgen, dass sie ihre Aufgaben auch wirklich macht, was, wie er lächelnd bemerkt, »gar nicht so leicht ist«. Und er muss darauf achten, dass sie auch in Ordnung sind.

Ohne die psychologische Hilfe hätte Sebastian vermutlich keinen Weg aus seiner Angst gefunden. Die Rolle, die er sich gesucht hatte, um mit seiner Angst umzugehen, ließ das nicht zu. Seine Mitschüler amüsierte er damit, doch sich selbst schadete er nur. Er war dabei, sich mit Ende der Schulpflicht aus der Schule herauszukatapultieren. Alle Mahnungen, dass er sich selbst seine Zukunft verbaut und das später noch sehr bereuen werde, gingen an ihm vorbei. Er stellte sich dann vor, »irgendetwas mit Computern« zu machen. Er meinte, keiner akzeptiere ihn, wie er ist. Das war so falsch nicht, weil er anderen gehörig auf die Nerven gehen konnte. Seine Haltung und sein Verhalten wirkten auf Lehrer und Eltern wie eine ständige Provokation. Statt ihm aus seinem Rollenzwang zu helfen, haben sie ihn durch Ablehnung nur weiter hineingetrieben. Sebastian zog sich von anderen immer mehr zurück. Er bekam noch mehr Angst, abgelehnt, zurückgewiesen, bestraft zu werden. Seine soziale Angst nahm zu. Es fiel ihm zunehmend schwerer, sich überhaupt verständlich zu machen. Seine Sprachfähigkeit schien sich zurückzuentwickeln. Alle waren voneinander enttäuscht. Die Mutter vom Sohn, der Sohn von der Mutter, die Ehefrau von ihrem Ehemann, der Ehemann von Ehefrau und Stiefsohn. Sie alle blockierten sich gegenseitig. Das ist jetzt vorbei. So können sie, dank noch rechtzeitiger psychologischer Intervention, gemeinsam Schlimmeres verhindern. Je mehr sich Familienstrukturen verfestigen, in denen Angst sich nährt, umso mehr wächst die Angst und umso schwerer wird es, sie überhaupt zu bewältigen. Noch hat

Sebastian eine lange Strecke vor sich. Zusammen mit seiner Familie. Sie müssen den Weg mitgehen. Er kennt die Richtung genauso wie seine Eltern. Sie haben erkannt, wie sie Ängste hervorrufen und verstärken, wodurch sie es dem Jungen schwer machen und wodurch sie ihn unterstützen können. Sie wollen ihm helfen und merken, dass sie damit auch sich selbst helfen. Es gibt weniger Krach, mehr Gespräch, bessere Stimmung. Die Familie hält besser zusammen und hat, wie Sebastian meint, »einfach mehr Power«.

Risikogruppen

So sorgenfrei, wie wir es gerne hätten, ist das Leben unserer Kinder oft nicht. Mit diesem Umstand müssen wir uns aber nicht abfinden, sondern können sehr früh etwas tun. Ängste, die (noch) nicht so virulent sind, sind leichter in den Griff zu kriegen. In der Jugend unbehandelte Angst-Störungen bahnen den Weg für später um so heftigere Erkrankungen, dann oft chronisch oder nach gewissen Phasen der Erholung mit ständigen Rückfällen über viele Jahre (Moreno und Delgado 2000). Außerdem steigt dann die Gefahr drastisch, dass sich an die Angst Depressionen hängen und das Leben noch unerträglicher wird. Etwa jeder Zweite, der mit einer Angst-Störung zu kämpfen hat, erliegt dieser Belastung so sehr, dass er auch depressiv wird (Brown et al., 2001). Diese Komorbidität, die gleichzeitige Existenz beider Erkrankungen, vergrößert die Zahl der Leidenssymptome, schränkt die Handlungsfähigkeit weiter ein, im Beruf, in der Familie, dem gesamten sozialen Umfeld. Die Behandlung wird schwieriger und teurer. Ist der Abstieg von Hilflosigkeit zu Hoffnungslosigkeit erfolgt, geht es kaum noch tiefer. Die eigene Lage erscheint dann ausweglos.

Kessler et al. (1994) stellten fest, dass heftigere Angst-Störungen bei Frauen doppelt so oft vorkommen wie bei Männern. Der Unterschied ist vermutlich nicht ganz so krass. Männer neigen eher dazu, sich souveräner darzustellen und ihre Ängste zu verschweigen. Sie spielen das starke Geschlecht. In der Vorstellung, weniger angreifbar zu sein, wenn sie sich »cool« geben. Trotzdem scheint für Frauen Angst eine insgesamt größere Rolle zu spielen. Kessler und Kollegen spekulieren, die Ursachen seien wohl darin zu suchen, dass Mädchen sich öfter hilflos fühlen, pessimistischer die Welt betrachten. Ihre Kognitionen sind stärker negativ bestimmt. Sie werden eher dazu erzogen, sich von anderen etwas gefallen zu lassen, eigene Bedürfnisse zurückzustellen, nicht darum zu kämpfen, sondern sich anzupassen und nachzugeben. Ihr Sinn, selbst gegen Bedrohungen etwas ausrichten zu können, ist geringer, um so eher, je stärker dieses Gefühl aus Erfahrungen gespeist wird, sich nicht wirksam wehren zu können. Wenn sie merken, wie wenig sie bewirken können, sinkt ihr Selbstbewusstsein. Sie wagen noch weniger. Sie setzen auf Vermeidungsstrategien. Das Gefühl, nichts ändern zu können, erhält zusätzliche Nahrung. Die Auflistung verweist auf nach wie vor bestehende Diskriminierung in der Erziehung von Mädchen. Trotz der oft gefeierten Gleichberechtigung. Ihnen wird insgesamt weniger zugestanden und weniger zugetraut. Sie machen in ihrem Leben öfter schlechte Erfahrungen. Psychisches Mobbing und sexueller Missbrauch sind die gar nicht so seltenen Extreme. Gewalt schadet immer. Körperliche und seelische Gewalt. Sie brennt sich ein ins Gedächtnis. Sie kann, wie wir beschrieben haben, tatsächlich ihre Spuren im Gehirn hinterlassen. Spuren der Angst, die selbst immer wieder zu Angst hinführen. Unbehandelt bis zu einer schweren Angst-Störung.

Dozois und Westra (2004) haben Studien durchforstet, die erforscht haben, wie groß die Erfolgsquote bei Behandlung durch kognitive Therapie ist. Die Angaben schwanken erheblich. Die Quoten liegen zwischen 30 und 70 Prozent. Bei solchen Studien spielen die jeweiligen Interessen der Forscher eine Rolle. Mitunter Voreingenommenheit. Manche treten mit der Neigung an, eine gewünschte positive Wirkung zu bestätigen. Bei anderen, die andere theoretische Konzepte vertreten, schleicht sich schon in die Methode der Studie die Erwartung, dass die ohnehin skeptisch betrachtete Therapie mehr verspricht, als sie hält. Die Auswertung der Daten bestätigt dann, wenig überraschend, diese These. Dozois und Westra kommen insgesamt zu dem Ergebnis, dass kognitive Therapie dennoch die beste Nicht-Medikamenten-Therapie ist und – im Vergleich zu anderen – zu länger anhaltenden Effekten führt und Rückfallraten eher reduziert. Sie ist auch wirkungsvoller als jede rein medikamentöse Therapie. Unter dem Strich bleibt freilich die Einsicht, dass ein relevanter Teil der Hilfesuchenden durch solche Behandlung seine Probleme nicht lösen kann. Dasselbe gilt im Übrigen für alle Behandlungsmethoden. Erfolgsquoten pharmakologischer Studien weisen oft ähnliche Schwankungen auf wie die Untersuchungen über nicht-pharmakologische Therapie. Nicht alles hilft allen. Gute Ärzte und Psychologen bleiben deshalb nie stur bei einer Behandlungsmethode. Zunächst wählen sie natürlich die, die sie für die wirksamste halten. Führt sie entgegen begründeter Erwartung nicht zu einer Verbesserung, probieren sie die aus, von der sie sich danach am ehesten Erfolg versprechen. Die richtige Einstellung macht's. Die medizinische und therapeutische Versorgung kann auch dadurch verbessert werden, dass Ärzte und Therapeuten sich mehr als Dienstleister verstehen und sich, wie es von jedem Automechaniker verlangt wird, ständig weiterbilden und »am neusten Stand der Technik« orientieren. Das heißt: Sie müssen neuste Erkenntnisse der Forschung nachvollziehen und wissen, welche die neusten und wirksamsten Medikamente auf dem Markt sind. Leider ist das nicht selbstverständlich.

Selbst eine optimale ärztliche und therapeutische Betreuung, die nach Auftritt der Störung einsetzt, reicht nicht aus, um der Ausweitung von Angst so wirksam wie möglich gegenzusteuern. Vorsorge macht den Unterschied. Sinnvoll ist frühzeitige Hilfe für Risikogruppen. Kinder aus Gewaltfamilien sollten direkt psychologische Hilfe erhalten, immer abgestimmt mit einem Psychiater. Kindergärten und Schulen müssten rechtzeitig Alarm schlagen. Lehrer und Erzieher müssen lernen, Anzeichen zu sehen und sich verantwortlich fühlen, diesen Kindern besonders zu helfen. Sinnvoll ist zum Beispiel auch eine prophylaktische Behandlung mit kognitiver Therapie nach einem traumatischen Erlebnis, also noch bevor es zu einer eventuellen posttraumatischen Stressstörung kommt. Bei großen Katastrophen, Unglücken oder Anschläge rücken mittlerweile schon psychologisch geschulte Krisen-Interventionsteams aus, um Opfer und deren Angehörige zu betreuen. Bei den nicht so spektakulären, öffentlich nicht wahrgenommenen kleineren Katastrophen, die für den Einzelnen nicht weniger schwer wiegend sein müssen, gibt es solche Intervention in aller Regel nicht. Es kann allerdings durchaus sinnvoll sein, das zeigt die Erfahrung, nach einem schweren Autounfall, einem Wohnungsbrand, einem Lawinenabgang, dem Tod eines Kindes oder Ehepartners psychologische und/oder ärztliche Hilfe zu suchen, bevor die seelische Last zu drückend wird und Angst-Symptome sich verfestigen.

Angst-Störungen treten am häufigsten bei Kindern auf, die in ihrer Entfaltung eingeschränkt sind. Oft haben sie zumindest einen Elternteil, der selbst ängstlich ist. Kinder lernen, wie ihre Eltern die Welt sehen. Sie richten ihr Verhalten nach deren Vorbild aus, übernehmen deren Denkmuster. Die Eltern überschätzen die Wahrscheinlichkeit, dass ihren Kindern etwas zustoßen könnte – allein auf dem Schulweg, im Schwimmbad, unterwegs mit Freunden. Die schräge Wahrnehmung von Gefahr verleitet sie dazu, mehr kontrollieren zu wollen, als sie eigentlich müssen oder können. Sie bringen ihren Kindern bei: Die Welt ist gefährlich. Das Unglück wartet um die Ecke. Je weniger man tut, umso sicherer. Kinder lernen Angst als Lebenshaltung. Wenn sie nie Risiken eingehen dürfen, selbst wenn sie noch so klein sind, lernen sie nie, Risiken selbst einzuschätzen und mit Risiken umzugehen. Sie erleben ihre Eltern eher als zurückweisend und weniger hilfreich. Die Kinder nervt die Kontrollsucht ihrer Alten. Es ärgert sie, in der Entwicklung ihrer Unabhängigkeit eingeschränkt zu werden. Kinder spüren Blockaden. Ihren Zorn können sie oft nicht in Worte fassen. Er entlädt sich in Wut. Oder er wird von Eltern autoritär unterdrückt und von Kindern gebunkert. Mit zunehmender Sprengkraft.

Überängstliche Eltern kaufen den Schutzhelm vor dem Fahrrad, lassen das Kind auch danach nicht in der Nachbarschaft allein fahren, selbst wenn ihre Siedlung zur verkehrsberuhigten Zone gehört. Sie verlangen von ihren Kindern, vom Herbst bis zum Frühling immer eine Mütze zu tragen, damit sie sich ja nicht erkälten. Die Kinder mögen sie sich noch so oft vom Kopf reißen, weil ihnen wirklich zu heiß ist. Die Eltern legen ihnen beschwerlich ans Herz, in der Schule nur durch Fleiß aufzufallen, nie dem Lehrer zu widersprechen, weil Lehrer Groll entwickeln und das Kind womöglich spüren lassen könnten. Überängstliche Eltern stehen schon nervös hinter der Tür, wenn die Tochter oder der Sohn zu spät nach Hause kommt. Schon ihre Miene sagt dem Kind: »Wie konntest du mir das antun. Ich hab mir solche Sorgen gemacht.« Auf eine wortreiche Klage, einen Schwall an Vorwürfen können sie dennoch nicht verzichten. Sie bremsen sich nicht ein und feuern, mal im depressiv-nörgelnden Leidenston, mal in rauschender Wut, auf ihre Kinder die Botschaft: »Was bist du doch für ein schlechter Mensch, wenn du dich immer wieder so benimmst.

Wenn du uns so zu schaffen machst. Wie oft habe ich dir das schon gesagt. Es nutzt offenbar alles nichts.« Für diese Eltern ist es ein existenzielles Drama, kaum wieder gut zu machen, wenn ihre Kinder wirklich einmal einen Blödsinn veranstalten oder bei dem Versuch, die Grenzen des Erlaubten auszutesten, über die Strenge schlagen – rauchen, klauen, Alkohol trinken.

Um kein Missverständnis aufkommen zu lassen: Sie sollten so etwas nicht durchgehen lassen, es nicht als Spaß betrachten oder gar als Jugendsünde feiern, nach dem Motto: »Wir waren alle keine Engel. Das wird schon wieder.« Eltern dürfen sich nicht davor drücken, ihren Kindern Werte zu vermitteln. Sie dürfen nicht weglaufen vor den Aufgaben, die sie als Erzieher haben. Sie dürfen nicht so tun, als gebe es diese Aufgabe nicht für sie. Sie müssen darauf achten, dass Werte eingehalten werden, dass Kinder Orientierung erhalten und wissen, wo Verantwortung, Zuverlässigkeit und Verbindlichkeit beginnt. Doch die emotionale Furiosität, mit der Eltern oft auf Verfehlungen ihrer Kinder reagieren, schreckt sie nur. Sie lässt Auseinandersetzung – und damit Lernen – nicht mehr zu. Dauernde Kritik, Nörgelei, Ironie, Sarkasmus – all das verletzt Kinder. Es macht ihnen Angst, weil es sie runterputzt, abkanzelt, erniedrigt. Weil sie solchen Waffen von Erwachsenen – jawohl, es sind Waffen! – nichts entgegenzusetzen haben. Sie sind wehrlos. Hilflos. Es macht sie einsam. Eltern mögen sich mit ihnen wieder vertragen, aber sie schlagen Wunden in die Seele, setzen ihre Kinder auf eine emotionale Achterbahnfahrt, bei der ihnen nur schlecht werden kann. Vielleicht geschieht dies mit den besten Absichten. Und trotzdem mit den fatalsten Folgen. Die Kinder nämlich macht das fertig.

Es gibt in der Angst-Übertragung eine genetische Komponente. Wir haben wiederholt darauf hingewiesen. Dafür kann keiner was! Niemand ist schuld, dass er mit seinen Genen Veranlagungen vererbt. Studien haben allerdings gezeigt, dass Eltern mit Angst-Störungen Kinder haben, für die das Risiko erhöht ist, ebenfalls an solchen Zuständen zu leiden. Der Grund besteht nicht nur darin, dass sie Verhalten und Einstellungen von ihren Eltern lernen. Erhöhte Angst-Empfindlichkeit ist in ihrem Gehirn angelegt und bestimmt ihr Angst-Programm. Hudson und Rapee (2001) belegen in einer Übersicht von Studien mit eineiigen Zwillingen, dass der genetische Faktor zwischen 30 und 40 Prozent der Angst-Symptome und -Störungen bestimmt.

Allerdings: Auch welches Vorbild die Eltern abgeben, was von ihnen zu lernen und nicht zu lernen ist, spielt eine erhebliche Rolle. Leiden Eltern etwa unter Sozial-Angst, gibt es schon in der Familie weniger soziale Kontakte. Kinder lernen, vor anderen Scheu zu empfinden. Es fällt ihnen schwerer, auf andere zuzugehen. Sie halten weniger von sich selbst. Sozial phobische Eltern hemmen ihre Kinder, die Welt als ihre anzusehen, sich darzustellen, von anderen etwas zu erwarten. Sie neigen dazu, weniger abenteuerlustig zu sein, sich unsicher zu fühlen, ihre körperlichen und geistigen Fähigkeiten geringer einzuschätzen, als sie sind. Sie wagen weniger und leisten weniger als sie könnten. Eltern prägen die Haltung ihrer Kinder mit. Sie kopieren nicht jedes einzelne Verhalten der Eltern, übernehmen nicht jede Einstellung. Einzelne Ängste können ausbleiben oder weniger stark ausgeprägt sein. Andere kommen dazu. Angst vor öffentlichen Auftritten muss nicht aus der eigenen Erfahrung des Scheiterns gelernt sein. Sie kann schon aus Beobachtung anderer entstehen und sich bereits als ängstliche Erwartung bemerkbar machen. Die Vorstellung, scheitern zu können, reicht aus und verdichtet sich, wenn sie im Kopf lange genug hin und her gedreht wurde, zur scheinbaren Gewissheit. Kognitive Korrektur ist dann dringend geboten. Am besten hilft sie, wenn sie diejenigen mit einbezieht, die in der Familie an der Schaffung beängstigender Verhältnisse beteiligt sind. Koordinaten der Angst setzt keiner für sich allein. Zu finden sind sie leichter, wenn die Familie, Verwandte und Freunde auch danach suchen, auch bei sich selbst. Robuste Konstitution und Schützenhilfe von Altersgenossen, Freunden und Schulkameraden kann solche negative Einflüsse kontern. Gleichaltrige funktionieren als Korrektiv. Sie beeinflussen Einstellung und Verhalten, ab einem gewissen Alter, oft mehr als die Eltern. Umso wichtiger, dass dieses soziale Umfeld intakt ist.

Coolness-Training

Schon für Kinder ist es wichtig, welche Strategien sie lernen, um möglichst unbeschadet und erfolgreich durchs Leben zu kommen. Richten sie ihre Aufmerksamkeit eher darauf, emotionalen Stress zu vermeiden, vornehmlich indem sie Stress verursachenden Situationen aus dem Weg gehen? Oder lernen sie, Probleme zu erkennen und Fähigkeiten zu entwickeln, sie zu lösen? Lernen sie Coping-Strategien? Die zweite Variante hat mehrere Vorteile: Sie reduziert Angst, fördert den Erwerb immer umfassenderer Fähigkeiten und vergrößert den Spaß enorm. Wer vor Problemen nicht abtauchen muss, sondern sie angehen und bewältigen kann, wird nicht von dem Gedanken terrorisiert, doch nur einzubrechen und anschließend blamiert als Niete dazustehen. Wachsende Kompetenz fördert größere Selbstsicherheit. Außerdem, so fand der Glücksforscher Mihalyi Csikszentmihalyi heraus, geht es uns am besten, wenn wir vor neuen Aufgaben stehen, die von uns, in einem gerade zu bewältigenden Maß, neue Anstrengungen und den Erwerb neuer Fähigkeiten verlangen. Deshalb macht Lernen Kindern tatsächlich Freude. Vorausgesetzt, das Lernklima ist freundlich, die Kinder werden nicht mit unangemessenen Ansprüchen überfordert, erhalten nicht zu wenig und nicht zu viel Hilfe, sondern gerade das kleine bisschen, das sie brauchen, um den nächsten Schritt voran alleine zu schaffen. Sie müssen für ihre kleinen Fortschritte gelobt statt für möglicherweise noch bestehende Unzulänglichkeiten ständig getadelt zu werden. Es reicht auch nicht, ihre Erfolge nur kühl zur Kenntnis zu nehmen, sie für selbstverständlich zu halten oder sie gering zu schätzen. Nur Lob baut auf. Das ist durch psychologische Studien nachgewiesen (Pyszczynski, 2004). Lob fördert Selbstvertrauen und verbessert die Leistung. Das wird wahrgenommen als Zuwachs an Kompetenz und hilft, neue Herausforderungen in Angriff zu nehmen und zu bestehen.

Erziehung, in der Familie und in der Schule, folgt leider oft der irrigen Annahme, dass anderen beharrlich vorzuhalten ist, was man selbst, als Eltern oder Erzieher, für falsch und unzureichend hält. Die große Mehrzahl der Anweisungen und Kommentare enthält negative Kritik und transportiert so emotionale Abwertung. Viele Eltern und Lehrer halten es für besonders lehrreich, wenn sie unmissverständlich und vehement deutlich machen, wo sie Schwächen sehen, oder: zu sehen meinen. Sie betonen weit mehr, woran es ihrer Meinung nach noch fehlt. An allem lässt sich irgendetwas finden. Vor allem, wenn alles immer perfekt sein soll. Sie heben weniger hervor, was schon erreicht worden ist. Sie sparen mit Lob und halten das für ehrlicher. Sie sind oft auf Vermittlung von Wissen fixiert, dass sie die Entwicklung von Problemlösungsstrategien vernachlässigen. Am ehesten tun sie es noch in den Naturwissenschaften, nicht jedoch, wenn es um soziales Verhalten geht. Dabei erscheinen ihnen Maßstäbe als zu diffus. Lieber messen sie »Leistung«, wie beim Rechnen, dem Abfragen von Daten, der Rechtschreibung. Kleine Rechenfehler können in der Schule selbst mathematischen Genies das Genick brechen. Genialität zählt weniger als das richtige Addieren von Zahlenkolonnen. Kleine Schriftsteller bleiben auf der Strecke, wenn sie nach geltender Norm, und die ist mitunter ziemlich verwirrend, zu viel falsch schreiben. Unsere Erziehung fördert nicht gerade den Erwerb emotionaler Intelligenz und sozialer Kompetenz. Es gehört nicht zum Lehrplan. Ein solches Konzept ist vielen überhaupt fremd. Um Problemlösungsstrategien zu entwickeln, sind solche Fähigkeiten jedoch unablässige Voraussetzung.

Besonders schwer haben es Erwachsene und Jugendliche miteinander. Jugendliche fühlen sich oft schon erwachsen, doch von den Erwachsenen noch immer behandelt wie Kinder. Sie haben von sich selbst kein klares Bild. Ihr Selbstbewusstsein fährt Achterbahn. Sie können sich selbst alles zutrauen und sind tief enttäuscht, wenn Erwachsene ihnen nicht vertrauen. Dann wieder zweifeln sie zutiefst an sich. Mal suchen sie Schutz wie Kinder. Öfter poltern sie laut daher, reagieren aggressiv, meinen, sie und die Alten hätten sich sowieso nichts zu sagen. Sie fühlen sich ignoriert, nicht respektiert, nicht ernst genommen. Erwachsene haben Mühe, mit den Stimmungsschwankungen der Jugendlichen klarzukommen. Oft nehmen sie sie nicht ernst und geben ihnen das drastisch zu verstehen. Sie ärgern sich über Sprunghaftigkeit, mangelnde Bereitschaft, Verantwortung zu übernehmen für das, was sie tun. Erwachsene halten die Heranwachsenden für unzuverlässig und trauen ihnen nicht richtig etwas zu. Sie kommen nicht klar mit ihrer oft unvermittelten Wut. Die meisten Erwachsenen verstehen nicht, dass Jugendliche häufig Angst haben, mit sich und dem Leben nicht zurechtkommen.

Die Pubertät, erklärt uns neuere Forschung, setzt viel früher ein, als die meisten von uns denken. Bei Mädchen kann sie bereits im Alter von sechs Jahren beginnen, bei Jungen im Alter von acht. Erste hormonelle Veränderungen lassen sich schon zu diesem Zeitpunkt im Blut nachweisen. Mädchen bekommen ihre erste Periode zwischen 9 und 15. Jungen können mit 13 körperlich voll entwickelt sein oder mit der Pubertät noch gar nicht begonnen haben. Die Pubertät kann fünf bis sechs Jahre dauern. Wenn Hormone sie überfluten, ist das für Jugendliche höchst beunruhigend und beängstigend. Sie wissen nicht mehr richtig, wer sie sind. Nicht nur ihre Sexualität verunsichert sie. Ihre Gefühle verwirren sie. Stimmungsschwankungen sind ihnen selbst rätselhaft. Ziele sind ihnen unklar, Wege dorthin unüberschaubar. Sie ringen um Identität. Schon untereinander tun sie sich schwer. Sie machen sich gegenseitig Druck, verordnen sich Standards für Mode, Aussehen, Verhalten, die ihnen Sicherheit geben sollen. Abweichung stellt Identität in Frage. Ablehnung oder Gleichgültigkeit von Erwachsenen verunsichert sie zutiefst. Auch wenn sie so tun mögen, als sei ihnen alles egal. Das ist nur Fassade. Aufgebaut zum eigenen Schutz. Aus Bedürftigkeit.

Unter Teenagern finden wir weit mehr gestörtes Verhalten als in jeder anderen Altersgruppe sonst. Sie kommen bei Unfällen öfter als jüngere Kinder zu Schaden. Drogen- und Alkohol-Missbrauch, Aggressivität, Gewalt, Kriminalität erreichen unter Jugendlichen Spitzenwerte. Ursachen dafür sind auch in der Entwicklung des Teenager-Hirns zu suchen. Bis vor wenigen Jahren dachten Wissenschaftler, das Gehirn sei in später Kindheit voll entwickelt. Bei einem 12-Jährigen ist es ebenso groß wie bei einem Erwachsenen. Mittlerweile erkannten Forscher jedoch: Das Gehirn entwickelt sich während und nach der Adoleszenz weiter. Der Teil, der sich in dieser Phase am meisten entwickelt, ist der präfrontale Kortex, das Areal also, in dem Denken, Planen, Organisieren und die Kontrolle von Gefühlen und die Hemmung unangemessener Reaktion stattfindet (Gogaty et al., 2004, Sowell et al., 2004). Das sind genau die Fähigkeiten, die den meisten Teenagern zu fehlen scheinen. Hirnkapazität wächst tatsächlich in verschiedenen Stadien. Zuerst entwickeln sich die Areale, die zuständig sind für Sehen, Hören, Fühlen. Dann geht es weiter mit der Region, die Sprache steuert. Erst zuletzt entwickelt der präfrontale Kortex volle Kapazität und verbessert die Fähigkeit, Gedanken zu ordnen, Prioritäten zu setzen, Konsequenzen von Handlungen zu überschauen und abzuwägen. Dieses Hirnareal ist erst im Alter von etwa 25 voll entwickelt. Wenn Erwachsene und Jugendliche gefragt werden, in den Gesichtern von Leuten Gefühle zu identifizieren, benutzen Erwachsene den frontalen Kortex, Teenager dagegen die Amygdala. Erwachsene arbeiten also eher mit ihrem Denk-Hirn. Jugendliche nehmen eher die Signale ihres Angst-Hirns auf. Das führt dazu, dass sie Gefühle anderer häufiger missverstehen. Furcht etwa

verwechseln sie mit Ärger, Verwirrung oder Trauer. Ihre Auswertung ist nicht adäquat. Angst in anderen erkennen sie oft nicht richtig. Jugendlichen liegen häufig schwere Lasten auf der Seele: Hormone spielen verrückt. Das Denk-Hirn wächst nicht in gleichem Tempo mit. Teenager rutschen in Identitätskrisen. Erwachsene gehen verständnislos auf Distanz. Statt Mitgefühl zu zeigen, Orientierung und angemessene Unterstützung anzubieten, werden Konflikte geschürt. Jugendliche haben oft das Gefühl, Erwachsene würden von ihnen nichts halten, sie dächten, sie seien zu nichts zu gebrauchen. Wenn Erwachsene diesen Eindruck vermitteln – unbeteiligt sind sie sicher nicht –, machen sie es für die Jugendlichen nur schlimmer. So treiben Erwaschene sie genau in das Verhalten, das sie selbst nicht leiden können und Jugendlichen zum Vorwurf machen. Die müssen sich dann abgelehnt fühlen. Das ist beängstigend. Sie brauchen Hilfe, ihre eigenen Gefühle besser zu erkennen und die von anderen. Sie bedürfen gezielter Unterstützung, um die Verwirrung ihrer Gefühle und die Dominanz des Angst-Hirns zu beenden und die Kapazitäten des Denk-Hirns zu stärken.
Die Losung lautet also: Fähigkeiten entwickeln, um Probleme ins Auge fassen und bewältigen zu können, statt sich von Impulsen leiten zu lassen. Diese Fähigkeiten schützen vor Angst. Familien und Schulen sollten sie gezielt fördern. Damit Kinder und Jugendliche erkennen, wie unterschiedlich Probleme wahrgenommen und angegangen werden können. Sie müssen begreifen, dass ihre Sicht eines Problems oder eines Konfliktes nicht die einzig mögliche ist. Soziale Spannungen können sie nur lösen, wenn sie sich in die Lage anderer hineinversetzen können. Wenn sie verstehen, wie es anderen dabei geht, was sie dabei fühlen. Sie müssen Mitgefühl entwickeln. Das lässt sich lernen. Es beginnt damit, wenn sie selbst über ihre Gefühle sprechen, denken und beschreiben können, was in ihnen abläuft. Das ist keineswegs selbstverständlich. Wer es nicht lernt, lässt an anderen nur seine Launen aus. Ärger und Wut münden meist in Aggression und provozieren Aggression als Antwort. Wer selbst aggressiv ist, glaubt – dann oft zurecht – sich vor anderen schützen zu müssen. Aus innerer Disposition neigt er zur Übertreibung und vermutet leicht, andere wollten ihm überhaupt nur Böses. Wir sollten unsere Kinder nicht unterschätzen: Sie können lernen zu verstehen, was in ihnen und was in anderen vorgeht. Sie können Feinsinn für Probleme

und Spannungen entwickeln und ein breites Repertoire von Verhaltenweisen erwerben, dabei gedanklich flexibel bleiben, nach neuen Lösungen suchen und lernen, zwischen Alternativen zu entscheiden. Hehre Ansprüche! Zu großspurig formuliert? Tatsächlich gibt es einige Programme, die diese Ziele anstreben und dabei sogar Erfolg nachweisen können.

Aus Amerika kommt das Konzept »I Can Problem Solve«, mit den Kindern lernen, Ungeduld, Aggressionen, Wut und Ärger bei sich zu registrieren und diesen Gefühlen nicht automatisch freien Lauf zu lassen. Sie lernten, sich vorzustellen, was ihr impulsives Verhalten für andere bedeutet, welche Konsequenzen es hat. Über problemorientierte Lösung nachzudenken. Informationen zu sammeln, die dafür wichtig sind. Mit besonderen Stresserlebnissen umzugehen – Abneigung in der Klasse, elterliche Trennung, Umzug, Schulwechsel. Und sie lernten, nach Unterstützung in ihrem sozialen Umfeld zu suchen.

Aus Amerika kommt die Idee der Buddy-Projekte. »Buddys« sind »Kumpel«, ältere Schüler, die sich um jüngere kümmern. Sie helfen bei Hausaufgaben, hören Kummer an, verstehen, wo der Schuh drückt, weil sie selbst Ähnliches erlebt haben, und können Rat geben. Mit ihrem Beistand nehmen sie von den Jüngeren Druck, reduzieren deren Stress, mindern ihre Angst. Weitere Informationen dazu finden Sie im Internet unter: www.buddy-project.de.

Ein anderes Programm heißt »FRIENDS«. Es bringt Kindern bei, ihre Angst zu managen. Dazu gehört: Dass sie sich ihres Kummers bewusst werden, lernen, sich zu entspannen und Spaß zu finden, sich für gute Arbeit selbst zu belohnen, all das immer wieder zu üben und »cool« zu bleiben. Ihre Angst sinkt dadurch für sie selbst spürbar. Sie gewinnen Sicherheit. Selbstsicherheit. Sie kommen mit anderen besser aus, verstehen sich besser, schaffen mehr und sind fröhlicher.

»Coolness«-Training findet auch in manchen deutschen Schulen statt. Es dauert fünf bis maximal zehn Stunden. Auf spielerische Weise lernen Kinder, mit Konflikten umzugehen. Die Grundregel, die jeder einhalten muss, lautet: Faires Verhalten, keine Gewalt. »Coolness« können Sie auch auf jeder Kindergeburtstagsparty steigen lassen. Ein Spiel heißt »Das Katzenrevier«. Die Mitspieler werden in zwei Gruppen geteilt. In der Mitte des Raumes ziehen sie einen Strich. Jede Gruppe hat eine Hälfte. Das ist ihr »Katzenrevier«. Ihre Aufgabe lautet: Haltet zusammen, verteidigt euer Revier und erobert zusätzliche

Fläche. Wie ihr das macht, ist egal. Allerdings, die Grundregel bleibt bestehen: Fairplay. Ein anderes Spiel heißt: »Außenseiter«. Ein Kind lässt sich rausschicken. Wenn es wieder reinkommt, ist es »neu« in der Gruppe. Was es nicht weiß: Die anderen erhalten die Anweisung, den Neuen/die Neue zu ignorieren. – Vorsicht: Das Spiel sollte aufhören, bevor es zu ernst wird. Denn Kindern kann das große Angst machen. Sie fühlen sich schnell zutiefst abgelehnt. Das Gefühl kann sie überwältigen. Sie wissen nicht mehr, dass es ein Spiel ist. – Danach erzählt der Außenseiter, wie er/sie sich gefühlt hat. Dann können Sie fragen, wer sich in der Gruppe wirklich als Außenseiter sieht. Ermuntern sie ihn zu erzählen, was er sich wünscht, damit es für ihn besser läuft. Die Gruppe kann ebenfalls sagen, was sie sich wünscht. Bei dem Spiel »Einbrecher« werden mehrere Kinder vor die Tür geschickt. Die anderen bleiben im Raum, bilden einen engen Kreis und bekommen ein Code-Wort. Dann dürfen die Kinder von draußen wieder reinkommen. Sie müssen versuchen, so schnell wie möglich in den Kreis zu kommen. Viele versuchen es mit Schnelligkeit oder Muskelkraft. Dabei wäre der richtige Weg ganz einfach. Sie müssten nur das Code-Wort kennen. Es heißt »Bitte«. Wer sagt: »Bitte, lasst mich rein!«, wird sofort durchgelassen (vgl. Grysczek, 2004). Kinder lernen durch solche Spiele, wie sie ihre Bedürfnisse artikulieren und ihre Interessen durchsetzen können und gleichzeitig auf andere Rücksicht nehmen. Sie können erkennen, welchen Vorteil sie gewinnen, wenn sie versuchen, mit anderen zusammenzuarbeiten und gemeinsam eine Lösung zu finden. Viele Tipps, wie Kinder »Zoff in der Schule« besser bestehen, gibt Kristin Holighaus (2004). Sie führt eine Studie an, die gezeigt hat, dass 70 Prozent aller Gewalttäter zurückschrecken, wenn sich ihr Opfer mit Worten wehrt. Zu wissen, wie man sich verhalten soll, wenn es wirklich einmal brenzlig wird, so kommt, wie man es sich in seinen Angst-Fantasien vorstellt, das hilft enorm. Es nimmt das Gefühl, einem Angriff völlig hilflos ausgeliefert zu sein. Das beruhigt schon die Vorstellung. Immerhin! Die meiste Angst, die uns zu schaffen macht, treibt in unserem Kopf ihr Unwesen, ohne dass eine wirkliche Bedrohung besteht. Das Bewusstsein, fantasierter Angst im Ernstfall etwas entgegensetzen zu können, kalmiert unsere Nerven. Es erhöht unsere Handlungsfähigkeit. Sie können es üben.

Tipps für Kinder und Erwachsene in brenzligen Situationen:

1. Wenn du kannst: Hau ab. Wer wegläuft, ist kein Feigling, zumal wenn die anderen in der Überzahl sind.
2. Lauf dahin, wo sich Menschen aufhalten: belebte Plätze ...
3. Schrei nicht einfach »Hilfe«. Darauf reagiert leider keiner. Wende dich direkt an jemanden und bitte um Hilfe.
4. Wenn du nicht weglaufen kannst, versuche ruhig mit dem Angreifer zu reden.
5. Sieh ihm direkt in die Augen, wende nicht den Blick ab.
6. Gib ihm, was er will, wehr dich nicht.
7. Verhalte dich nicht unterwürfig. Sag ruhig und deutlich, dass dir die Situation nicht passt.
8. Tu etwas Unerwartetes, sag z. B. etwas Überraschendes, etwas, womit der Angreifer nicht rechnet.

»Krieg auf dem Schulhof, Gewalt im Kindergarten« (Erb, 2001). Wir sollten nicht übertreiben wie mancher Autor oder wie die Boulevard-Presse. Trotz der Amokläufe in den Schulen von Erfurt und Columbine. Damit würden wir uns nur selbst unnötig Angst machen. Schlagzeilen, die auf Ängste zielen, haben etwas Erschlagendes. Sie treffen zuerst den Verstand. Dann bleibt uns nur noch unser Angst-Hirn. Wissenschaftler stellen fest: Es gibt keine generelle Zunahme von Gewalt. Richtig ist allerdings, dass sich Qualität und Schärfe von Gewalt einzelner erhöht und sich das Klima der Gewalt an Schulen verändert hat. Dafür trägt die Schule nicht allein die Verantwortung. Wir würden es uns zu leicht machen und den eignen Anteil von uns weisen, wenn wir es so darstellten. Dennoch ist die Schule eine zentrale Instanz, die über einen langen und für die Entwicklung entscheidenden Zeitraum das Leben von Kindern und Jugendlichen mitbestimmt. Deshalb sollte es selbstverständlich sein, dass in den Unterricht Lehreinheiten gehören, die sowohl Aggression als auch Angst mindern. Aggression macht Angst. Angst macht dumm. Angst macht aggressiv. Aggression mündet in Gewalt. Gewalt macht dumm. Dummheit setzt auf Gewalt. Gewalt macht Angst. Ein Teufelskreis. Heidelberger Ärzte und Psychologen (Schick und Cierpka, 2003) haben nach amerikanischem Vorbild ein wirkungsvolles Programm entwickelt. Es heißt: »Faustlos«.

Auch sie stellen fest, dass aggressive Kinder wenig Mitgefühl empfinden, Impulse nicht kontrollieren und Ärger und Wut meist ungehemmt rauslassen. Als erstes Ziel, das Erziehung eigentlich grundsätzlich verfolgen sollte, nennen die Heidelberger deshalb: Kinder sollen Empathie entwickeln, indem sie lernen:

- in Mimik und Gesten Gefühle zu identifizieren;
- zu erkennen, dass Menschen in gleichen Situationen unterschiedliche Gefühle haben;
- wahrzunehmen, dass Gefühle sich ändern können und zu verstehen, welche Gründe es dafür gibt;
- Gefühle je nach Situation vorherzusagen;
- zu verstehen, dass Menschen unterschiedliche Vorlieben und Abneigungen haben;
- beabsichtigte und unbeabsichtigte Handlungen zu unterscheiden;
- Regeln für Fairness anzuwenden;
- Gefühle in »Ich-Botschaften« mitzuteilen;
- Sorge und Mitgefühl für andere auszudrücken.

Kinder lernen das auf verschiedene Weise. Ein wichtiges Element ist Brainstorming. Ebenso lautes Denken. Dabei geht es darum, Gedanken festzuhalten, zu beschreiben, anderen mitzuteilen. In Rollenspielen erwerben sie neue Strategien, Probleme zu lösen und Konflikte zu bewältigen. Die Vorgaben für die Schüler und Schülerinnen lauten zum Beispiel: »Du stellst dich bei einem Getränkeautomaten an, und jemand stellt sich vor dich.« »Du leihst einem deine Filzstifte, und er gibt sie dir ausgetrocknet zurück.« »Du hörst ein Kind etwas über dich sagen, was nicht wahr ist.« Es geht, vereinfacht gesagt, darum, zu lernen, nicht bei jedem Frust gleich aggressiv zu werden oder gar zuzuschlagen, sondern nach intelligenteren Lösungen zu suchen, sozial kompetenter und verträglicher zu werden, für andere weniger Zumutung und Bedrohung zu sein. Das Programm ist relativ umfangreich und geht über 35 Lektionen. Die Forscher haben ihr Konzept in 30 Klassen getestet und mit einer Kontrollgruppe bestehend aus 14 Klassen verglichen, in der nur »Regelunterricht« stattgefunden hat. Die Ergebnisse klingen überzeugend: Nur die »Faustlos-Kinder« legten ängstliches Verhalten ab. Sie wirkten auf ihre Eltern weniger scheu und zurückgezogen. »Faustlos-Kinder« fühlten sich sicherer. Nur sie gaben an, weniger Angst zu haben, die Kontrolle zu verlieren. In schwierigen und beängstigenden Situationen, z. B. bei einem Zahnarztbesuch, konnten sie besser ihre Gefühle verbalisieren und zusätzlich gelernte Beruhigungstechniken anwenden.

Bei allem Respekt: Amerikaner entwickeln bisweilen kuriose Ideen. Nicht nur in der Politik. Auch in der Wissenschaft. In einem neuen Buch über Angst-Vorbeugung (Dozois und Dobson, 2004), immerhin herausgegeben von der »Vereinigung Amerikanischer Psychologen«, wird die Idee lanciert, in der ganzen Bevölkerung präventiv gegen Angst zu intervenieren. Dabei würden zwar viele Ressourcen für Personen verschwendet, die auch ohne solche Intervention fei von Angst-Störungen blieben. Dennoch seien die Kosten zu bedenken, die wir zu zahlen hätten, ohne solch umfassende Vorbeugung. So gesehen sei es durchaus lohnenswert, ein umfassendes »Immunisierungs«-Programm zu starten. Einen solchen Vorschlag halten wir für wenig überzeugend. Er hat etwas von übertriebener Heilslehre. Täuschen wir nicht vor, als wüssten wir, wie wir die Welt von ihren Lasten und Lastern kurieren könnten. Bleiben wir bescheidener. Damit wäre mehr zu helfen.

Die Freunde der Kassandra

Hatte sie nicht Recht, die Tochter des Priam? Sie sah das Unglück kommen. Jedes Mal. Sie warnte. Ihr Volk hätte sich schützen können. Doch es hörte nicht auf Kassandra. Es wollte die Gefahr nicht sehen. Mit eigentlich durchschaubaren Tricks ließ es sich von seinen Feinden in die Irre führen. In einem gigantischen hölzernen Pferd, man stelle sich vor, versteckten sich blutrünstige Angreifer. Mit naiver Neugier zogen die Trojaner selbst das Trugwerk und damit ihre Mörder in die zuvor sichere Stadt. Ohne jede Vorsicht. Keine Angst schreckte sie auf. Ahnungslos, blind, gefühlsstumpf gegenüber der drohenden Katastrophe. Obwohl sie wussten, dass die Griechen sie niederwerfen wollten. Es fehlte ihnen nicht an ausreichender Information. Das innere Alarmsystem, das Menschen immer brauchen, um zu überleben: kollektiv ausgeschaltet! Ein Quäntchen Angst nur hätte sie zur Besinnung bringen und retten können. Kassandra erkannte, was zu tun gewesen wäre. Doch auf ihr, der Prophetin, lastete der Fluch, dass niemand ihr glaubte. Die Griechen legten Troja in Schutt und Asche.

Schüsse auf das Angst-Hirn

Wenn uns das nicht Mahnung sein sollte! Oder? Verhalten wir uns heute anders? Schließen auch wir die Augen vor Gefahr? Warnungen hören wir zuhauf. Von Politikern, Wissenschaftlern und Journalisten. Sie nehmen uns unter rhetorisches Feuer, schießen direkt auf das Angst-Zentrum in unserem Kopf. Die Amygdala müsste ständig Alarm auslösen. Wegen der allseits beschworenen Terrorgefahr, der schleichenden Verbreitung von Atomwaffen, kulminierenden Klimakatastrophen, immer neuer Epidemien, die heutzutage um die ganze Welt jagen, wegen der Globalisierung überhaupt, der neuen Welt-Unordnung, die sie mit sich bringt. Wenn wir uns von jedem Schrecken treiben ließen, stünden wir unter permanenter Hochspannung und

hetzten im Dauerstress durch unser Leben. Stetig physischer und psychischer Verausgabung entgegen. Richtung mentaler Störung. Soweit ist es nicht. Noch nicht? Oft genug geraten wir in nahezu hysterische Aufregung. Dann wieder scheint uns das Trommelfeuer von Kassandras Nachkommen geradezu taub zu machen. Was geht ab? Erreichen uns die Rufe nicht mehr richtig, schalten wir zwischendurch unsere Empfänger aus, damit die Alarmanlage nicht ohne Unterlass scheppert? Oder ist unser Alarmsystem durch den unaufhörlichen, multimedialen Beschuss mit Bedrohungs-Propaganda schon so beschädigt, dass es nicht mehr richtig anschlägt, wir Risiken nicht mehr wahrnehmen und uns ahnungslos größter Gefahr aussetzen?
Die Apokalypse ist ein von Mahnern gern bemühtes Szenario. Es soll uns alarmieren, aufrütteln. Die Botschaften zielen ins Stammhirn. Den Weltuntergang haben sie uns schon oft verkündet. Doch womöglich haben die neuzeitlichen Propheten gar nicht, wie Kassandra, die von den Göttern gegebene Gabe der Vorhersehung. Womöglich kleiden sie sich nur in ihren Mythos. Kleider machen Leute. Halten wir inne! Fragen wir uns: Sehen wir die vielfach und dramatisch beschriebenen Gefahren real, mit nüchterner Analyse, gehen wir zweckmäßig gegen sie vor, handeln wir vernünftig? Geben Wissenschaftler uns dafür ausreichendes Rüstzeug? Liefern die Medien uns umfassende, sachliche und ausgewogene Information? Agieren unsere Politiker besonnen und suchen nach Lösungen? Oder neigen wir, ganz im Gegenteil, zutiefst pessimistisch, dazu, von überall her neues Unheil auf uns zukommen zu sehen – Katastrophen, die wir in ihrer vorgestellten Wucht und Fülle gar nicht abwehren können? Lassen wir uns von Fantasien quälen, die uns überwältigen, mit Schrecken fesseln und es uns nur schwerer machen, der Angst dort zu begegnen, wo sie für uns greifbar und zu bewältigen ist? Gehen wir ein paar Schritte zurück! Erweitern wir unsere Perspektive. Nehmen wir Augenmaß. Wenn wir ein Bild aufhängen, ist uns das selbstverständlich. Wir wollen nicht, dass es schief an der Wand pickt. Warum sollten wir mit unserem Weltbild nachlässiger umgehen?
Wir wissen, wie sehr Angst unser Denken lähmen kann, wie negative Gedanken uns runterziehen, uns die Sicht nehmen, Gefahren realistisch zu sehen, um angemessene Strategien zu entwerfen und ihnen wirkungsvoll zu begegnen. Besinnen wir uns auf unsere Stärken. Angst muss nicht unsere Gedanken bestimmen. Denken kann Angst

auch in Schach halten, attackieren, schwächen, ihr Macht über uns nehmen. Checken wir unsere kognitiven Schemata: Helfen sie uns, mit Angst besser umzugehen. Oder leisten sie Angst Vorschub? Keine akademische Frage! Es geht um unser Wohlbefinden. Um unsere Chancen. Um unsere Lebensqualität. Um die Frage: Wie viel Angst müssen wir in der Welt, in der wir leben, wirklich haben?

Die Bedrohung des Terrors – oder: Wie sehr drohen wir uns selbst?

Kaum ein Tag ohne neue Horrormeldung. Wir müssen nur das Radio oder den Fernseher einschalten, die Zeitung aufschlagen: El Kaida! Wir sind, so schreckt es uns immer wieder, im Visier des internationalen Terrorismus! Wen von uns lässt das kalt? Wer könnte sagen: Was habe ich damit zu tun? Politologen und Politiker, Journalisten und die meisten Bürger scheinen übereinzustimmen: So unberechenbar, so heimtückisch, grausam, skrupellos haben Menschen gegen die eigenen Artgenossen noch keinen Krieg geführt. Für islamistische Fanatiker ist jeder ein Feind, der nicht so ist wie sie. Ein Ungläubiger, dem sie den Hals durchschneiden, den sie blutrünstig enthaupten. Kaltblütig filmen sie ihre Schlächterei und verbreiten ihre Horrorvideos im Internet. Archaische Gewalt propagieren sie mit modernster Technologie. Weil jeder sie sehen und sich vorstellen soll, ihm könnte es genauso ergehen. Die Regeln der Kommunikationsgesellschaft beherrschen sie gekonnt. Für eine Propaganda der Angst.
In westlichen Gesellschaften tarnen sie sich perfekt. Sie folgen strikter Order. Nichts soll darauf hindeuten, dass sie Anhänger des Islam sind. Kein Bart, keine Kleidung. Nicht die Art des Umgangs miteinander. Keine Reden, die sie verraten könnten. Sogar auf die üblichen Begrüßungsfloskeln sollen sie verzichten. Selbst Geheimdienste erkennen sie nicht. Wie sollen wir merken, ob die Mörder unter uns sind, als scheinbar harmlose und friedfertige Nachbarn? Ihr perfider Schrecken öffnet weiten Raum für immer neue Wellen der Angst. Züchtet schon der Psychoterror in uns Vorurteile, erreicht die Terroristen ein weiteres strategisches Ziel: Wenn wir glauben, jeder Moslem sei ein potentieller Attentäter, ist »der Islam« für uns zum Feind geworden.

Das Vorurteil spiegelt exakt den Fanatismus des Terrors, der in allen von uns den Feind sieht. Dann müssen wir erst recht Angst voreinander haben.
Wir erstarren vor der Grausamkeit, aber wir verstehen den Terror nicht. Dieses Unverständnis treibt den Schrecken an. Die Mörder sind kühle Exekutoren. Techniker des Terrors. Sie drehen nicht durch. Die Führung von Al Kaida verlangt von ihnen, dass sie ruhig und ausgeglichen sind, seelisch stabile Personen, die traumatische Situationen durchstehen können. So steht es in den Richtlinien der Terrororganisation: Sie müssen es aushalten können, zu schlachten, wörtlich, »Massenmord« zu begehen. Sie müssen damit fertig werden, wenn einer aus ihrer Gruppe getötet wird oder sie der Einzige sind, der einen Anschlag überlebt. Es heißt: Sie sollen »ihre Arbeit«, das skrupellose Töten aller Feinde, auch dann »mit Ruhe und Gleichmut fortsetzen«.
New York, 11. September 2001. Seither hat die Welt sich verändert, so das globale Echo. Der Terror ist weitergezogen. Mit ihm die Angst. Die Anschläge von Bali, Istanbul und Madrid zeigen, wie verwundbar wir sind. Überall. Jederzeit. Wehrlose Menschen. Alte, Junge, Frauen, Kinder. Die mit Politik nichts zu tun haben. Denen egal ist, wer welcher Religion anhängt. Die keinen Kampf der Kulturen führen. Die vollkommen unschuldig sind.
Die Menschen in den USA fühlen sich besonders bedroht. Im Gefolge die westliche Allianz. »Amerikaner zu töten und ihre Verbündeten – Zivilisten und Militärs – ist eine persönliche Pflicht für jeden Moslem, in jedem Land, wo er dazu in der Lage ist«, verlangt Al Kaida. Die USA, das Land, das sich für unverwundbar hielt, ist besonders aufgeschreckt. Ihr Alarm-System hat versagt. Es hat sie nicht rechtzeitig gewarnt. Die Amerikaner waren auf so etwas nicht vorbereitet, umso schrecklicher muss ihnen erscheinen, was geschehen ist. Zuerst herrschte nackte Panik.
Angst-Störungen und Depressionen haben seither in Amerika zugenommen. In den Wochen nach dem Anschlag litten allein im Großraum New York über eine Millionen Menschen an posttraumatischer Belastungsstörung. Fast neun Millionen in den USA insgesamt. Forscher erkennen einen Zusammenhang mit der Anzahl von Stunden, die vor dem Fernseher verbracht werden. Sie vermuten, dass die Bilder des Terrors die Angst noch höher treiben. Wer sich von Schre-

ckensbildern überfluten lässt, und das Angebot der diversen Sender kombiniert reicht in dramatischen Zeiten dazu allemal, der setzt sich einem Übermaß an »traumatischer Information« aus. Diese Annahme bestätigen mehrere Studien. Die Forscher verweisen deshalb auf die besondere und bisher »unerkannte« Bedeutung, die Medien für die Akkumulation von Angst in der Bevölkerung haben können (Marshall, 2004). Die Terror-Angst ist also auch hausgemacht.

Die Amerikaner führen uns vor, wie Terror-Angst das Alltagsverhalten ändern kann. Sie fliegen weniger. Sie kaufen mehr Bibeln und amerikanische Flaggen. Sie suchen Schutz in religiösem Glauben und patriotischen Symbolen. Häufiger als zuvor schreiben sie ein Testament. Sie schaffen mehr Waffen an als jemals zuvor. Wer sich verletzt und schutzlos fühlt, sucht neue Sicherheit. Panik rät zum Kampf, denn Flucht ist nicht möglich. Nicht aus dem eignen Land. In solchen Zeiten kollektiver Verunsicherung sind Botschaften aus dem Angst-Hirn besonders laut zu hören. Zweifel des Denk-Hirns übertönen sie leicht. Angst bestimmt die Wahrnehmung. Überall lauert Gefahr. Überall scheint sie immens. Als kollektive Bedrohung, selbst wenn sie nur in einem kleinen Briefumschlag mit weißem Pulver steckt. So ist zu erklären, warum ein ganzes Land glaubt, sich »im Krieg gegen den Terror« zu befinden, auf dem Feldzug gegen »die Achse des Bösen«. Die Colts saßen in Amerika schon immer lockerer als anderswo, jetzt ziehen die Amerikaner noch schneller. Und wenn sie meinen, sich gegen das Böse schlechthin verteidigen zu müssen, schießen sie mit allem, was sie zur Verfügung haben.

Angst macht dumm. Sie ist ein schlechter Ratgeber. Von ihr profitieren nur die, die mit Angst ein Geschäft machen wollen – zum Beispiel als Politiker im permanenten Wahlkampf oder als Verleger im Kampf um Auflage. Das wird auch dadurch nicht anders, dass sie versuchen, ihren Worten neuen Sinn zu geben und etwa Bomben, die sie aus übersteigerter Angst massenhaft auf einen tatsächlich doch recht harmlosen Wüstenstaat werfen, als »schlaue« Waffen bezeichnen. Sowenig es die »gesunde Watschen« gibt, sowenig gibt es einen »gesunden Angriffskrieg«. Gewalt macht dumm, in kleinen Verhältnissen und erst recht in großem Ausmaß. Wer schlägt, so beweist uns die moderne Hirnforschung, ist oft selbst ein Dummer. Ihm kann tatsächlich etwas fehlen im Hirn. Er kann an Defiziten in der neuronalen Grundausstattung leiden und sich deshalb womöglich schwerer tun, ausreichende emotionale und soziale Kompetenz zu erwerben, um Konflikte zu verstehen und sozial verträglich zu lösen. Könnte das auch für Politiker gelten? Viel anders führen viele sich nicht auf. Sie kommen sich auch gar nicht dumm vor, wenn sie, nachdem sie ein Land haben platt bomben lassen, zugeben müssen, dass sie die Gefahr falsch eingeschätzt haben. Solange die Mehrheit ihrer Wähler unter Schock steht, solange durch Angst-Mache die Schockwirkung immer wieder aufgefrischt werden kann, das Angst-Hirn auf Hochtouren läuft, das Denken paralysiert und die simple Propaganda greift, das ganze Land befinde sich im Krieg, solange werden solche Fehler von den meisten Menschen als unvermeidlicher Kollateralschaden hingenommen. Egal wie andere über diesen Krieg denken. So lehren die verängstigten Krieger, die ihre Angst in einem gigantischen Militärapparat zu verstecken suchen, dem Rest der Welt das Fürchten und treiben dem Terror neue Anhänger zu. Nichts wird besser, nur alles schlechter.

Die Europäer ducken sich eher. Der islamische Terror konfrontiert auch uns mit einer Gefahr, von der wir zuvor nichts geahnt haben. Ohne Rücksicht auf das eigene Leben reißen fanatische Attentäter Unschuldige in den Tod. Sie suchen sich »weiche Ziele« aus, Orte, an denen sie mit möglichst einfachen Mitteln möglichst viele Menschen mit einem Schlag umbringen können. Ihre Anschläge inszenieren sie kaltblütig und gekonnt als Medienspektakel. Das globale Fernsehen, international vernetzte Anstalten und Agenturen, dazu Unmengen von digitalen Amateurfilmern, die Schlachtsender CNN und Al-Dschasira, schicken Bilder von jedem Fleck der Welt in jedes Haus. Das Bilder- und Berichts-Monopol der Amerikaner ist gebrochen. Noch im ersten Golf-Krieg, 1990, hatte es Bestand. Der Terror rückt uns nah. Das Fernsehen zeigt uns: Auch wir sind für ihn erreichbar. Mit Hilfe der Medien gelingt den Terroristen die Globalisierung des Schreckens. Und die Berichte, die uns in Angst versetzen, dienen ihnen gleichzeitig als Werbespots, mit denen sie international und kostenlos neue Anhänger und Attentäter rekrutieren.

Terroristen wollen nicht nur einfach töten. Sie töten spektakulär. Sie zielen auf eine möglichst große Zahl von Opfern ab, weil mit der Anzahl der Toten und Verletzten die Angst wächst, die sie verbreiten können. Ihre Attentate sind Kriegsführung und Kommunikation zugleich. Ein Kampf um die Kontrolle der Emotionen. Sie werfen Bomben ins Bewusstsein. Sie wollen unseren Verstand zerstören und uns Angst machen. Terroristen, das mag uns noch mehr erschrecken, sind, wie der Psychiater Jerrold Post in eingehenden Analysen feststellte, nach psychiatrischen Kategorien »nicht krank«. Terrorgruppen nehmen emotional verwirrte Menschen erst gar nicht auf, weil sie für die Gruppe ein zu großes Sicherheitsrisiko darstellen. Salopp gesagt: Verrückte unterwerfen sich nicht der Strategie einer Organisation. Sie sind unberechenbar, undiszipliniert. Sie laufen aus dem Ruder.

Post, der 35 Nahost-Terroristen ausgiebig persönlich interviewen konnte, konstatiert, dass es nicht die Terroristenpsyche gibt. Aber er weist hin auf Mentalitäten. Terroristen teilen die Welt auf in Lager: Wir gegen sie. Gut und Böse. Licht und Schatten. Zweifel an der Legitimität ihrer Ziele und Mittel kennen sie nicht. Palästinensische Selbstmord-Attentäter kommen meist von »den Rändern der Gesellschaft«, mit wenig Bildung, geringem Erfolg im Leben und brüchigem Selbstbewusstsein. In der Gruppe gewinnen sie das Gefühl, jemand Besonderer zu sein. Sie glauben, dass zählt, was sie tun. Sie empfinden Bedeutung und Zugehörigkeit. Sie können gegen all das ankämpfen, was sie in ihrem vorherigen Dasein als Defizit empfunden haben. Al Kaida rekrutiert seine Gefolgsleute aus einem anderen Milieu. Sie kommen zumeist aus mittelständigen Familien, sie sind älter, besser ausgebildet. Sie entwerten die gängige Ursachenerklärung: Persönliches Elend treibe erst in Verzweiflung und schließlich in den Terrorismus. Seien wir realistisch: Sie entwerten die Hoffnung, dass finanzielle Hilfe für die ärmeren Regionen des Nahen Ostens und der übrigen islamischen Welt ausreichen könnten, dem Terror die Basis zu entziehen. So einfach ist das nicht.

Materielles Elend ist ein Faktor. Weitere Faktoren: Die Erschütterung nationaler Identität. Der Bruch einst stabiler Familienstrukturen. Territorialansprüche transnationaler Konzerne. Deren Entscheidung, wer Teil der globalen Wirtschaft wird und wer nicht. Die Aufteilung in Gewinner und Verlierer des Fortschritts. Der Schwund persönlicher Ressourcen. Politische Korruption. Kulturimperialismus. Der Zusammenprall von Moderne und Tradition. Die Erschütterung überlieferter Wertesysteme. Ungezügelter Hass der Terroristen ist ein Hinweis auf Selbsthass. Die Fantasie, nach dem Märtyrertot im Jenseits von einer Schar Jungfrauen verwöhnt zu werden, deutet darauf hin, dass auch sexuelle Verklemmtheit und unbefriedigte sexuelle Triebe eine Rolle spielen. Wie übrigens auch bei dem Terror, den amerikanische Soldaten auf irakische Kriegsgefangene ausgeübt haben. In Folter scheint immer auch eine sexuelle Perversion zu stecken.

Diese unterschiedlichen Faktoren machen nicht die Gesellschaft krank. Medizinische Begriffe wie »Wahn«, »Paranoia«, »Schizophrenie«, wie sie in diesem Kontext durchaus in wissenschaftlicher Literatur zirkulieren, halten wir für nicht angebracht. Auch nicht zur Beurteilung von Terrorgruppen. Allenfalls in einer nicht-psychiatrischen Bedeutung können wir, wie der Politologe Dipak Gupta (2004) den Begriff »kollektive Verrücktheit« benutzen. Wir folgen dabei Guptas auf dem APA-Kongress vorgetragener Auffassung, dass Menschen, um in »kollektive Verrücktheit« einzutauchen, persönliche Identität aufgeben müssen. Das geschieht nicht naturwüchsig. Den Weg dazu, so Gupta, bereiten »politische Unternehmer«. Mit Charisma und psychologischem Geschick bündeln sie alle Aspekte erlebter Frustration, führen sie in kollektiver Identität zusammen, geben ihnen Ziel und Perspektive, richten darauf das Handeln aus und versprechen leidenden Gemütern Erlösung. Diese Fähigkeit können Führer für gute und schlechte Ziele verwenden. Wie Gupta, ein Amerikaner indischer Abstammung, betont: Sie können Gandhi oder Bin Laden sein.

Gegen unsere Angst vor Terrorismus wappnen wir uns nicht am besten, indem wir ohne Ende aufrüsten oder den »Krieg gegen den Terror« propagieren. Natürlich müssen wir die neuen Gefahren des Terrors anerkennen. Wir müssen uns vor Terroristen schützen. Anschläge verhindern. Wir dürfen ihre Kaltblütigkeit nicht leugnen. Vor allem aber müssen wir ihnen die Rekrutierungsbasis entziehen. Das geht nicht, wenn wir den Islam verteufeln. Den Islam gibt es schon lange – ohne Terrorismus. Offenbar ist beides nicht natürlich miteinander verkoppelt. Die israelische Analytikerin Hanna Biran, die in ihrer Heimat kritisch die Eskalation von Gewalt auf beiden Seiten beobachtet, auf Seiten der Israeli und auf Seiten der Palästinenser, sieht in dem Unverständnis von »Gegenseitigkeit« einen wesentlichen Grund für Terror und Zunahme von Brutalität. »Wir sind von uns selbst berauscht. Die anderen ignorieren wir, in ihrer Identität, in ihrer Kultur.« Um die Bedrohung abzuwehren, müssten wir demnach, wenn wir die andere Gesellschaft als Ganzes adressieren, antworten mit Wertschätzung. Das ist viel verlangt.

Vor falschem Idealismus sollten wir gewarnt sein. Es gibt Auffassungen, die nicht miteinander zu vermitteln sind. Das ist der Fall, wenn wir auf eine Kultur der Gewalt treffen, die gegenseitige Wertschätzung nicht will und Verständnis nicht sucht. Auf dem Weltkongress der Psychotherapeuten in Wien (2003) erklärte der palästinensische Psychiater Iyad Zakud, dass er und seine Kollegen Selbstmordattentate keineswegs als Akte des Irrsinns verstehen. So etwas zu tun, sei »völlig rational«. Tod bedeute in der arabischen Welt nicht das Ende des Lebens, sondern: Beginn eines anderen Lebens. Eines Lebens im Paradies. Im Himmel. Als Moslem teile er diese kulturelle Vorstellung, akzeptiere ihre Werte und Normen. »Es ist nicht meine Aufgabe, Leute aufzuhalten, die aus religiös-politischen Motiven heraus sich und andere töten.« Wenn ein Psychiater sagen würde, wer so gegen die israelische Besatzung kämpft, der sei nicht normal, »dann würde unsere Gesellschaft den Psychiater für gestört halten«. Die Schotten sind dicht. Da hört unser Verständnis auf.

Von einem Schrecken zum nächsten – warum eigentlich?

Von Zugriffen der Angst können wir uns befreien durch Restrukturierung unserer Kognitionen. Das hört sich komplizierter an, als es ist. Beginnen wir damit, uns zu fragen, ob wir Gefahren tatsächlich in ihrem richtigen Ausmaß wahrnehmen. Wenn nicht, ziehen wir aus unseren Vorstellungen auch nicht die richtigen Schlussfolgerungen. Wir machen uns womöglich nur selbst verrückt – oder lassen uns verrückt machen. Pyszczynski et al. (2002) argumentieren, Al Kaida hätte die innere Ausgeglichenheit, die seelische Stabilität unterhöhlt, die Menschen brauchen, um im Alltag normal zu funktionieren. Auch sie empfehlen, einen Schritt zurückzugehen, uns selbst aus einer gewissen Distanz zu betrachten und uns zu fragen, ob wir uns ohne Terrorismus tatsächlich so viel sicherer fühlen würden. Dann, meinen sie, würden wir uns wohl mehr sorgen über Krebs, Herzattacken, Diabetes, Autounfälle, Muskelschwund, Multiple Sklerose, Mord und Totschlag. Tatsächlich ist die Wahrscheinlichkeit unendlich höher, dass wir sterben, weil wir vom Blitz getroffen werden, zuhause von der Leiter fallen, an eine Stromleitung greifen, von einem Gabelstapler überrollt oder von einem Auto überfahren werden, als Opfer eines Terroranschlages zu werden.

Die Risiken, die uns tatsächlich begegnen, und die Risiken, die uns in unserer Fantasie ängstigen, sind völlig verschieden. Die Übertreibung von Gefahr findet in unserem Kopf statt. Peters (1994) führt das auf Wahrnehmung und Risikokommunikation zurück. Über spektakuläre Unfälle, Naturkatastrophen und Verbrechen etwa erfahren wir in Medienberichten mehr als über die Todesursachen von Krankheiten. Risiken, über die intensiv berichtet wird, überschätzen wir. Wir unterschätzen sie, wenn sie nicht so häufig erwähnt werden. Radio, Fernsehen und Zeitungen berichten eher über eine Katastrophe, wenn ihr viele Menschen zum Opfer fallen. Auf Autostraßen sterben weit mehr Menschen als durch Flugzeugunglücke. Der Absturz eines Fliegers hat unmittelbar jedoch dramatischere Folgen als der Zusammenprall zweier Autos. Es bedarf schon einer Massenkarambolage, um Nachrichtenwert zu erreichen. Zu fliegen erscheint vielen deshalb gefährlicher als mit dem Auto unterwegs zu seien.
Rauchern, die das Krebsrisiko grundsätzlich nicht leugnen, hilft die lange Latenzzeit, in ihrer Vorstellung die Gefahr zu relativieren. Weil sie tatsächlich nicht unmittelbar bevorsteht, sondern sich über Jahre akkumuliert. Sie schiebt sich selbst auf. Sie macht keine Angst. So fördert sie die Illusion, ihr ganz entgehen zu können. Das Katastrophenrisiko von zum Beispiel Atomkraftwerken dagegen ist aus eigener Erfahrung nicht abzuschätzen. Trotz Tschernobyl. Wir wissen, die Wahrscheinlichkeit ist gering. Ohne uns genau vorstellen zu können, wie gering. Wir haben es mit einer abstrakten mathematischen Größe zu tun, die sich der Vorstellung leicht entzieht. So kann die Atom-Lobby beruhigen: Dank stetiger Verbesserung der Sicherheitstechnologie sei ein Super-GAU so gut wie unwahrscheinlich. In vielen Ländern regt die Nutzung von Atomkraft kaum jemanden auf. Franzosen und Tschechen meinen, dass Deutsche und Österreicher ihre Angst übertreiben.
In den 70er-Jahren schien Atomenergie viel mehr Menschen eine eminente Gefahr. Damals protestierten Massen dagegen. Die Medien berichteten groß. In Österreich hat der Protest die Atomkraft gestoppt. In anderen Ländern ließ die Protestbewegung sich schleifen. Dass es relativ wenige dramatische Pannen bei AKW gegeben hat, verringert die Furcht. Sicherlich auch die Gewohnheit. Kleinere Störfälle regen uns schon nicht mehr auf. Für unser Alarmsystem besteht kein Grund, auszuschlagen. Trotzdem gilt: Die Wahrscheinlichkeit des

»größtmöglichen« Unfalls ist gering. Tritt er aber ein, ist der Schaden enorm und national nicht kontrollierbar. Wir finden uns damit ab, dass die Politiker uns erklären, wir müssten uns mit dem so genannten Restrisiko abfinden. In Österreich und Deutschland können sie darauf verweisen, dass ihre Kompetenz an der Souveränität ihrer Nachbarstaaten an Grenzen stößt. Das ist richtig. Damit müssen wir uns abfinden. Die Debatte über die Gefahr muss deshalb nicht aufhören. Die Hybris, alle Technik, die der Mensch erfindet, gefahrlos beherrschen zu können, mögen wir weiter geißeln. Und den Irrsinn bloßstellen, Wirtschaftswachstum als Religion zu kreieren. Wer aber anerkennt, dass die Gefahr wahrscheinlich nicht unmittelbar besteht, muss sich nicht mehr so fürchten und darf der Hoffnung, den Ausstieg aus der Atomkraft doch noch zu erleben, mehr Zeit geben.

Es fällt uns schwer, Prioritäten zu setzen und einzuschätzen, was uns wirklich am meisten bedroht und wogegen wir tatsächlich etwas ausrichten können. Vielleicht könnten wir Kassandra besser folgen, wenn sie und ihre mittlerweile doch recht zahlreichen Freunde uns nicht gar so oft davon überzeugen wollten, dass uns der Untergang droht. Wer soll das aushalten? Und nicht in seinem Alltag handlungsunfähig werden? Außerdem spricht einiges dagegen, wieder einmal die letzten Tage der Menschheit zu verkünden. Wir erleben in Europa die friedlichste Zeit, die der Kontinent jemals hatte. Die Lebenserwartung steigt kontinuierlich. Der medizinische Fortschritt scheint unaufhaltsam. Tod scheint in Zukunft schon fast kein zwangsläufiges Ende, sondern nur noch eine Option zu sein. 130 Lebensjahre sagen Zellforscher uns voraus. Nach so vielen Jahren hat wahrscheinlich jeder die Nase voll. Die Wenigsten wollen tatsächlich ewig leben. Auf unseren Märkten kaufen wir Obst, Gemüse und Fisch aus den entlegensten Gegenden der Welt. Wir sind Weltbürger des Genusses geworden. Wir können überall hinreisen. Angst vor der Armut sollen wir haben? Ja, es kommen auch schwerere Zeiten auf uns zu. Wir können unsere Sozialsysteme nicht mehr so üppig ausstatten wie in vergangenen Jahrzehnten. Arbeitslosigkeit ist in jedem Fall eine persönliche Katastrophe – und ein gesellschaftliches Armutszeugnis. Wir müssen lernen, mit weniger Gewissheit auszukommen. Doch sinnvoller als sich in die Resignation zu klagen, wäre es doch, sich auf Stärken zu besinnen, Reformen, von denen jeder sagt, dass sie nötig sind, durchzuführen und das Beste daraus zu machen. Voraussetzung ist freilich, dass alle das Gefühl haben, die Belastungen sind gerecht verteilt. Regen wir uns also alle zu viel auf? Machen wir uns selbst unnötig zu Angst-Hasen?

Wenn wir die vielen Warnungen vor dem Weltuntergang Revue passieren lassen, die uns schon beängstigend ans Herz gegangen sind, können wir uns sagen: Wir haben schon Schlimmeres überstanden. Solange Europa geteilt war, der halbe Kontinent unter der Zwangsherrschaft der Russen litt, lernten wir Angst vor der nuklearen Konfrontation zu haben. Sie fand nicht statt. Nur in Ansätzen. Auf Kuba. Ein paar Tage. Trotzdem fürchteten wir uns vor der Rüstung und der Nachrüstung. Nach dem Niedergang des sowjetischen Imperiums predigten uns Politikwissenschaftler, die Welt sei nun unübersichtlicher und unsicherer geworden. Die bipolare Machtbalance hätte Europa noch berechenbare Stabilität beschert. Damit sei es nun vorbei. Hyper-Nationalismus ziehe auf, die Proliferation nuklearer Potentiale sei nicht mehr zu verhindern, Kriege ersetzen Politik. Ken Jowitt (1992) warnte uns, unseren Aufklärungsoptimismus zu zügeln und anzuerkennen, dass Krisen nicht unmittelbar neue Entwicklungschancen eröffneten. Die Herausforderungen, so sein Szenario, würden immer verwirrender und bedrohlicher. Die neue Welt-Unordnung rufe neue Ideologien, Demagogen und Religionsstifter auf den Plan, die neue Sicherheiten versprechen, Lebenswege weisen und Hoffnungen machen, verlorenes Ansehen und geschwundene Selbstachtung wieder herzustellen. Jowitt prophezeite uns »Bewegungen der Wut« als »gewaltsam-atavistische Antworten auf Versagen, Enttäuschung und Verwirrung«. Wenn wir uns heute an seine Weissagung erinnern, müssen wir feststellen: Ganz Unrecht hatte der Politologe aus dem sonnigen Kalifornien mit seinen düsteren Ansichten nicht. In der Kassandra-Fraktion gehört er sicher zu den ernster zu nehmenden Freunden der Trojanerin. Jowitt jedenfalls beschrieb besser die Welt, in der wir heute leben, als die naiv-optimistische Vorhersage des ersten US-Präsidenten Bush, der von einem harmonischen Ausgang der Geschichte träumte und uns eine Neue Weltordnung versprach. Die meisten unserer Politiker folgten ihm willig – in den Irrtum. Doch wir leben auch nicht im Chaos. Wir können unserer Welt noch viel abgewinnen.

Weniger überschaubar ist sie tatsächlich geworden. Nicht einmal in dem entlegensten Dorf zählt nur noch die Dorfgemeinschaft. Wir leben, wie der Soziologe Ulrich Beck (1997) argumentiert, »längst in einer Weltgesellschaft«. Die Vorstellung, wir könnten uns in geschlossenen Räumen bewegen, ist fiktiv. Kein Land kann sich der Globalisierung entziehen. Keines kann sich aus der internationalen Verflechtung schneiden oder sie kontrollieren. Nationalstaaten verlieren Souveränität. Regierungen können weniger entscheiden, als sie vorgeben. In Europa nicht nur, weil die EU-Bürokratie immer mehr Einfluss gewinnt und nationale Interessen pulverisiert. Politiker, die es an die Macht drängt, müssen, wenn sie angelangt sind, wo sie immer hinwollten, oft genug feststellen, wie machtlos sie tatsächlich sind. Gegenüber transnationalen Konzernen, deren Entscheidungen, wo sie investieren, wie sie Arbeitsplätze von einem Land in ein anderes transferieren. Machtlos gegenüber der internationalen Verflechtung der Finanzmärkte, unfähig, Börsenentwicklungen und Währungsnotierungen zu bestimmen. Überfordert die globale Umweltzerstörung aufzuhalten oder das organisierte Verbrechen einzudämmen. Selbst transnationale Organisationen, Interpol, die NATO oder die UN, erweisen sich trotz aller Beschwörungen als kraftlos. Die NATO konnte Serbien und Kosovo bombardieren, aber nicht wirklich zum Frieden führen. Die UN, im besten Fall, kann Waffenstillstände verwalten. Mit ungeheuren Kosten. Korrupter Bürokratie. Verstrickung mit organisiertem Verbrechen, schon durch die Puffs, die auf die Nachfrage ihres internationalen Friedenspersonals eingerichtet werden und dem Frauenhandel zusätzlichen Absatz garantieren.

Anscheinend nichts, was sich auf unserem Planeten abspielt, hat bloß lokale Bedeutung. Das muss uns verunsichern. Die Weltgesellschaft entwickelt sich mit einer Dynamik und in einem Tempo, dass alte Sicherheiten und Sicherungssysteme zerbröseln lässt. Traditionelle soziale Bindungen verlieren an Bedeutung, Schichten- oder Familienzugehörigkeit schreiben Lebensläufe nicht mehr vor. Wer die Schule abschließt, bekommt deshalb noch lange keine Lehrstelle. Wer studiert, kann nicht sicher sein, ob er später machen kann, was er gelernt hat. Arbeitsplätze sind oft nur noch für ein paar Jahre sicher. Wir sind ständig mit neuen Herausforderungen konfrontiert. Das schafft zwar neue Möglichkeiten und Freiheiten. Ebenso aber verstärkt diese »Individualisierung« (Beck) den Zwang für jeden Einzelnen, sein Leben selbst zu planen, immer wieder umzuplanen, dauernd Entscheidungen zu treffen, deren Konsequenz er nicht voraussehen kann. Über Aus- und Weiterbildung, Beruf, Arbeitsplatz, Wohnort, Partnerschaft, Anzahl der Kinder, persönliche Rücklagen. Die individuelle Lage hängt durch und durch vom (Arbeits-)Markt ab. Wie der Einzelne in der Konkurrenz besteht, bestimmt entscheidend seine soziale Stellung und die Vielfalt sonstiger Möglichkeiten. Das Dumme ist: Auch wer sich vor Entscheidungen drückt, entscheidet: Er nimmt Chancen und Optionen nicht wahr, verpasst Angebote und Gelegenheiten. Dafür bezahlt er immer einen Preis. Nur weiß er vorher nicht, welchen. Ist es nicht wirklich zum Verrücktwerden?

Das hängt davon ab, mit welchem Rüstzeug wir ins Leben gehen. Unsere genetische Disposition spielt eine Rolle. Die können wir nicht beeinflussen. Wichtig ist, welches Selbstbewusstsein wir entwickeln können. Sehnsucht nach dem Nullrisiko führt in die Irre. Das Null-Risiko gibt es nicht. Deshalb ist es auch falsch zu behaupten, wir wären in der »Risiko-Gesellschaft« (Beck) gelandet. Ein klagender Aufschrei. Schrille Töne erreichen unser Angst-Hirn leicht. Sie lösen Alarm aus. Nutzen wir auch unseren Verstand als Überwachungssystem. Risiken bestehen immer. Sie ändern sich nur. Aber ebenso die Voraussetzungen, damit fertig zu werden. Risiken bieten auch neue Chancen. Bei jeder Veränderung können wir auch Fortschritte machen. Das zeigt doch die gesamte Geschichte der Menschheit. Große Worte, aber wahr.

Persönliches Selbstvertrauen hängt davon ab, wie sehr unsere Familie, unsere Freunde, unser Umfeld uns stützt und ermöglicht, Fähigkeiten zu erwerben, Probleme anzugehen, Coping-Strategien zu entwickeln. Selbstwertgefühle schaffen Schutzzonen gegen Angst. Zahlreiche psychologische Studien weisen einen Zusammenhang nach. Starke Selbstwertgefühle korrelieren mit niedriger Angst. Große Angst korrespondiert mit geringem Selbstwertgefühl. So zeigten in Tests Studenten, deren Selbstbewusstsein durch die gezielte Fehlmeldung, sie hätten versagt, im weiteren Verlauf der Untersuchung immer mehr Angst empfanden. Positive Rückmeldungen erhöhen dagegen Sicherheit und Leistungsfähigkeit. Deutlich mehr als bloß neutrales Feedback. Studenten mit erhöhtem Selbstwertgefühl müssen sich weniger fürchten (Pyszczynski, 2004).

Wir brauchen das Bewusstsein, selbst etwas bewirken zu können. Und wir brauchen ein soziales Netzwerk, das uns schützt vor dem freien Fall. Die Erfahrung beeinflusst, mit welcher Einstellung wir den Schwankungen und Widrigkeiten des Lebens begegnen. Schon Erich

Fromm erkannte »die Furcht vor der Freiheit«. Das Buch mit diesem Titel von 1941, noch immer ein Klassiker. Fromm argumentierte: Individuation, das Bewusstsein eines Menschen sich von anderen zu unterscheiden, Individuum, eine von allen anderen getrennte Größe, also einmalig zu sein, gehe einher mit zunehmender Vereinsamung. Es sei beängstigend, sich in ein Verhältnis zu seiner Umgebung, seinem sozialen Umfeld, seiner Welt zu setzen, sich also nicht mehr als deren integrierten Teil zu empfinden, vielmehr zu spüren, wie viel Anstrengung und Mühe es kostet, in ihr als Individuum angenommen zu werden, nicht unterzugehen. Die biblische Geschichte von der Vertreibung aus dem Paradies ist nach Fromm eine Parabel: Als Individuum fühlen wir uns nackt. Wir schämen uns. Wir sind frei, aber machtlos und voller Angst. Frei von der süßen Knechtschaft des Paradieses. So wird Freiheit zu einer Last. Sie wird gleichbedeutend mit Zweifel, mit einem Leben ohne Sinn und Richtung. Aus dieser Angst erklärt er den Impuls, die eigene Individualität aufzugeben und das Gefühl der Einsamkeit und Ohnmacht durch Flucht aus der Freiheit zu überwinden. Durch Unterwerfung. Unter eine Religion, eine Sippe, einen Clan, eine Nation, ein rigides Regime oder eine autoritäre Herrschaft. Angetrieben von der Sehnsucht zu einem strukturierten Ganzen zu gehören, einen Platz zu finden, den einem niemand streitig macht. Es ist wohl eine unserer Ur-Ängste, alleine dazustehen, nur auf uns gestellt, ohne Gemeinschaft. Konformismus, gekleidet in die Illusion, Individuum mit eigenem Willen zu sein, bewusstlos gegenüber der eigenen Unsicherheit – das ist eine gängige Variante auch in der offenen Gesellschaft. Selbst dort, wo, wie in Amerika, Individualismus als größte Tugend gilt, ist das oft die größte Illusion.
Fromm entdeckte diese Angst vor der Freiheit nicht als neues Phänomen. Sie ist in uns Menschen angelegt, eine anthropologische Konstante, also nicht zu orten als spezifisches Produkt einer Zeit, der Industrialisierung, der Moderne, der »Risiko-Gesellschaft« oder der Globalisierung. Der Analytiker dachte tiefer und erkannte in dieser Spannung einen Grundkonflikt, mit dem jeder im Zuge seiner Entwicklung, seiner Individuation, konfrontiert wird. Persönliche Bedingungen nehmen Einfluss auf den Ausgang, ebenso gesellschaftliche. Nicht mechanisch. Nicht nach einem ewig gleichen Schema. Sondern in jeweils besonderen Variationen. Jeder Mensch hat ein besonderes soziales Umfeld, eine eigene Matrix von Beziehungen. Die jeweiligen

Förderungen und/oder Hemmungen beeinflussen persönliche Entwicklung. Darüber hinaus gilt: Gesellschaftliche Geschichte betrifft jeden. Aber nicht jeden gleich. Allgemein können wir allerdings sagen: Wenn in der Gesellschaft alte Strukturen aufbrechen, sich die Verhältnisse gravierend ändern, neue Freiheiten und Herausforderungen entstehen, wecken sie bei vielen Menschen ein tiefes Gefühl von Unsicherheit und Ohnmacht, des Zweifels, der Verlassenheit der Angst. Solche Brüche kommen im Laufe der Geschichte immer wieder vor. Sie verstärken ohnehin bestehende seelische Spannungen, wie jeder Einzelne sie durchlebt. Das geschah durch die Aufhebung der Ständeordnung, die Industrialisierung, das Ende der Monarchie, die Weltwirtschaftskrise. Selbst der Niedergang des Nationalsozialismus und des real existierenden Sozialismus, von Regimen also, die Menschen unterdrückt, drangsaliert, verfolgt, vernichtet haben und den die meisten als Befreiung erlebt haben, führte für viele zu solch (scheinbar) paradoxen Zuständen. Nach dem Zusammenbruch der DDR stiegen Angst-Störungen in den neuen deutschen Bundesländern drastisch an (Michael Schmitz, 1995). Radikaler gesellschaftlicher Wandel als Schock. Es wird immer wieder geschehen. Weil die Geschichte nicht, wie manche Philosophen (Fukuyama) nach dem Zusammenbruch des Sowjetreiches wähnten, aufhört. Auch das womöglich der Traum eines Ängstlichen, der mit der Fantasie von Erfüllung die Ungewissheit abschaffen wollte. Dass sie sich irrten, mussten die Prediger dieser Erlösungstheorie inzwischen freilich einsehen.

Keine Angst vor dem Fernseher!

»Fernsehen macht Angst.« Das Verdikt galt bei Kulturkritikern lange Zeit unumschränkt. Weil dort viel Gewalt zu sehen ist, so der gern kolportierte Vorwurf, hätten Vielseher viel Angst (Gerbner, 1978). Tatsächlich stellten die Studien, die das belegen sollten, nur eine Korrelation fest. Ob hoher Fernsehkonsum tatsächlich Angst auslöst, bewiesen die Studien nicht. Jedenfalls nicht so geradeaus. Die befragten Zuschauer könnten ja schon zuvor ängstlich gewesen sein. Fest steht nur: Mehr Viel- als Wenig-Seher haben Angst. Aus klinischer Erfahrung wissen wir, dass Nachrichtenfilme in Kindern Alpträume auslösen können. Nach drastischen Berichten über Kriege und Katastrophen, über Gewalt in der Schule oder Terrorüberfallen wie in Beslan können sie tagelang nicht richtig schlafen und sie machen sich große Sorgen, dass ihnen Ähnliches widerfahren könnte. Nachrichten können sie mehr schrecken als fiktive Gewalt in Comics oder Spielfilmen. Die Berichte gehen ihnen mitunter näher. Vor allem wenn ein inszeniertes Sendungsdrama ihnen vermittelt, die Gefahr sei unmittelbar präsent und dagegen sei nichts zu tun. Sie brauchen dann behutsame Betreuung. Eine neuere Erhebung der US-Hilfsorganisation Children Now kommt zu dem Ergebnis, dass sich 50 Prozent der Kinder, nachdem sie Nachrichtensendungen angeschaut haben, wütend, ängstlich oder depressiv fühlen. Die Erhebung teilt uns nichts über etwaige Prädispositionen mit. Allerdings dürfen wir zweifeln, ob jedes zweite Kind auch ohne die Nachrichtenschau von Wut, Angst oder Depression gepackt wäre. Der Prozentsatz scheint doch zu hoch. Dem Fernsehen allein die Schuld dafür zuzuschieben, ist allerdings sicher nicht statthaft. Es ist, trotz des immensen TV-Konsums gerade von Kindern und Jugendlichen, nicht die einzige Instanz, die Denken und Fühlen beeinflusst. Es wäre auch übertrieben, dem Fernsehen vorzuwerfen, die dominierende Institution für Erziehung oder Sozialisation zu sein. Die ZDF-Medienforschung, und wem sollten wir mehr glauben, räumt allerdings ein, dass das Fernsehen eine »prägende Wirkung mit unterschiedlichem Potential auf die kognitiven Strukturen« habe. Die Medienrealität »formt und bildet« die Vorstellung über die Wirklichkeit »zu einem nicht unbeträchtlichen Teil«. Die Wahrscheinlichkeit sei groß, »dass das gesamte Wirkungspotential erheblich größer ist als bisher empirisch festgestellt werden konnte«.

Das Fernsehen beeinflusst also unstrittig, wie wir die Welt wahrnehmen – und wie wir uns ihr stellen. Medienforscher weisen darauf hin, dass das Fernsehen eine Fülle von kontextlosen Informationen ablädt. Dadurch, so Vitouch (2000), kann bei einem Zuschauer sehr leicht der Eindruck entstehen, »dass er keinen Einfluss auf die wesentlichen – und manchmal lebensbedrohlichen – Abläufe seiner unmittelbaren Umwelt hat«. Das erlebt er als Kontrollverlust. Der allerdings geht immer, wenn auch diffus, mit einer Zunahme von Angst einher. Ähnlich argumentiert Winterhoff-Spurk (2004). Das TV trage zwar noch zu einer gewissen Orientierung bei. Doch selbst Nachrichten- und Informationssendungen setzten zunehmend auf Sensation und Emotion. Er konstatiert: Berichte über Gewalt nehmen zu. Über Kriege, Terror, politische Unruhen. Politik wird zunehmend konfliktbetont dargestellt. Um Strategien zu entwickeln, Probleme zu lösen, Gefahren zu begegnen und moralische Urteile zu fällen, lässt das Fernsehen jedoch kaum Raum. Der Medienpsychologe meint, Fernsehen fördere eine Verflachung der Gefühle. Womöglich lassen wir Sensationen, die uns als besondere Bedrohung präsentiert werden, nicht mehr richtig an uns heran, wenn sie unser Angst-Hirn zu heftig bombardieren. Wir schützen unser Angst-System vor neuronalem Schaden. Wir schauen zu und schalten doch ab. Sachinformation, falls es auch um die gehen sollte, erreicht uns dann freilich auch nicht mehr.

Pierre Bourdieu (1998), der sicherlich eine der besten Schriften über das Fernsehen geschrieben hat, erinnert an Platos Erkenntnis, dass man nicht richtig denken kann, wenn man es eilig hat. Er schlussfolgert: »Eines der Hauptprobleme des Fernsehens ist die Beziehung von Denken und Geschwindigkeit.« Das Fernsehen verlange – als Akteure: Reporter, Moderatoren, Interviewpartner, Experten, Talkshow-Gäste – »fast-thinker«, »die, wie ein gewisser Westernheld, schneller schießen als ihr Schatten«. So schnell könnten sie nur in Gemeinplätzen denken, in banalen, konventionellen Vorstellungen, die jeder problemlos versteht. Mit diesen Gemeinplätzen wird jedoch nichts wirklich erklärt. Kommunikation findet deshalb nur scheinbar statt. Verbaler Austausch ohne wirkliche Vermittlung von Inhalt und Kontext. Die Welt, die das Fernsehen zeigt, argumentiert Bourdieu, bietet dem gewöhnlich Sterblichen keine Handhabe. Er bleibt Zuschauer. Für ihn gibt es nichts anderes zu tun – als (ohnmächtig) zuzuschauen.

Bourdieus Gedanken können wir fortführen: Bei denen, die im Fernsehen auftreten, zählt vor allem der Eindruck, den sie vermitteln. Wer sich überzeugend zu inszenieren weiß, nicht stottert, mit möglichst sonorer Stimme spricht, die Sätze kurz hält und Gemeinplätze so formulieren kann, dass sie nicht unmittelbar als Gemeinplatz erscheinen, der ist auf dem besten Weg zu Fernsehruhm. Tatsächlich kann Denken bis zur Zungenlähmung führen, wenn ein Korrespondent in einer Live-Schaltung einen komplexen Sachverhalt in 50 Sekunden anschaulich beschreiben, dramatisch vermittelt und dann auch noch analytisch einordnen soll. Natürlich gibt es viele Journalisten, die sich bemühen, dem Anspruch gerecht zu werden, zur Aufklärung beizutragen. Doch die Schemata von Sendungen, deren Tempo, die Länge, besser: Kürze von Beitragen, die Vorherrschaft des spektakulären Bildes, die zunehmende Geschwindigkeit bei der Fertigung von Filmbeiträgen, die schwindende Zeit von Recherche und Kontrolle, die Schwemme ungeprüfter Information und die Flut von Bildern, die sich über Sendeanstalten schüttet und über Server in jeden Schneideraum zu spülen ist – all das, was sich als »Sachzwang« im alltäglichen Geschäft auf Fernsehjournalisten legt, können sie nicht einfach von sich abschütteln.

Krisen, Kriege und Konflikte. Sie erobern Sendezeit. Was sahen wir in den vergangenen Jahren nicht alles auf dem Fernsehschirm: Golf-Krieg 1, Somalia, Slowenien, Kroatien, Bosnien, Ruanda, Kosovo, Tschetschenien, Kongo, Liberia, Afghanistan, Golf-Krieg 2, Sudan ... Wie Bourdieu sagen würde: »Eine Reihenfolge von Ereignissen, die, ungeklärt aufgetaucht, ungelöst verschwinden werden, jeder politischen Zwangsläufigkeit enthoben. Diese zusammenhanglosen Tragödien, die einander ablösen, ohne historisch eingeordnet zu werden, unterscheiden sich eigentlich nicht von Naturkatastrophen.« Geschichte, meint er deshalb, erscheine als absurde Serie von unverständlichen und unbeeinflussbaren Desastern. Diese von ethnischen Kriegen und rassistischem Hass, von Gewalt und Verbrechen überfüllte Welt »ist derart unbegreiflich und angsteinflößend, dass man sich nur von ihr zurückziehen und in Sicherheit bringen kann«.

Wir dürfen das Urteil wagen: Wenn das Fernsehen seinen Anspruch verliert, Medium von Aufklärung zu sein, nur noch mit Spektakel und Sensation unterhalten und Quote machen will, lernen wir nichts Relevantes mehr über unsere Welt. Sie wird uns nur noch unübersichtlicher, ungeordneter, bedrohlicher erscheinen. Vom Privatfernsehen haben wir nicht viel zu erwarten. Das Öffentlich-Rechtliche passt sich den Privaten immer mehr an. Weil es meint, über Quoten die Legitimation zu erbringen, dass ihr Programm mit Gebühren finanziert wird. Aber das allein kann es nicht sein. Öffentlich-rechtliches Fernsehen ORF, ARD, ZDF hat einen Bildungsauftrag. So steht es in den Rundfunkgesetzen. Auch für diesen Bildungsauftrag bezahlen wir. Den können wir einklagen. Zumindest moralisch. Wir haben Anspruch darauf, dass öffentlich-rechtliches Fernsehen uns umfassend über Politik, Wirtschaft, Sport und Kultur informiert, sodass wir eine komplexe Welt in ihren Zusammenhängen besser verstehen, wirkliche Gefahren von dramatischen Inszenierungen unterscheiden, wir uns wirkungsvoll einmischen können in alle Belange, die uns angehen und weniger Angst haben müssen auch vor den großen Herausforderungen des Lebens.

Die wahren Gefahren und der Terror des Hamburgers – ein Ausblick

McDonald's ist gefährlicher als Al Kaida!? – Wenn wir das behaupten würden, flatterte uns vermutlich umgehend eine Klage des US-Multis ins Haus. Vielleicht würden wir dazu verurteilt, nichts anderes mehr essen zu dürfen. Schon deshalb lassen wir es sein. Denn auf Dauer sind die Kalorienbomben gefährlich. Zu viel Big Mac, das geht ans Herz. Ganz im Ernst. Der amerikanische Filmemacher Morgan Spurlock unternahm einen dramatischen Selbstversuch. Er aß 30 Tage ausschließlich bei McDonald's. In dieser Zeit nahm er 25 Pfund zu. Der Fettanteil in seinem Körper stieg von 11 auf 18 Prozent. Die Cholesterinwerte kletterten von zuvor unbedenklichen 168 auf höchst ungesunde 230. Seine Leberfettwerte vor dem Schock durch Big Macs und French Fries völlig in Ordnung, schnellten so dramatisch hoch, dass ein Arzt dringend zum Abbruch des Experiments riet. Doch versuchen wir, bei allem, was uns Angst macht, zu unterscheiden: Ob die Bedrohung real oder nur vorgestellt ist. Ob wir uns von einer bloßen Möglichkeit verrückt machen lassen. Oder ob wir es mit einer kalkulierbaren Wahrscheinlichkeit zu tun haben. Unser Ziel ist es, angenehmer zu leben. Dazu müssen manche von uns sich von mehr, andere von weniger Angst befreien. Jeder nach seinem Maß. Wir wollen nicht die Angst abschaffen. Wir wollen sie nutzen, wo sie uns hilft, und besser kontrollieren, wo sie beginnt, uns zu schaden. Für Menschen mit größerer Angst ist das schwerer. Menschen mit sehr großer Angst können zeitweilig auf professionelle Hilfe angewiesen sein – von Psychiatern, Psychotherapeuten, Psychologen. Wenn Angst die kritische Masse erreicht, unter der sie einzuknicken drohen. Angst soll nicht überwältigen, beherrschen, zur Angst-Störung ausarten. Professionelle Hilfe in Anspruch zu nehmen, ist keine Schande. Im Gegenteil: Gescheit ist, wer sich die Unterstützung sucht, die er braucht, um sich sein Leben leichter, lustiger und lustvoller zu machen. Um nichts anderes geht es.

Da keiner von uns frei von Ängsten ist, hören wir auch auf Kassandra. Aber lassen wir uns nicht von jedem, der ihren Ruf anstimmt, ins Boxhorn jagen. Alle Ängste können wir nicht bewältigen. Vor allem nicht, wenn sie mit ungelösten Weltproblemen zu tun haben. Manche müssen wir aushalten. Es hilft schon, sie zu benennen. Fangen wir da an, wo Ängste uns direkt berühren. In unserem Alltag. Hier und jetzt. Nicht da und dort. Jeder muss sie für sich selbst ausmachen, herausfinden, was ihn am meisten verunsichert, bedroht, beeinträchtigt. Es kann die Angst sein, in seiner Firma oder seiner Schulklasse abgelehnt zu werden. Die Furcht, in der Öffentlichkeit zu versagen. Die Sorge, im Beruf nicht mithalten zu können. Austausch hilft. Zu wissen, dass man nicht als Einziger mit einem Problem zu tun hat, lindert schon die seelische Last. Wir lernen, besser damit fertig zu werden. Auch kleine Schritte führen weiter. Große sind oft zu viel verlangt. Besser kleine Fortschritte als keine. Mit jeder Herausforderung, die wir meistern, setzt uns alles weitere nicht mehr so sehr zu. Jeder sollte nach Unterstützung suchen – in der Familie, bei Freunden und Bekannten. Arm dran ist der, der kein solches Netzwerk hat.

Jeder kann mehr tun, als er auf den ersten Blick meint. Manches ist sehr einfach. Es verlangt kein mühsames Studium. Es ist keine anstrengende Arbeit. Es erfordert nur ein bisschen Konsequenz. Augen auf. Gefahren sehen, wo sie sind. Nicht wo wir sie uns einflüstern lassen. Abstand nehmen. Nachdenken. Automatische Gedanken, die mit Furcht verbunden sind, hinterfragen. Ansichten korrigieren, wenn sie eigener Überprüfung nicht standhalten. Sich an Erfolge erinnern. Nicht immer Schlimmes vermuten. Negatives Denken abstellen. Wer immer das Schlimmste annimmt, ist schlimm dran. Ressourcen mobilisieren. Neue Strategien erkennen. Sehen, abschätzen, beurteilen. Nicht verlangen, alles auf einmal zu schaffen. Prioritäten erkennen. Und da sind wir doch wieder bei McDonald's. Der Fast-Food-Gigant steuert weltweit 30.000 McDonald's-Restaurants. In Amerika gibt es sie überall. Sogar in Krankenhäusern. Täglich essen 46 Millionen Menschen bei McDonald's. Richtig ist, dass die größte Gefahr für Leib und Leben übermäßiges und zu fettes Essen ist. Etwa jeder zweite Mensch stirbt an einer Herz-Kreislauferkrankungen. Es ist die mit großem Abstand häufigste Todesursache. Sie rangiert weit vor Krebserkrankungen. Noch viel weiter vor Unfällen aller Art. Fettes Essen fördert Diabetes. In Deutschland gibt es rund fünf Millionen Menschen, die darunter leiden, 500.000 in Österreich. Ursache sind vor allem Übergewicht und mangelnde Bewegung. In den USA, so die düstere Prognose, wird jedes dritte im Jahr 2000 geborene Kind im Laufe seines Lebens Diabetiker. Wenn Diabetes schon vor dem 15. Lebensjahr beginnt, verkürzt sie das Leben, sagen Forscher, um 17 bis 27 Jahre. Die Amerikaner setzen Trends. Übergewicht bei Kindern und Jugendlichen bezeichnet die Welt-Gesundheits-Organisation (WHO) schon als die Epidemie des 21. Jahrhunderts.

Diabetes und Herz-Kreislaufkrankheiten kann jeder sehr einfach und sehr wirksam vorbeugen. Es beginnt mit gesundem Essen. Nicht zu viel. Nicht zu fett. Als der New Yorker Psychiater Randall D. Marshall vor Kollegen über die Sehnsucht nach Sicherheiten und die Suche nach Antworten »in einer traumatischen Zeit« referierte, schloss er mit einer simplen Statistik: Das Risiko, an einem Herzinfarkt zu sterben, ist 1,4 Millionen Mal größer als das Risiko mit einem Flugzeug abzustürzen. Er scheute nicht vor der drastischen Aussage zurück: »Its the Hamburger, that kills us.«

Diese sehr reale Gefahr, der wir durchaus selbst begegnen, die wir kontrollieren können, ignorieren die meisten. Ebenso wie die Raucher die Gefahr, an Lungenkrebs zu sterben. Viele Menschen fürchten sich vor Terroranschlägen, Atomkatastrophen, schmelzenden Polen oder genmanipulierten Sojabohnen. Viel häufiger sind tödliche Verkehrsunfälle und noch öfter sterben Menschen bei Unfällen zu Hause. In den eigenen vier Wänden lauern auch die größten Verletzungsgefahren. Sie sind rund achtmal höher als im Straßenverkehr. Über 60 Prozent der Unfälle, die mit Invalidität enden, passieren, wie die Statistiker sagen, in »Heim und Freizeit«. Dass Kinder dort etwas zustößt, ist rund 40-mal wahrscheinlicher, als dass sie bei einem Verkehrsunfall zu Schaden kommen. Kinder zu Hause einzusperren, um sie vor Unglück zu schützen, wie es überängstliche Eltern im Geheimen fantasieren mögen, wäre also, weiß Gott, keine vernünftige Vorsichtsmaßnahme.

Wer sich vor der Welt fürchtet, sollte sehen, dass die wahren Gefahren oft ganz woanders lauern, als wir meinen. Manchmal eher zu Hause an der Brotmaschine. Oder im Fast-Food-Restaurant. Aber dagegen können wir Vorkehrungen treffen. Um die echten Risiken zu wissen, schon das hilft uns. Die meisten Unfälle wären zu verhindern. Und auch die hohe Zahl von Toten durch Herz-Kreislauferkrankungen wäre leicht zu vermeiden. Jeder sollte da beginnen, wo er oder sie selbst etwas tun kann, um reale Bedrohung zu mindern. Das ist sinnvoller, als sich von in unserem Kopf entworfener Gefahr niederdrücken zu lassen. Tatsächlich killt uns ja nicht McDonald's. Nicht der Hamburger ist die tödliche Bombe. Zur Explosion führt allenfalls die Neigung zum suizidalen Fraß. Was lernen wir also? Um zu bestehen, gerade in traumatischen Zeiten, sollten wir Gefahren nicht aufplustern, reale Bedrohung nicht übertreiben – und nicht ignorieren. Nicht Augen zu. Augen auf. Und durch.

Holighaus, K. (2004): Zoff in der Schule, Beltz
Hudson, J. L. & Rapee, R. M. (2001): Parent-child interactions and the anxiety disorders: An observational analysis. Behavior Research and Therapy, 39, 1411–1427
ICD-10, 4., korrigierte und ergänzte Auflage, Huber (2003)
Jowitt, K. (1992): New World Disorder, University Press of California
Kendler K. S. et al. (1993): Major depression and phobias: the genetic and environmental sources of comorbidity. Psychol Med 23, 361–371
Kessler, R. C. et al. (1994): Lifetime and 12-month prevalence of DSM-III-R psychiatric disorders in the United States: Results from the National Comorbidity Survey. Archives of General Psychiatry, 51, 8–19
Kupfer D. J. et al (1989): Family history in recurrent depression. Affect Disord 17, 113–119
Marshall, R. D. (2004): PTSD, Its Burden and the Toll from Terrorism. APA 2004 Annual Meeting, Symposium: Searching for Answers in Traumatic Times, New York
Moreno, F. A. & Delgado, P. L. (2000): Living with anxiety disorders: As good as it get's ...? Journal of Anxiety Disorders, 64, A4–A21
Ohayon, M. M. et al. (2000): Differantiating DSM-IV anxiety and depressive disorders in the United Kingdom. Biological Psychiatry, 45, 300–307
Peters, H. P. (1994): Risikokommunikation in den Medien. In: Merten/Schmidt/Weischenberg: Die Wirklichkeit der Medien, Westdeutscher Verlag, 329–351
Prüller, H. (2004): »Unglaublich – Mythos, Aberglaube und Rituale im Sport«, NP
Pyszczynski, T. et al. (2002): In The Wake of 9/11. The Psychology of Terror, American Psychological Association
Schick, A. & Cierpka, M. (2003): Faustlos: Evaluation eines Curriculums zur Förderung sozial-emtionaler Kompetenzen und zur Gewaltprävention in der Grundschule. Kindheit und Entwicklung, 12/2, 100–110
Schmitz, Margot (2004): »1x1 der Psychopharmaka«, Steinkopf
Schmitz, Michael (1995): »Wendestress«, Rowohlt
Shaffer D. et al (1996): The NIMH diagnostic interview schedule of children version 2.3 (DISC-2-3): description, acceptability, prevalance rates, and performance in the MECA study. J Am Acad Child Adolesc Psychiatry 35, 865–877
Sowell, E. R. (2004): Mapping Changes in the Human Cortex throughout the Span of Life. The Neuroscientist, 10, 4, 372–392
Stein M. B. et al (1999): Heritability of anxiety sensitivity: a twin study. Am J Psychiatry 156, 246–251
Vitouch, P. (2000): Fernsehen und Angstbewältigung, Westdeutscher Verlag
Winterhoff-Spurk, P. (2004): Medienpsychologie, Kohlhammer

Literatur

Amstrong, L. (2001): »It's not about the bike«, Yellow Jersey Press

Adreasen, N. (2002): »Brave New Brain«, Springer

Beck, U. (1997): Was ist Globalisierung, Suhrkamp

Bourdieu, P. (1998): Über das Fernsehen, Suhrkamp

Breton, J. J. et al. (1999): Quebec child mental health survey: Prevalence of DSM-R mental health disorders. Journal of Child Psychology and Psychiatry, 40, 375–384

Brown, T. A. et al. (2001): Current and lifetime cormorbidity of the DSM-IV anxiety and mood disorders in a large clinical sample. Journal of Abnormal Psychology, 110, 585–599

Cannon W. B. (1914): Emergency function of the adrenal medulla in pain and major emotions. Am J Physiol 3, 356–372

Cloninger, C. R. (1987): A systematic method for clinical description and classification of personality variants. Arch Gen Psychiatry 44, 266–273

Dozois, D. J. A. & Westra, H. A. (2004): The Nature of Anxiety and Depression: Implications for Prevention. In: Dozois, J. A. & Dobson, K. S. (2004): The Prevention of Anxiety and Depression, American Psychological Association, 9–41

Dozois, J. A. & Dobson, K. S. (2004): The Prevention of Anxiety and Depression, American Psychological Association

DSM-IV-TR, Hogrefe (2003)

Dugas, M. J. (2003): Group Cognitive-Behavioral Therapy for Generalized Anxiety Disorder: Treatment Outcome and Long-term Follow-Up, Journal of Consulting and Clinical Psychology, Vol. 71, No. 4, 821–825

Durcham, R. C. et al. (2003): Does cognitive-behavioral therapy influence the long-term outcome of generalized anxiety disorder? An 8-14 year follow-up of two clinical trials, Psychological Medicine, 33, 499–509

Erb, H. H. (2001): Gewalt in der Schule, Ueberreuter

Freud, S. (1971): »Hysterie und Angst«, Studienausgabe Bd. VI, S. Fischer

Fromm, E. (1941): Die Furcht vor der Freiheit, dtv 1990

Gogtay, N. et al. (2004): Dynamic mapping of human cortical development during childhood through early adulthood. www.pnas.org

Gorman, J. M (2004): Fear & Anxiety. American Psychiatric Publishing, Inc.

Grawe, K. et al. (1994): »Psychotherapie im Wandel«, Hogrefe

Greenberg, P. E. et al. (1999): The economic burden of anxiety disorders in the 1990s, Journal of Clinical Psychiatry, 60, 427–435

Gupta, D. (2004): Path to Collective Madness. APA 2004, Annual Meeting, Symposium 6, New York

Grysczek, (2004): www.tivi.de/fernsehen/pur/artikel/02840